U0311693

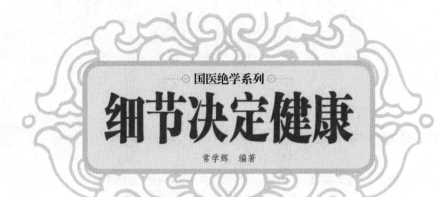

国医绝学系列

细节决定健康

常学辉 编著

老子曾说"天下大事，必作于细"，确实，细节决定成败。
细节决定着身体的平衡与健康。

天津出版传媒集团

天津科学技术出版社

图书在版编目（CIP）数据

细节决定健康 / 常学辉编著 . —天津：天津科学技术出版社，2013.9
（2022.3 重印）

ISBN 978-7-5308-8376-1

Ⅰ . ①细⋯ Ⅱ . ①常⋯ Ⅲ . ①保健－基本知识 Ⅳ . ① R161

中国版本图书馆 CIP 数据核字（2013）第 223486 号

细节决定健康
XIJIE JUEDING JIANKANG
策划编辑：刘丽燕　张　萍
责任编辑：孟祥刚
责任印制：兰　毅
出　　版： 天津出版传媒集团
　　　　　天津科学技术出版社
地　　址：天津市西康路 35 号
邮　　编：300051
电　　话：（022）23332490
网　　址：www.tjkjcbs.com.cn
发　　行：新华书店经销
印　　刷：北京德富泰印务有限公司

开本 720×1 020　1/16　印张 15　字数 300 000
2022 年 3 月第 1 版第 2 次印刷
定价：58.00 元

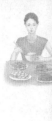

前　言

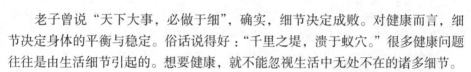

　　老子曾说"天下大事，必做于细"，确实，细节决定成败。对健康而言，细节决定身体的平衡与稳定。俗话说得好："千里之堤，溃于蚁穴。"很多健康问题往往是由生活细节引起的。想要健康，就不能忽视生活中无处不在的诸多细节。

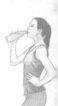

　　世界卫生组织有一则报告：世界上有 20% 的病人，75% 属于亚健康人。只有 5% 是健康人，也就是说只有很少一部分人才是真正的健康人。多么令人惊心的数据！为什么这么多人不健康？到底是什么夺走了我们的健康？最终的答案可能会让每个人瞠目结舌，夺走你健康的人正是你自己，是你自己不懂得爱惜自己，不懂得生活细节对健康的重要性。

　　现代社会，生活节奏加快，工作压力增加，与那些必须做的事情相比，生活细节最容易被忽略。而生活中的细节不只会影响人们的工作、学习，更对一个人的身体健康有深远的影响。生活中我们常有这样的习惯：起床后随即将被子叠起来，剧烈运动后大量饮水，经常穿紧身衣裤，吃刚从冰箱里拿出来的冰冻西瓜，病一转好马上停药……这些小细节似乎已成惯例，没有什么可怀疑的，然而，正是这些小细节构成了威胁我们健康的隐患。健康，来自对生活细节的关注。注意健康的每一个细节，你就会得到幸福和快乐；而当你不注重生活的细节时，它可能会让你久病缠身，甚至危在旦夕。所以，我们需要从日常生活的每一个细节做起，选择健康的生活方式，改掉危害健康的坏习惯。

　　人的一生，需要注意的健康细节有很多，因为忽略了这些细节，才有那么多儿童出现营养不良、肥胖、近视等问题，才有那么多年轻人过早患上了"老年病"，才有正当壮年的人遭遇猝死的悲剧，才有老年人患各种疾病率增高的现象。

　　不要等到身体抱恙才明白健康的可贵，让身体保持健康其实很简单，只要与不良的生活习惯说再见，从身边的细节入手，远离那些看似正常实则有害的行为，远离疾病的根源。本书正是基于这一点，倡导"细节决定健康"这一理念，提出了我们生活当中必须注意的健康细节，这些健康细节是人们日常生活中最常见，接触最多，同时也最容易被人们忽略的，却给人们的健康带来了很大威胁，甚至

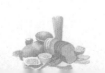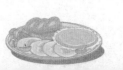

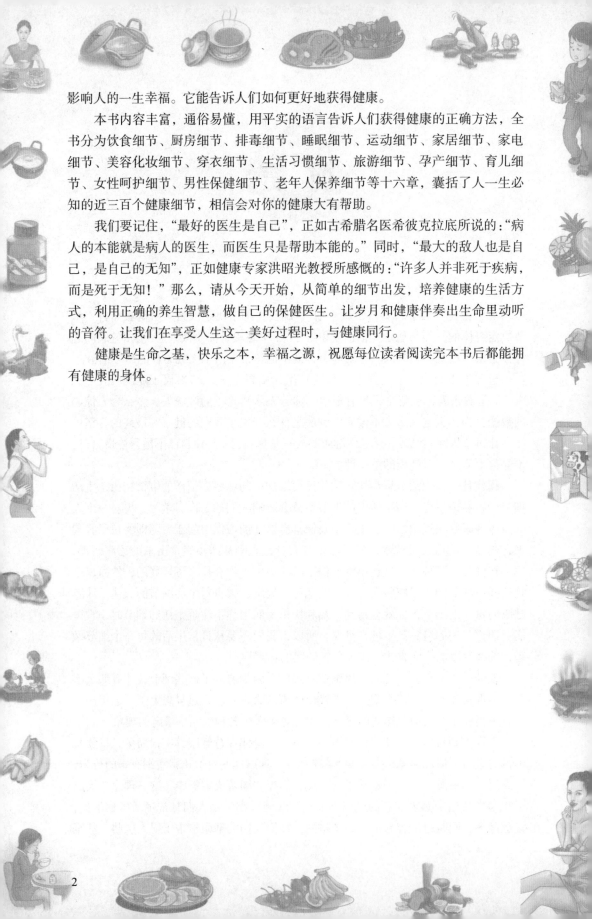

影响人的一生幸福。它能告诉人们如何更好地获得健康。

本书内容丰富，通俗易懂，用平实的语言告诉人们获得健康的正确方法，全书分为饮食细节、厨房细节、排毒细节、睡眠细节、运动细节、家居细节、家电细节、美容化妆细节、穿衣细节、生活习惯细节、旅游细节、孕产细节、育儿细节、女性呵护细节、男性保健细节、老年人保养细节等十六章，囊括了人一生必知的近三百个健康细节，相信会对你的健康大有帮助。

我们要记住，"最好的医生是自己"，正如古希腊名医希彼克拉底所说的："病人的本能就是病人的医生，而医生只是帮助本能的。"同时，"最大的敌人也是自己，是自己的无知"，正如健康专家洪昭光教授所感慨的："许多人并非死于疾病，而是死于无知！"那么，请从今天开始，从简单的细节出发，培养健康的生活方式，利用正确的养生智慧，做自己的保健医生。让岁月和健康伴奏出生命里动听的音符。让我们在享受人生这一美好过程时，与健康同行。

健康是生命之基，快乐之本，幸福之源，祝愿每位读者阅读完本书后都能拥有健康的身体。

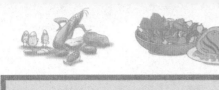

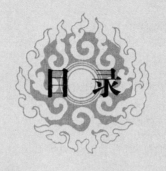

目　录

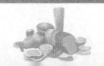

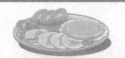

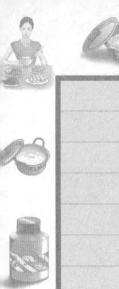

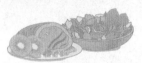
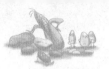

第二章　厨房细节——健康美味源于完美厨房

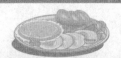
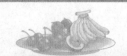

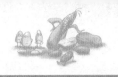
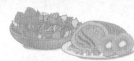

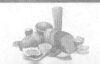
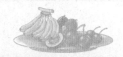
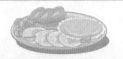

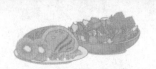
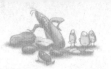

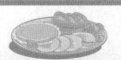

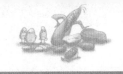
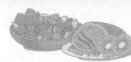

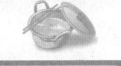
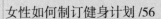

第六章　家居细节——在细节中营造健康居家生活

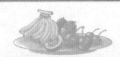
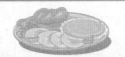

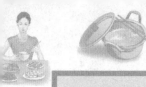

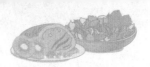
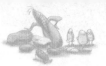

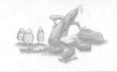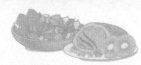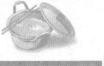

第八章　美容化妆细节——日常妆容中不可不知的小细节

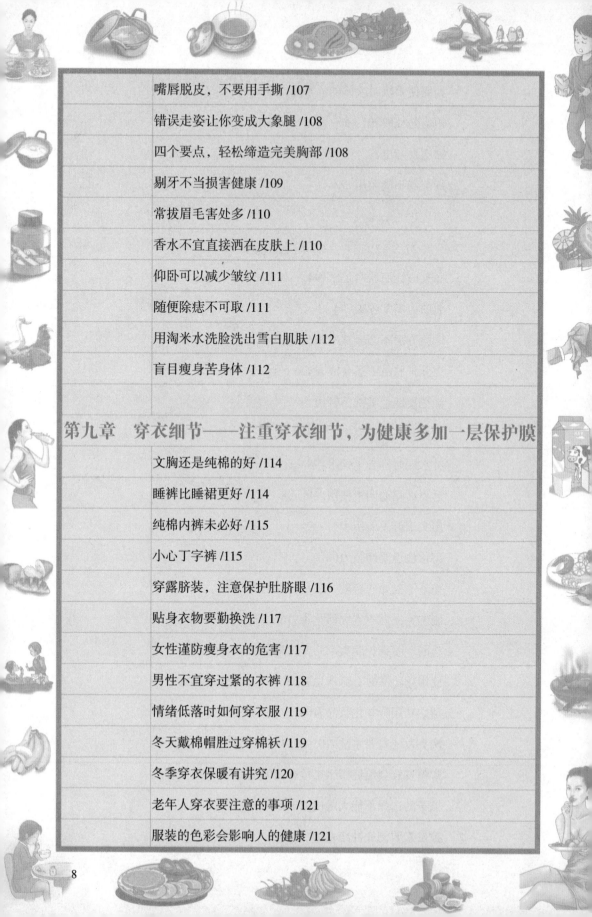

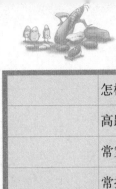
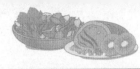

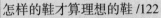

第十章　生活习惯细节——小习惯，大健康

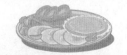

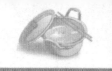

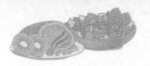
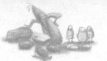

第十一章 旅游细节——关注细节，健康出游

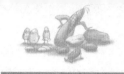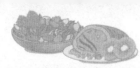

第十二章 孕产细节——为拥有健康聪明的宝宝做好准备

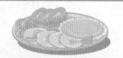

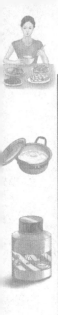

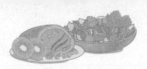
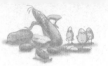

第十三章 育儿细节——让孩子赢在起跑线上

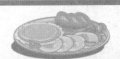
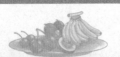

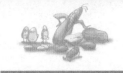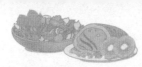

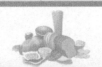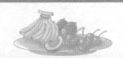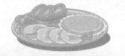

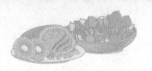
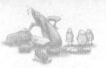
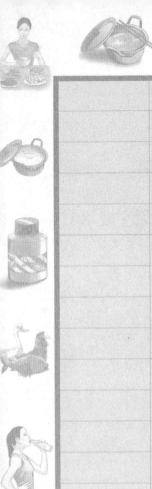

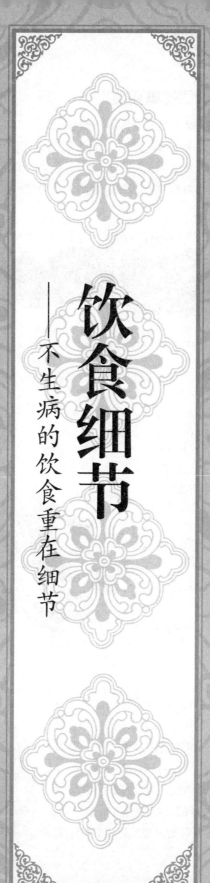

第一章

饮食细节

——不生病的饮食重在细节

全麦面包是面包中的"健康明星"

欧洲人把面包当主食,偏爱充满咬劲的"硬面包",亚洲人则偏爱口感松软的面包。专家表示,从热量上来说,脆皮面包热量最低,因为这类面包不甜,含糖、盐和油脂都很少,而"吐司面包""奶油面包"和大部分花色点心面包都属于软质面包,含糖约15%,油脂约10%,含热量较高。含热量最高的是丹麦面包,它又称起酥起层面包,

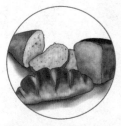 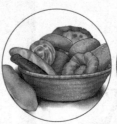 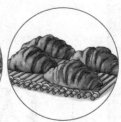

脆皮面包热量最低,法式面包和俄式"大列巴"就属于这一类

"吐司面包""奶油面包"和大部分花色点心面包含热量较高

含热量最高的是丹麦面包,常见的如牛角面包、葡萄干包、巧克力酥包等

如同萝卜酥一样,外皮是酥状的。一般要加入20%～30%的黄油或"起酥油",才能形成特殊的层状结构,因为含饱和脂肪和热量实在太多,每周最好别超过一个。

全麦面包才是面包中的"健康明星"。

细节提醒

专家提醒,有的商家会用精白粉做面包,但最后将白面包装扮成褐色并且能看到麦麸小粒的全麦面包。如加入少量焦糖色素染成褐色,只添加10%～20%的全麦面粉,或者在面包皮上加燕麦片。这时,注意看一下配料表就能识破商家的小伎俩,如果排在第一位的是面包粉,第二、三位才是全麦粉,那肯定不是真正的全麦面包。

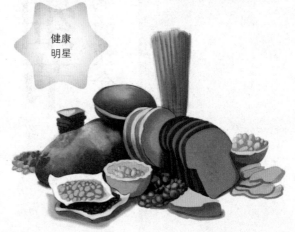

健康明星

玉米是最好的主食

众所周知,玉米中的纤维素含量很高,是大米的10倍,大量的纤维素能刺激胃肠蠕动,缩短食物残渣在肠内的停留时间,加速粪便排泄,把有害物质带出体外,对防治便秘、肠癌具有重要的意义。

每百克玉米含叶酸12微克,是大米的3倍;钾为238～300毫克,是大米的2.45～3倍;镁为96毫克,是大米的3倍;并含有谷胱甘肽、β–胡萝卜素、

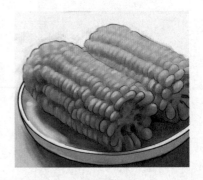

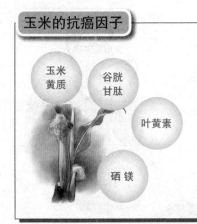

玉米的抗癌因子

玉米黄质　谷胱甘肽　叶黄素　硒镁

谷胱甘肽：能用自身的"手铐"铐住致癌物质，使其失去活性并通过消化道排出体外。它又是一种强力的抗氧化剂，可以加速老化的自由基失去作用，是人体内最有效的抗癌物

叶黄素：能够预防大肠癌、皮肤癌、肺癌和子宫癌

玉米黄质：能够预防皮肤癌和肺癌

硒和镁：硒能加速体内过氧化物的分解，使恶性肿瘤得不到氧的供应而衰亡；而镁，一方面能抑制癌细胞的发展，另一方面能使体内的废物尽快排出体外，从而起到预防癌的作用

叶黄素、玉米黄质、硒、维生素 E 等多种抗氧化剂，因此，玉米具有多种保健作用。

玉米中含有多种抗癌因子，如谷胱甘肽、叶黄素和玉米黄质、微量元素硒和镁等，能起到预防癌的作用。玉米中的叶黄素还能够预防大肠癌、皮肤癌、肺癌和子宫癌；玉米黄质则能够预防皮肤癌和肺癌。

玉米中含有丰富的烟酸，烟酸是葡萄糖耐量因子 (GTP) 的组成物，是可增强胰岛素作用的营养素，可见，玉米是最好的主食。

粗茶淡饭 ≠ 粗粮 + 素食

人们常说"粗茶淡饭延年益寿"，那么粗茶淡饭到底是什么？营养学家研究发现，它并非大多数人所指的各种粗粮和素食。

"粗茶"是指较粗老的茶叶，与新茶相对，尽管粗茶又苦又涩，但含有的茶多酚、茶丹宁等物质却对身体很有益处。茶多酚是一种天然抗氧化剂，还能阻断亚硝胺等致癌物质对身体的损害。茶丹宁则能降低血脂，防止血管硬化，保持血管畅通，维护心、脑血管的正常功能。因此，从健康角度来看，粗茶更适合老年人饮用。

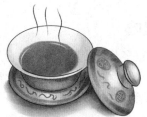

粗茶中的茶多酚，除了能延缓衰老，还能缓解和减轻糖尿病症状，具有降血脂、降血压等作用

粗茶淡饭是指以植物性食物为主，注意粮豆混食、米面混食，并辅以各种动物性食品，常喝粗茶

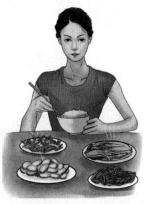

"淡饭"是指富含蛋白质的天然食物，它既包含丰富的谷类食物和蔬菜，也包括脂肪含量低的鸡肉、鸭肉、鱼肉、牛肉等

"淡饭"包含丰富的谷类食物和蔬菜，也包括脂肪含量低的鸡肉、鸭肉、鱼肉、牛肉等。"淡饭"还有另一层含义，就是饮食不能太咸。医学研究表明，饮食过咸容易引发骨质疏松、高血压，长期饮食过咸还可导致中风和心脏病。

虾皮含钙量高，不宜晚餐吃

虾皮营养丰富，钙含量高，还具有开胃、化痰等功效。但需注意的是，正是因为含钙高，虾皮不能在晚上吃，以免引发尿道结石。因为尿结石的主要成分是钙，而食物中含的钙除一部分被肠壁吸收利用外，多余的钙全部从尿液中排出。人体排钙高峰一般在饭后 4～5 小时，而晚餐食物中含钙过多，或者晚餐时间过晚，甚至睡前吃虾皮，当排钙高峰到来时，人们已经上床睡觉，尿液就会全部潴留在尿路中，不能及时排出体外。这样，尿路中尿液的钙含量也就不断增加，不断沉积下来，久而久之极易形成尿结石。所以，晚餐最好不要吃虾皮。

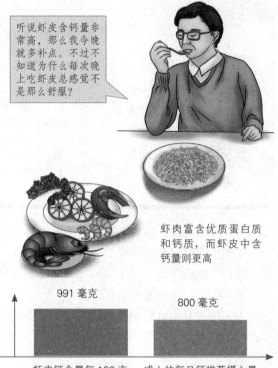

听说虾皮含钙量非常高，那么我今晚就多补点。不过不知道为什么每次晚上吃虾皮总感觉不是那么舒服？

虾肉富含优质蛋白质和钙质，而虾皮中含钙量则更高

991 毫克

800 毫克

虾皮钙含量每 100 克　　成人的每日钙推荐摄入量

肝脏应和蔬菜一起吃

一提起动物肝脏，很多人是又爱又恨。爱它是因为肝脏含有丰富的营养物质，对身体健康大有裨益；恨它则是顾虑肝脏胆固醇含量太高，摄入过多会使血清中的胆固醇含量升高，增加患心血管疾病的风险，很多老人甚至对各种肝脏"望而生畏"。其实，只要在吃肝脏的时候和蔬菜、水果、豆类等一起吃，完全不必担心身体会吸收过多的胆固醇。

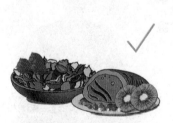

只要在吃肝脏的时候和蔬菜、水果、豆类等一起吃，完全不必担心身体会吸收过多的胆固醇

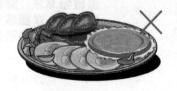

蛋黄、动物脑、墨斗鱼、蟹黄等食物也是富含胆固醇的"大户"，在食用时都应该遵照前面的方法，注意荤素搭配一起吃

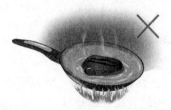

动物肝脏在烹调时，千万不要为了追求鲜嫩而"落锅即起"，烹饪的时间应尽量长一点，以确保食用安全。肝中含有的维生素 A 性质比较稳定，不必担心过分冲洗和长时间烹调而使其营养遭到破坏

　　人们吃的食物中的胆固醇，不会直接变成血液中的胆固醇——这需要一个吸收与合成的过程。这时和富含膳食纤维、维生素和微量元素的蔬菜、水果和五谷杂粮等食物一起吃，既可以增快胆固醇的排泄，又可以减少胆固醇在体内的合成和吸收，有效避免了增高血脂、罹患动脉粥样硬化的风险。

吃肉时应适量吃一点蒜

　　在平时的生活饮食中，吃肉时应适量吃一点蒜。这是因为虽然在动物肉食品中，尤其是瘦肉中含有丰富的维生素 B_1，然而维生素 B_1 在体内停留的时间很短，会随小便小量排出。如果在吃肉时再吃点大蒜，肉中的维生素 B_1 能和大蒜中的大蒜素结合，而且能使维生素 B_1 溶于水的性质变为溶于脂的性质，从而延长维生素 B_1 在人体内的停留时间。

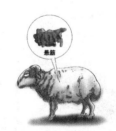

维生素 B_1 与大蒜素结合，可使维生素 B_1 的含量提高 4～6 倍

　　吃肉时吃蒜，还能促进血液循环，提高维生素 B_1 在胃肠道的吸收率和体内的利用率，对尽快消除身体各部器官的疲劳，增强体质，预防大肠癌等都有十分重要的意义。所以，吃肉又吃蒜能达到事半功倍的营养效果。

动物肉的哪些部位不能吃

　　虽然一些动物的肉质很鲜美，但是你知道吗？动物的某些部位是不能吃的，否则可能引起疾病。

（1）畜"三腺"：猪、牛、羊等动物体上的甲状腺、肾上腺、病变淋巴结是三种"生理性有害器官"

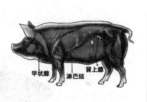

（2）羊"悬筋"：又称"蹄白珠"，一般为圆珠形、串粒状，是羊蹄内发生病变的一种组织

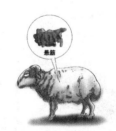

（3）禽"尖翅"：鸡、鸭、鹅等禽类屁股上端长尾羽的部位，学名"腔上囊"，是淋巴结体集中的地方，因淋巴结中的巨噬细胞可吞食病菌和病毒，即使是致癌物质也能吞食，但不能分解，故禽"尖翅"是个藏污纳垢的"仓库"

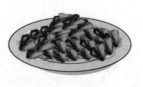

（4）鱼"黑衣"：鱼体腹腔两侧有一层黑色膜衣，是最腥臭、泥土味最浓的部位，含有大量的类脂质、溶菌酶等物质

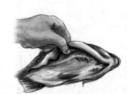

猪肉也有"克星"

猪肉含有丰富的营养，味道很鲜美，既能单独做主菜，也可以在烹饪其他菜肴时做配菜，是我们平时最常食用的食品之一。

但是，猪肉与其他菜搭配也有禁忌：

1. 猪肉与羊肝不能共食

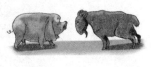

羊肝气味苦寒，补肝，明目，治肝风虚热，"猪肉滋腻，入胃便作湿热"，从食物药性讲，搭配不宜。而且，羊肝有膻气，与猪肉一起烹饪，容易产生怪味。因此，从烹饪角度来看，也不相宜

2. 猪肉和牛肉不能共食

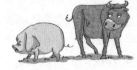

猪肉酸冷，微寒，有滋腻阴寒之性。牛肉气味甘温，能补脾胃，壮腰脚，有安中益气之功。二者一温一寒，一补中脾胃，一冷腻虚人，性味有所抵触，所以不宜共食

3. 猪肉与大豆不能共食

大豆中的植物酸含量很高，容易与猪肉中的蛋白质和矿物质元素形成复合物，影响人体对二者的吸收利用。另外，豆类还会与瘦肉、鱼类等荤食中的钙、铁及锌等矿物质结合，干扰和降低人体对这些元素的吸收。因此，猪肉不能与黄豆共煮

4. 猪肉与香菜不能共食

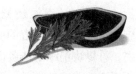

猪肉滋腻，助湿热而生痰，香菜则性辛温，耗气伤神。香菜与猪肉二者，一耗气，二无补，所以二者同煮，对身体有害。但是香菜可以驱腥味，最好与羊肉一起吃

鲫鱼比鲤鱼更安全

南方人认为鲫鱼好吃，北方人却觉得鲤鱼好，与其争论哪种鱼好，不如先来看看两种鱼的营养价值与食用利弊。

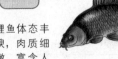

鲤鱼

鲤鱼体态丰腴，肉质细嫩，富含人体必需的氨基酸、矿物质、维生素A和维生素D。能消肿胀、黄疸、脚气、喘嗽、湿热之病，煮食下水气，利小便。但淋巴结核、支气管哮喘、恶性肿瘤、荨麻疹、皮肤湿疹等疾病患者忌食鲤鱼；由于鲤鱼是发物，上火烦躁及疮疡者也要慎食。此外，鲤鱼忌与绿豆、芋头、甘草、南瓜、荆芥、赤小豆、鸡肉、猪肝、狗肉和牛羊肉同食

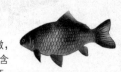

鲫鱼

鲫鱼肉质细嫩，肉味甜美，含大量的铁、钙、磷等矿物质，其营养成分很丰富，含蛋白质、脂肪、维生素A、B族维生素等。每百克黑鲫鱼中，蛋白质含量高达20克，易于消化吸收，经常食用能够增强抵抗力。鲫鱼对肾脾虚弱、水肿、溃疡、气管炎、哮喘、糖尿病患者有很好的滋补食疗作用；产后妇女可用鲫鱼虚下乳。民间有"冬鲫夏鲇"之说

鲫鱼与鲤鱼二者虽然皆属鲤科，营养价值各有所长。鲫鱼虽忌口人群较少，但体小刺多，所以更适合做汤。

鸡头、鸭头少吃为妙

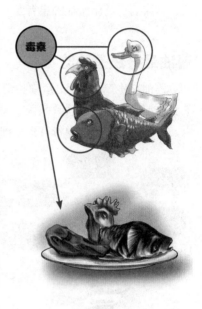

许多人喜欢吃鸡头、鸭头、鹅头以及鱼头等。确实，这些鱼、禽类的头很好吃，而且营养价值也很高。可是，这些"头"的害处也不少。就拿鸡头来说，俗话说：十年的鸡头赛砒霜。这意思是说，鸡越老，它的头毒害就越大。其原因是，鸡在啄食中会吃进含有害重金属的物质，这些重金属主要储存于脑组织中，鸡龄越大，储存量越多，毒性越强。鸡头不宜多吃，鸭头、鹅头等，也不宜多吃，其道理大同小异。那么鱼头呢？据有关医学专家说，近年来整体环境恶化，导致水源污染，使有害物质侵入鱼体；加之有的养殖者在饲料里添加化学物质，更增加了鱼体内的有害物质。而这些物质主要蓄积在鱼油相对集中的鱼头内，难以排出。所以，奉劝那些喜欢吃"头"的食客，还是少食此类食品为好。

吃香油有利于软化血管

老人体质差，新陈代谢也会减慢，加之高血压、高血脂等老年疾病的影响，血管壁会慢慢老化变脆，失去弹性。因此，许多老年人不吃带"油"字的食物。其实，这完全没必要，老人适当吃些香油，还能起到软化血管的作用。

香油中富含维生素 E 及亚麻酸，其中，维生素 E 具有抗氧化作用，能维持细胞膜的完整性和正常功能，具有促进细胞分裂、软化血管和保持血管弹性的作用，因而对保护心脑血管有好处。香油中的亚油酸、棕榈酸等

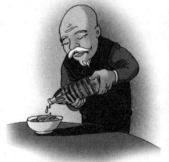

老人适当吃些香油能有好处

┌─ 细节提醒 ─┐

香油油脂含量丰富，热量多，但并不适合所有的老年人，所以老人还应根据自己的身体调整食用量，有高血压、糖尿病、高脂血症的患者尤其不宜多食。

一般情况下，每日的食用量控制在 2 ~ 5 毫升

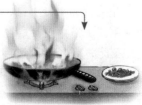

老人食用香油时，可先滴几滴在凉菜或菜汤中，然后搅拌均匀食用，也可拌在做好的热菜或米饭中

不饱和脂肪酸，容易被人体吸收，有助于消除动脉壁上的沉积物，同样具有保护血管的功效。

此外，香油有浓郁的香味，可在一定程度上刺激食欲，促进体内营养成分的吸收。油中油脂含量丰富，热量多，所以老人还应根据自己的身体调整食用量，有高血压、糖尿病、高脂血症的患者尤其不宜多食。

酱油最好还是熟吃

酱油在生产、贮存、运输和销售等过程中，因卫生条件不良而造成污染在所难免，甚至会混入肠道传染病致病菌。而它们在检测时，对微生物指标的要求又比较低，所以，一瓶合格的酱油中带有少量细菌，也不是什么新鲜事。

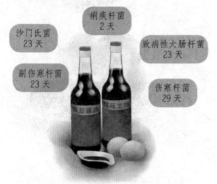

一瓶合格的酱油中常常会带有少量细菌

细节提醒

如果想做凉拌菜，最好选择佐餐酱油。这种酱油微生物指标比烹调酱油要求严格。国家标准规定，用于佐餐凉拌的酱油每毫升检出的菌落总数不能大于3万个，这样即使生吃，也不会危害健康。

有实验表明，痢疾杆菌可在酱油中生存2天，副伤寒杆菌、沙门氏菌、致病性大肠杆菌能生存23天，伤寒杆菌可生存29天。还有研究发现，酱油中有一种嗜盐菌，一般能存活47天。人一旦吃了含有嗜盐菌的酱油，可能出现恶心、呕吐、腹痛、腹泻等症状，严重者还会脱水、休克，甚至危及生命。虽然这种情况比较少见，但为了安全着想，酱油最好还是熟吃，加热后一般都能将这些细菌杀死。

尽管酱油的营养价值很高，含有多达17种的氨基酸，还有各种B族维生素和一定量的钙、磷、铁等，但它的含盐量较高，平时最好不要多吃。酱油的含盐量高达18%～20%，即5毫升酱油里大约有1克盐，除了调味以外，主要是为了防止酱油腐败变质而添加的。患有高血压、肾病、妊娠水肿、肝硬化腹水、心功能衰竭等疾病的人，平时更应该小心食用，否则会导致病情恶化。

芹菜叶比茎更有营养

芹菜营养十分丰富，其中蛋白质含量比一般瓜果蔬菜高1倍，铁元素含量为番茄的20倍左右，常吃芹菜能防治多种疾病。

嫩芹菜捣汁加蜜糖少许服用，可防治高血压；糖尿病病人取芹菜汁煮沸后服用，有降血糖作用；经

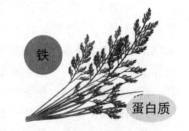

芹菜中含有丰富的铁元素和蛋白质

常吃鲜奶煮芹菜，可以中和尿酸及体内的酸性物质，对治疗痛风有较好效果；若将 150 克连根芹菜同 250 克糯米煮稀粥，每天早晚食用，对治疗冠心病、神经衰弱及失眠头晕诸症均有益处。

不少家庭吃芹菜时只吃茎不吃叶，这是极不科学的，因为芹菜叶中所含营养成分远远高于芹菜茎。营养学家曾对芹菜的茎和叶进行 13 项营养成分测试，发现芹菜叶中有 10 项指标超过了芹菜茎，其中胡萝卜素含量是茎的 6 倍，维生素 C 的含量是茎的 13 倍，维生素 B_1 是茎的 17 倍，蛋白质是茎的 11 倍，钙含量是茎的 2 倍。

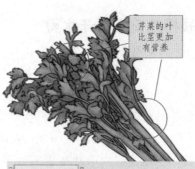

芹菜的叶比茎更加有营养

细节提醒

芹菜叶最好在开水中烫一下，捞出后与豆腐干拌一下，这样做既可以保证芹菜叶的营养，又可以吃到清香可口的菜肴。

花生可养胃，但不是人人皆宜

吃生花生有一个突出的好处是能起到养胃的作用，因为花生富含不饱和脂肪酸，不含胆固醇，含有丰富的膳食纤维，是天然的低钠食物。每天吃适量生花生（不要超过 50 克），对养胃有一定好处。

吃生花生时要连着花生红衣一起吃，女性朋友，尤其是处于经期、孕期、产后和哺乳期的女性更应该常吃，对于养血、补血很有好处。同时，花生红衣还有生发、乌发的效果，常吃能使头发更加乌黑。

虽然吃花生有这么多好处，但是并不是每个人都适合吃花生，有些人最好别吃。

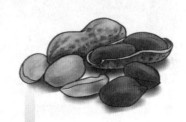

每天吃适量生花生（不要超过 50 克），对养胃有一定好处。但这并非人人皆宜

1. 高脂血症患者
花生含有大量脂肪，高脂血症患者食用花生后，血液中的脂质水平会升高，而血脂升高往往又是动脉硬化、高血压、冠心病等疾病的重要致病原因之一

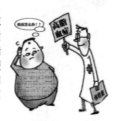

2. 胆囊切除者
花生里含的脂肪需要胆汁去消化。胆囊切除后，储存胆汁的功能丧失。这类病人如果食用花生，没有大量的胆汁来帮助消化，常可引起消化不良

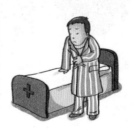

3. 消化不良者
花生含有大量脂肪，肠炎、痢疾等脾胃功能不良者食用后，会加重病情

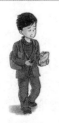

4. 跌打瘀肿者
花生含有一种促凝血因子。跌打损伤、血脉瘀滞者食用花生后，可能会使血瘀不散，加重肿痛症状

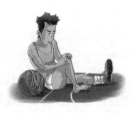

香椿吃前先用开水烫

香椿鲜香味美，并且富含多种营养，但食用它一定要避免亚硝酸盐中毒。平均每千克香椿中含有30毫克以上的亚硝酸盐，老叶中更是高达53.9毫克，容易引发亚硝酸盐中毒，甚至诱发癌症。试验结果表明，用凉水洗过的香椿中，亚硝酸盐含量为每千克34.1毫克，而用开水烫后仅为每千克4.4毫克。因此，香椿食用前，一定要先用开水烫一烫。

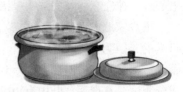

香椿吃前先用开水烫能有效去除其中的亚硝酸盐

┌─ 细节提醒 ─┐

将洗净的香椿用开水微烫一下，再用细盐搓一下，装于塑料袋中放入冰箱冷冻贮藏，食用时只要取出适量便可，此法可保存香椿一年有余；另一种方法是把洗净的香椿用细盐搓后用塑料袋包装，食用时只要放在开水里烫一下即可，味道不变，最适于夏季拌凉面使用。

贪吃荔枝当心低血糖

荔枝不仅味美，而且营养十分丰富，含有大量的果糖、维生素、蛋白质、柠檬酸等，对人体有补益作用。然而，中医认为荔枝属湿热之品，民间有"一颗荔枝三把火"之说。所以，尽管美味可口，也不能多吃，否则很可能会患上荔枝病。

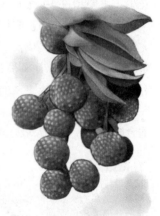

荔枝美味而营养丰富，但多吃却容易引起荔枝病

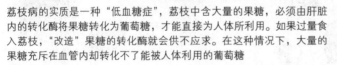

与此同时，进食荔枝过量影响了食欲，使人体得不到必需的营养补充，致使人体血液内的葡萄糖不足，就会导致荔枝病

果糖过盛 —转化酶不足→ 葡萄糖不足 →

荔枝病的实质是一种"低血糖症"，荔枝中含大量的果糖，必须由肝脏内的转化酶将果糖转化为葡萄糖，才能直接为人体所利用。如果过量食入荔枝，"改造"果糖的转化酶就会供不应求。在这种情况下，大量的果糖充斥在血管内却转化不了能被人体利用的葡萄糖

荔枝病通常的临床表现为：头晕心悸、疲乏无力、面色苍白、皮肤湿冷，有些患者还会出现口渴和饥饿感，或腹痛腹泻症状，个别严重患者会突然昏迷，阵发性抽搐，脉搏细弱而速，瞳孔缩小，呼吸不规则，呈间歇性或叹息样，面色青灰，皮肤紫绀，心律失常，血压下降。一旦发生荔枝病，应该积极治疗，如仅有头晕、乏力、出虚汗等轻度症状，可服葡萄糖水或白糖水，以纠正低血糖，补充生命必需的葡萄糖。如果出现抽搐、虚脱或休克等"荔枝病"重症，应及时送医院治疗，静脉推注或静脉点滴

高浓度的葡萄糖，可迅速缓解症状，治愈后不留后遗症。

水果早上吃更营养

"早上吃水果是金，中午吃是银，晚上吃就变成铜了。"这个说法有没有道理？

水果是人们膳食生活中维生素 A 和维生素 C 的主要来源。水果中所含的果胶具有膳食纤维的作用，同时水果也是维持酸碱平衡、电解质平衡不可缺少的。"金银铜"换言之就是早上吃水果营养价值最高，晚上吃水果营养价值最低。其中的道理是，人在早起时供应大脑的肝糖耗尽，这时吃水果可以尽快补充糖分。而且，早上吃水果，各种维生素和养分易被吸收。

但是从消化方面来看，有胃病的人不宜早上空腹吃水果。选择吃水果的时间要有讲究，并不是说早上吃就特别好，晚上吃就特别不好。

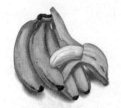

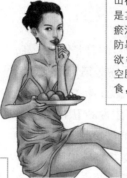

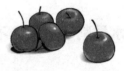

山楂无论是鲜果还是其制品，均有散瘀消积、化痰解毒、防暑降温、增进食欲等功效。但是，空腹食用或者是脾胃虚弱者则不可以在清早进食，胃炎和胃酸过多者要少食

香蕉含有很高的钾，对心脏和肌肉的功能有益，同时香蕉可以辅助治疗便秘、小儿腹泻等，适合餐前食用

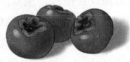

柿子中含有大量的柿胶粉和红鞣质，早上空腹食用，胃酸会与之作用，形成凝块，即"胃柿石"，严重影响消化功能，宜饭后或晚上食用

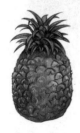

新鲜菠萝含蛋白酶，如果空腹食用，菠萝的蛋白分解酶会伤害胃壁，少数人还会出现过敏反应，宜在餐后食用

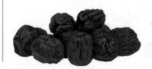

红枣含有大量维生素 C，故有"天然维生素 C 丸"之美称。但是胃痛腹胀、消化不良的人要忌食，建议餐前食用

水果不可以取代青菜

有些人不爱吃蔬菜，以吃水果来代替。专家并不赞成这种做法，因为：

水果真的可以取代蔬菜吗？

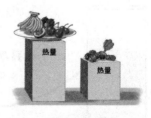

热量

热量

（一）水果热量比蔬菜高

其一，水果的热量比蔬菜高，糖分含量也高，有些慢性病人，如糖尿病、血脂异常者需要控制摄取量。有些人用喝果汁代替吃水果，更加错误，因为少了重要的纤维素，更糟糕。

其二，蔬菜中的矿物质含量比较高，尤其是深绿色叶菜，含有丰富的维生素、矿物质及植物性化学物质，每天不能少，相较之下，水果里含量较高的是维生素。

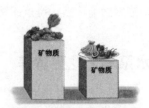

（二）蔬菜矿物质比水果高

健康饮食的基础之一是"多元化"，也就是每天吃的食物种类愈多愈好。专家提醒，即使是蔬菜本身，也不是只吃绿色叶菜就能满足，还要摄取红、黄、橙、紫等各种不同颜色的蔬菜；水果也是，每天 2 种，经常换，才能充分摄取不同水果中不同的营养素。

> **细节提醒**
>
> 不过，水果最大的优势是能生吃，不经过高温烹调，比从蔬菜里容易多摄取到一些遇热容易遭破坏的维生素，例如维生素C、B 族维生素。

水果削了烂处也不能吃

一般来说，大部分水果采摘后鲜食的营养价值最高，卫生问题最少。但在采摘、贮藏、运输、销售以及选购的过程中，不可避免地会有果皮组织受到机械损伤，微生物会从水果的伤口处侵入，从而产生食品卫生问题。

水果 pH 值一般在 4.5 以下，属酸性食品，适宜多种霉菌和酵母的生长。某些病原微生物和寄生虫卵会由破损的果皮侵入果质内部，导致水果腐烂变质，对人体的健康造成危害。所以，水果烂了，削去坏的部分后继续吃是不妥当的。

常见的致鲜果变质的霉菌有青霉、黑曲霉、灰葡萄孢霉、根霉等，在距离腐烂部分 1 厘米处的正常果肉中，仍可检查出毒素。

白开水过了三天不宜饮用

很多人认为白开水无论放多久都能饮用，其实，白开水超过三天之后就不宜饮用。

水储存过久，就会被细菌感染产生亚硝酸盐，装在保温瓶里的开水变温后，细菌繁殖得更快，还原的亚硝酸盐更多。亚硝酸盐一旦大量进入人体，能使组织低氧，出现恶心、呕吐、头痛、心慌等症状，严重的还能使人低氧致死。亚硝酸盐在人体内还能形成亚硝胺，促发肝癌、胃癌等。

白开水放久了就会产生亚硝酸盐

亚硝酸盐中毒的主要特点是组织低氧引起的紫绀现象，如口唇、舌尖、指尖青紫，重者眼结膜、面部及全身皮肤青紫

亚硝酸盐

饮用水并非越纯越好

随着生活水平的提高，纯净水成了很多人的饮水首选。但有关专家表示，水并非越"纯"越好，纯净水不应长期饮用。

采用蒸馏、反渗透、离子交换等方法制得的水被称为纯净水，含很少或不含矿物质。由于水中细菌、病毒微生物已被除去，纯净水可生饮，口感较好。

专家介绍，与纯净水相比，天然矿泉水是健康饮水之冠。天然矿泉水含有一定的矿物盐或微量元素，或二氧化碳气体，具有保健价值，是一种理想的人体微量元素补充剂。

纯净水指的是不含杂质的 H_2O。从学术角度讲，纯水又名高纯水，是指化学纯度极高的水，大多数发达国家早在多年前就用法律规定，纯净水不能当作饮用水

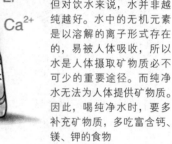

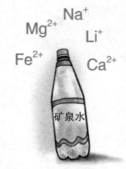

但对饮水来说，水并非越纯越好。水中的无机元素是以溶解的离子形式存在的，易被人体吸收，所以水是人体摄取矿物质必不可少的重要途径。而纯净水无法为人体提供矿物质。因此，喝纯净水时，要多补充矿物质，多吃富含钙、镁、钾的食物

全脂奶比脱脂奶更有益健康

全脂牛奶的脂肪含量是 30%，半脱脂奶的脂肪含量大约是 15%，全脱脂奶的脂肪含量低于 0.5%，国外有一种"浓厚奶"，脂肪含量可高达 40% 以上。哪种奶更好呢？

这里建议：如果给老人选牛奶，不妨选半脱脂奶；如果给孩子选牛奶，就一定要选全脂奶。

瑞典科学家的最新研究表明，与脱脂奶制品相比，长期食用全脂奶制品不仅不会使人体重增加，反而有助于保持体形。所以，即使在减肥时期，也要选择全脂奶制品，而不宜选择脱脂奶制品。

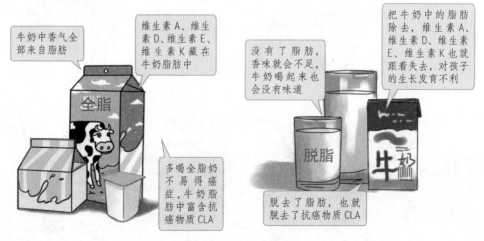

喝汤不当易致病

喝汤对人体有很多好处，现代饮食似乎进入了一个"汤补"的阶段。但是，汤喝得不对路，也会导致疾病。

不要喝60℃以上的汤

喝温度太高的汤，百害无一利。人的口腔、食道、胃黏膜最高能忍受60℃的食品。超过此温度的食品，会烫伤黏膜。虽然喝汤烫伤后，人体有自行修复的功能，但反复损伤极易导致上消化道黏膜恶变，甚至诱发食道癌。因此，喝50℃以下的汤为宜

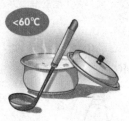

汤不能与饭混在一起吃

很多人喜欢用汤泡饭一起吃，这种习惯非常不好。在吃饭咀嚼的时候，口腔会分泌大量的唾液，润滑食物，同时唾液有帮助肠胃消化食物的功能。如果长期泡汤吃饭，日久天长，会减退人体的消化功能，导致胃病

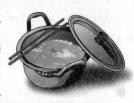

我们知道，每种食品所含的营养素都是不全面的，即便是鲜味极佳的高含氨基酸的"浓汤"，仍会缺少若干人体不能自行合成的"必需氨基酸"。因此，我们提倡用几种动物与植物性食品混合煮汤，不但可使鲜味增加，也能使营养更全面。

豆浆饮用不当，也会诱发疾病

中医理论认为，豆浆性平味甘，滋阴润燥，"秋冬一碗热豆浆，驱寒暖胃保健康"，常饮豆浆，对身体大有裨益。但是饮用豆浆一定要注意，否则很容易诱发疾病。那么，饮用豆浆要注意什么呢?

忌喝未煮熟的豆浆

豆浆中含有两种有毒物质，会导致蛋白质代谢障碍，并对胃肠道产生刺激，引起中毒症状。预防豆浆中毒的办法就是将豆浆在100℃的高温下煮沸，然后再饮用

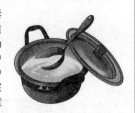

忌在豆浆里打鸡蛋

这是因为，鸡蛋中的黏液性蛋白质和豆浆中的胰蛋白酶结合，会产生一种不能被人体吸收的物质，大大减少了人体对营养的吸收

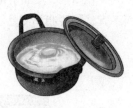

忌冲红糖

豆浆中加红糖喝起来味道甜香，但红糖里的有机酸和豆浆中的蛋白质结合后，可产生变性沉淀物，大大破坏了营养成分

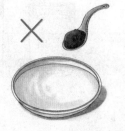

忌装保温瓶

豆浆中有能除掉保温瓶内水垢的物质，此外，在温度适宜的条件下，以豆浆作为养料，瓶内细菌会大量繁殖，经过3~4小时就能使豆浆酸败变质

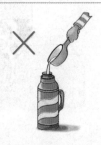

忌空腹饮豆浆

饮豆浆的同时吃些面包、糕点、馒头等淀粉类食品，可使豆浆中蛋白质等在淀粉的作用下，与胃液较充分地发生酶解，使营养物质被充分吸收

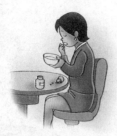

忌与药物同饮

有些药物会破坏豆浆里的营养成分，如四环素、红霉素等抗生素药物

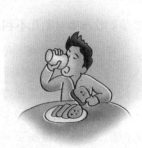

细节提醒

　　需要注意的是：生豆浆在加热到 80 ～ 90℃的时候，会出现大量的泡沫，很多人误以为此时豆浆已经煮熟，但实际上这是一种"假沸"现象，此时的温度不能破坏豆浆中的皂苷物质。正确的煮豆浆方法应该是，在出现"假沸"现象后继续加热 3 ～ 5 分钟，使泡沫完全消失。

饮茶不当也会"醉人"

　　人们都知道，喝酒过量会使人酩酊大醉，而饮茶不当也会醉人。

　　茶叶中含有多种生物碱，其中的主要成分是咖啡因，它具有兴奋大脑神经和促进心脏机能亢进的作用，同时茶叶中还含有大量茶多酚，暴饮浓茶会妨碍胃液的正常分泌，影响食物消化。那些平时多以素食为主、少食脂肪的人如果大量饮用浓茶，就可能醉茶；空腹饮茶以及平时没有喝茶习惯，偶尔大量饮用浓茶的人，也可能醉茶。

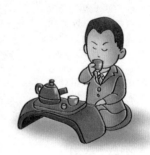

饮茶不当也会醉人

醉茶表现为心慌、头晕、四肢乏力等症状。发生醉茶时也不必紧张，立即吃些饭菜、甜点或糖果，都可起到缓解作用。

细节提醒

　　新茶由于存放时间短，含有较多的未经氧化的多酚类、醛类及醇类等物质，对人的胃肠黏膜有较强的刺激作用，易引发胃病。所以，新茶要少喝，存放不足半个月的新茶更忌喝。

咖啡对女性健康伤害多

　　健康专家认为，女性不宜多饮咖啡，咖啡对女性健康有许多伤害。

1. 增加心梗危险

　　医学专家的研究表明，每日饮 5 杯或更多的咖啡，可使妇女患心肌梗死的危险增

加70%，而且危险性随着饮咖啡的数量增加而增加。

2. 孕妇饮咖啡对胎儿不利

科学家实验发现，每天给小白鼠饲喂相当于成人12～24杯量的浓咖啡后，妊娠鼠就会生育出畸形的小鼠。妊娠高血压综合征，是孕妇特有的一种疾病，患者症状为水肿、高血压和蛋白尿，如不及时防治，可危及母胎安全。

鉴于喝咖啡能够引起上述种种病症，健康专家建议，为了优生优育与防病保健，妇女不宜长期、过量饮用咖啡。

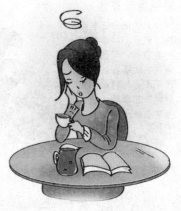

咖啡对女性健康伤害多

饭后八不急，疾病不上门

饭后请记住以下禁忌，以确保你的健康和安全。

1. 不急于散步

饭后"百步走"会因运动量增加，而影响对营养物质的消化吸收。特别是老年人，因心功能减退、血管硬化及血压反射调节功能障碍，餐后多出现血压下降等现象

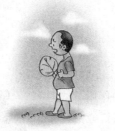

2. 不急于松裤带

饭后放松裤带，会使腹腔内压下降，这样对消化道的支持作用就会减弱，而消化器官的活动度和韧带的负荷量就要增加，容易引起胃下垂

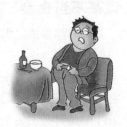

3. 不急于吸烟

饭后吸烟的危害比平时大10倍，这是由于进食后，消化道血液循环量增多，致使烟中有害成分被大量吸收而损害肝、脑、心脏及血管

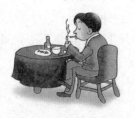

4. 不急于吃水果

因食物进入胃里需长达1～2小时的消化过程，才被慢慢排入小肠，餐后立即吃水果，食物会被阻滞在胃中，长期可导致消化功能紊乱

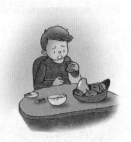

5. 不急于洗澡

饭后马上洗澡，体表血流量会增加，胃肠道的血流量便会相应减少，从而使肠胃的消化功能减弱

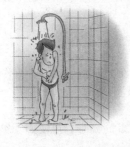

6. 不急于上床

饭后立即上床非常容易发胖。医学专家告诫人们，饭后至少要休息20分钟再上床睡觉，即使是午睡时间也应如此

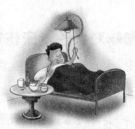

7. 不急于开车

事实证明，司机饭后立即开车容易发生车祸。这是因为人在吃饭以后，胃肠对食物进行消化需要大量的血液，容易造成大脑器官暂时性缺血，从而导致操作失误

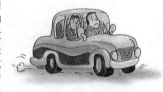

8. 不急于饮茶

茶中大量鞣酸可与食物中的铁、锌等结合成难以溶解的物质，人体无法吸收，致使食物中的铁元素白白损失。如将饮茶安排在餐后1小时就无此弊端了

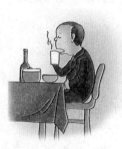

哪些食物不能生吃

科学家统计，世界上可食植物中有70%是可以生食的。生食，能够提高人的免疫力，预防疾病，甚至能治疗某些疾病。但是，有些食物是不能生吃的。

1. 活鱼活吃

无论从营养价值或口味上，烹鲜活鱼或刚死不久的鱼，均非最佳选择。一般来讲，夏天放置2～3小时，冬天放置4～5小时，即可烹煮食用

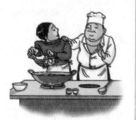

2. 七八分熟的涮羊肉

吃涮羊肉，不少人喜欢只涮到七八成熟，这很容易感染上旋毛虫病，引起恶心、呕吐、腹泻、高热、头痛、肌肉疼痛以及腿肚子剧痛、运动受限等。幼虫若进入脑和脊髓，还能引起脑膜炎症状

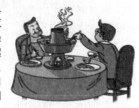

3. 半生不熟的蔬菜

半生不熟的蔬菜可能会有毒素。如未成熟的青西红柿含有大量的生物碱，多食会出现恶心、呕吐等症状。鲜芸豆中含皂苷和血球凝集素，食生或半生不熟者都易中毒

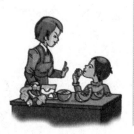

4. 生吃鸡蛋

生鸡蛋内含有"抗生物素蛋白"和"抗胰蛋白酶"，前者能影响人体对蛋白质的吸收利用，后者能破坏人体的消化功能，所以鸡蛋应煮熟吃

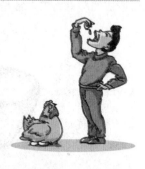

科学的生食，须把新鲜的蔬菜或瓜果反复洗净，再用冷开水冲淋。刀子、砧板、榨汁机等也应洗净。生吃必要时可加点米醋、大蒜等佐料。生食宜从少量开始，逐渐增多，让胃肠有个适应过程。如患有胃病、肠炎等，则宜慎用或暂停生食，以免诱发腹痛、腹泻等病。至于对生鱼、醉蟹等动物性食物，生食方式则不足取。

> **细节提醒**
>
> 科学的生食，须把新鲜的蔬菜或瓜果反复洗净，再用冷开水冲洗。刀子、砧板、榨汁机等也应洗净。生吃必要时可加点米醋大蒜等佐料。生食宜从少开始，逐渐增多。

过食瓜子会致病

　　人在连续过量嗑瓜子后，常会有舌头肿痛、腹部不适、消化不良等现象的产生，有人称之为"瓜子病"。

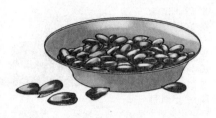

　　一次性嗑瓜子量太大，持续的时间又长，瓜子与舌尖部的摩擦加剧，易引起舌尖部疼痛、红肿、血疱等。在正常情况下，舌尖部组织有一定的耐磨性，但如果超过了舌尖的承受能力，

不同的瓜子不仅具有不同的风味，还具有一定的保健功效，比如西瓜子具有利肺润肠的功效

就会出现上述症状，少数严重者甚至说话、吃饭时都受影响。

　　时常听到一些人说：吃了一个上午瓜子，肚子都吃痛了。其主要原因是，空气不断随着吞咽嚼碎的瓜子仁进入胃肠，导致胃肠道内胀气而引起嗳气、腹胀、腹痛等腹部不适症状。诱人的瓜子香味，不停地刺激胆囊收缩，亦会引发腹痛。

　　此外，由于各种瓜子的吸引力极大，如一次性嗑瓜子量太多，必然会消耗掉大量唾液和胃液，影响正常食物的消化，导致节日期间消化不良等疾病的发生。所以，一次不要吃太多的瓜子。

哪些食物易致癌

　　俗话说："病从口入。"饮食和疾病的关系早已在医学研究中得到了证实，许多我们每天都吃的东西，恰恰是被忽视了的致癌物质，如果不多加小心，毒素日积月累，所造成的严重后果常常是难以预料的。

1. 茶垢

茶垢中含有镉、铅、汞、砷等多种有害金属和某些致癌物质，如亚硝酸盐等，可导致肾脏、肝脏、胃肠等器官发生病变

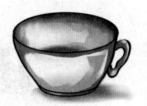

2. 水果中烂掉的部分

水果腐烂后会滋生真菌。有些真菌具有致癌作用，可以从腐烂部分通过果汁向未腐烂部分扩散。所以，尽管去除了腐烂部分，剩下的水果仍然不能吃

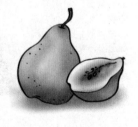

3. 用报纸包的食品

油墨中含有一种叫作多氯联苯的有毒物质，如果用报纸包食品，这种

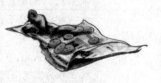

有毒物质就会渗到食品上，然后随食物进入人体

4. 霉变的大米、花生和玉米

其中含有黄曲霉素，是目前世界上公认的强致癌物质，容易引起肝癌和食道癌

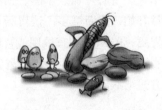

5. 碱性食品中的味精

味精遇碱性食品会变成谷氨酸二钠，使其失去鲜味；它被加热到120℃时，会变成致癌物质焦谷氨酸钠。因此，在有苏打、碱的食物中不宜放味精。做汤、菜时，应在起锅前放味精，避免长时间煎煮

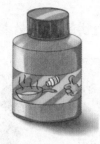

6. 烧焦的鱼和肉

鱼和肉里的脂肪不完全燃烧，会产生大量的V-氨甲基衍生物，这是一种强度超过了黄曲霉素的致癌物。因此，烹调鱼肉时应注意火候，一旦烧焦，千万别再吃

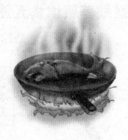

7. 腐烂的白菜

新鲜的白菜中含有硝酸盐，它对人体是无害的。白菜腐烂后，菜中的硝酸盐在还原菌的作用下变成亚硝酸盐，亚硝酸盐是致癌的

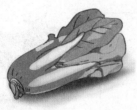

8. 烧烤食品

所有的烧烤食品中，都容易出现一种致癌能力相当强的物质——苯并芘，它和油炸食品中的油反复使用所产生的是同一物质

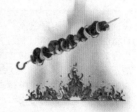

9. 用卫生纸或毛巾擦过的水果

许多卫生纸的消毒不彻底，携带大肠杆菌、致病性化脓菌、真菌、乙肝病毒等；其中的填料和粉屑残留在餐具、水果上，也会对健康造成影响

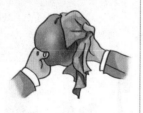

10. 涂在筷子上的油漆

油漆筷子的使用现在仍然很普遍，但很多人都不知道，这些油漆中含有铅、苯等化学物质，常常随着油漆的剥落被我们吃进体内，对健康造成一定的危害

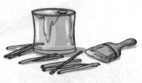

油炸食品越薄越有害

调查发现，油炸食品越薄越有害。因为食物越薄，它在油炸时接受的温度就越高；温度越高，产生的有害物质如丙烯酰胺等就越多。薯片的丙烯酰胺含量就比薯条高10倍。长期食用含丙烯酰胺食品后，人会出现嗜睡、情绪与记忆改变、产生幻觉和震颤等症状，并伴随末梢神经症。

饼干和曲奇等小点心，也是易产生丙烯酰胺的食物，很多白领甚至把它们当成了办公室的必备小吃，长此以往，就有一定的危害性。

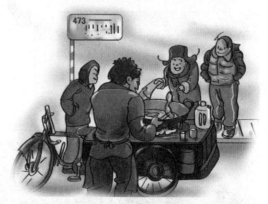

油炸会破坏食物的蛋白质、维生素和矿物质等营养成分，而变成高热量、高脂肪食物，不仅易引发肥胖、高血压等疾病，对本身较胖的中老年人和患高血脂、高血压、心脑血管病及糖尿病等慢性病的人来说都不适宜

嫩肤养颜饮食五注意

健康的肌肤才是好的肌肤，那么如何通过饮食来保持健康的肌肤呢？

多吃含铁质的食物

要想皮肤光泽红润，需要供给充足的血液。铁是构成血液中血红素的主要成分之一，故应多吃富含铁质的食物。如动物肝脏、蛋黄、海带、紫菜等

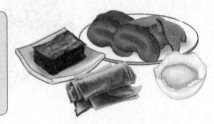

注意碱性食物的摄入

日常生活中所吃的鱼、肉、禽、蛋、粮谷等均呈生理酸性。生理酸性食物会使体液和血液中乳酸、尿酸含量增高。有机酸不能及时排出体外时，就会侵蚀敏感的表皮细胞，使皮肤失去细腻和弹性。为了中和体内酸性成分，应吃些生理碱性食物，如苹果、梨、柑橘和蔬菜等

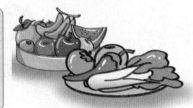

多吃富含胶原蛋白和弹性蛋白的食物

胶原蛋白能使细胞变得丰满，从而使肌肤充盈、皱纹减少；弹性蛋白可使人的皮肤弹性增强，从而使皮肤光滑而富有弹性。富含胶原蛋白和弹性蛋白的食物有猪蹄、动物筋腱和猪皮等

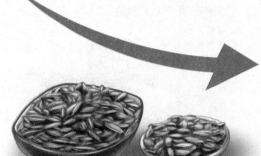

适时摄入含锌食品

葵花子和南瓜子富含锌，人体缺锌会导致皮肤迅速长皱纹。为此，人们每天吃少量葵花子或南瓜子，可使皮肤光洁，延缓皱纹的形成

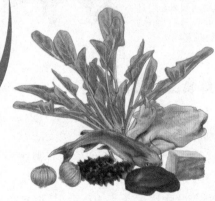

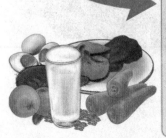

常吃富含维生素的食物

维生素对于防止皮肤衰老、保持皮肤细腻滋润起着重要的作用。含维生素 E 多的食物有卷心菜、葵花子油、菜籽油等。维生素 A、维生素 B_2 也是皮肤光滑细腻不可缺少的物质。当人体缺乏维生素 A 时，皮肤会变得干燥、粗糙有鳞屑；缺乏维生素 B_2，会造成口角乳白，口唇皮肤开裂、脱屑及色素沉着。富含维生素 A 的食物有动物肝脏、鱼肝油、牛奶、奶油、禽蛋及橙红色的蔬菜和水果。富含维生素 B_2 的食物有肝、肾、心、蛋、奶等。每天早晚各吃一个猕猴桃，猕猴桃富含维生素 C，有助于血液循环，能更好地向皮肤输送营养物质

厨房细节

——健康美味源于完美厨房

第二章

不宜一起存放的食物

　　为了方便起见，人们常把某些食物混放在一起。但是，有些食物是不可以放在一起的，如果放在一起，将会发生化学变化，产生毒素，从而危害人体的健康。

红薯与马铃薯

红薯喜温，放在 15℃温度环境中为佳；马铃薯喜凉，存放在 2 ～ 4℃ 的温度环境最好。两者放在一起，不是马铃薯发芽就是红薯硬心

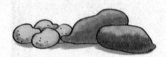

面包与饼干

饼干干燥且无水分，而面包的水分较多，两者放在一起，饼干会变软而失去香脆，面包则会变硬难吃

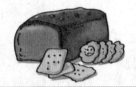

黄瓜与西红柿

黄瓜忌乙烯，而西红柿含有乙烯，会使黄瓜迅速变质腐烂

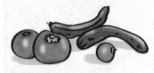

鲜蛋与生姜、洋葱

蛋壳上有许多肉眼所看不到的小气孔，生姜、洋葱的强烈气味会钻入气孔内，使鲜蛋变质，时间稍长，蛋就会发臭

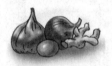

米与水果

米是容易发热的食物，水果受热则容易蒸发水分而干枯，而米亦会吸收水分后发生霉变或生虫

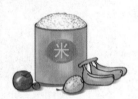

蔬菜垂直竖放，维生素损失小

　　买回蔬菜后不宜平放，更不能倒放，正确的方法是将其捆好，垂直竖放。

　　从外观上看，只要留心观察就会发现，垂直竖放的蔬菜显得葱绿鲜嫩而挺拔，而平放、倒放的蔬菜则萎黄打蔫，时间越长，差异越明显。

　　从营养价值看，垂直放的蔬菜叶绿素含量比水平放置的蔬菜多，时间越长，差异越大。叶绿素中的造血成分对人体有很高的营养价值，垂直放的蔬菜生命力强，维持蔬菜生命力可使维生素损失小，对人体有益。

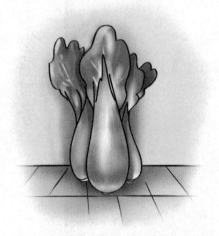

买回蔬菜后应垂直竖放，不要随便一扔了事

> **细节提醒**
>
> 　　洗菜时，取适量食盐撒在清水中反复揉洗，即可清除蔬菜里的虫子，也可用 2% 的淡盐水将蔬菜浸泡 5 分钟，效果相同。
> 　　用 1% 的食醋水或 2% 盐水浸泡一番，便能使蔬菜水灵起来。

大葱怕动不怕冻

大葱怕动不怕冻，大葱的耐寒能力很强，在 -10℃的低温下不会被冻坏，在有积雪保护的露地能耐 -30℃的低温。大葱耐低温不怕冻，但不宜随意挪动。观察大葱的受冻过程，可在显微镜下看到：当气温降至 0℃以下后，大葱细胞间隙的水分结了冰，细胞壁却不受损伤而安然无恙，这时只要不触动它，待温度回升到 0℃以上后，大葱细胞间隙的冰晶便可慢慢融化，恢复生机。反之，如果大葱在低温下随意挪动，由于受到人为的机械挤压，细胞间隙的冰晶就会使细胞壁损伤，待温度回升后，细胞液就会渗溢出来，使大葱黏湿而腐烂。

大葱冬贮的方法有：

在园圃里就地过冬

把葱垄起沟，培土，覆盖。盖土以手捏成团，触碰即散为好，含水量为田间持水量的 50%~60%，过湿则易使老叶腐烂。盖土时要露出老叶叶尖，随刨随用

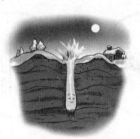

收获冬贮

选晴暖无风天气起收，露天晾晒 1～2 天，然后每 1~1.5 千克捆扎成束；堆立在能避风吹、防雨雪的庭院角落，7～10 天再取出晾晒一次，并覆盖干松土、沙土或盖以草苫即可备用

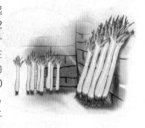

大白菜这样过冬不会"老"

常见的大白菜品种主要有包头青、核桃和青麻叶等，其中包心大而足的白菜是不宜储存的。大白菜的外帮耐寒、耐碰，能起保护菜心的作用，所以对外帮要多加保护，以保证菜心安全。

如在厨房、过道、屋檐下或楼房阳台上储存菜，更要注意，菜堆面上的菜和迎风面的菜，以表层帮叶稍有冻僵为宜，但不能冻得起泡

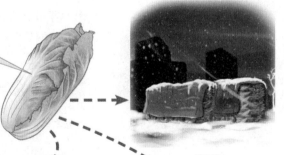

大白菜如果露天储存，气温下降到零度以下后，夜间应稍加苫盖

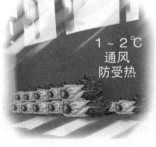

1～2℃
通风
防受热

储存大白菜前要将外帮晾蔫萎，或者把大白菜菜根朝里，菜叶朝外码成双排，两三天翻一次。储存大白菜的地方要通风，储存大白菜的适宜温度为零上 1～2℃。储存初期，要勤翻动，常通风，防止受热

有条件的还可以挖一个半地下的小菜窖。但窖存大白菜要注意通风换气，使窖内空气保持新鲜。储存大白菜的过程中，要将腐烂变质的菜及时挑出来，否则会感染其他的菜

玉米长时间保鲜妙法

　　玉米属于粗粮的一种，对于都市电脑族来说，经常吃玉米还可以起到保护眼睛的作用。但是，玉米对于保存条件的要求很严格，如不妥善处理，很快就会变馊了。所以，如果你喜食玉米，试试下面的办法使其保鲜吧。

　　玉米煮熟后不要马上捞出，而是先将冰块放入一个盛有冷水的盆中，再将玉米捞出放入冰水里浸泡约1分钟。这样可以使煮熟的玉米在1个小时左右保持新鲜。如果你煮的玉米比较多，在用了冷水浸泡的方法后，应再用保鲜膜把玉米包起来，存放到冰箱的冷藏室里，这样可以使玉米保持一天的新鲜。如果你在冬天也想吃到鲜嫩的玉米，就可以在玉米应季时多买一些，剥皮后装入保鲜袋，再放入冰箱的冷冻室冷冻，冬天再取出来煮的时候会和应季时的一样好吃。

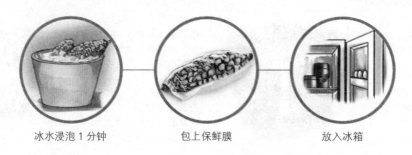

冰水浸泡1分钟　　　　　　包上保鲜膜　　　　　　放入冰箱

韭菜、蒜黄巧保鲜

　　韭菜和蒜黄如不妥善保存，一两天就会烂掉。如果把它们放在冰箱里，其强烈的味道又会影响冰箱里别的食物。下面的两种方法可以帮助你将韭菜和蒜黄保鲜。

1. 清水浸泡

将新鲜的韭菜（蒜黄）码放整齐，然后用绳子捆好根部朝下放在清水中浸泡，这样可以使韭菜（蒜黄）保鲜3～5天

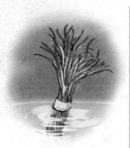

2. 白菜叶包裹法

同样将新鲜的韭菜（蒜黄）用绳子捆好，用白菜叶包裹后放在阴凉处，这个方法可以将新鲜的韭菜（蒜黄）存放3～5天。这两种方法的原理都是防止韭菜（蒜黄）的水分流失，补充蔬菜所需的水分，所以能够保鲜

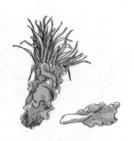

> **细节提醒**
>
> 　　香菜可以用下面方法保存：
>
> 　　在盘中放约半盆水，注意不要放多，将一把香菜放入这个盘子中泡存，翠绿可持续一个星期，食用时随取随吃，又方便又新鲜。将香菜包入新鲜的大白菜叶或其他青菜里面，如果压放在大白菜堆里面，保鲜效果更佳，可存20天到1个月。

苹果保鲜有窍门

苹果保鲜其实很简单，只要照下面的方法做就可以保证苹果即使放几个月依然清脆可口。

（1）用柔软薄纸在清早温度较低时，将每个苹果单独包裹起来，以控制苹果的自然损耗。然后竖放在木箱里，贮藏在 0 ~ 2℃的环境中

0 ~ 2℃

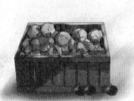

（2）放入塑料袋密封起来，15天左右放开口袋，透透气再扎上

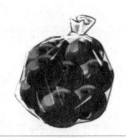

（3）贮存苹果，要选择适宜贮存的品种，如青香蕉、国光、红富士等，不要买过于成熟的苹果

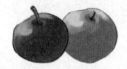

（4）贮存苹果最适宜的温度在 0 ~ 1℃。如果在缸内贮存容易失水的苹果，还应在苹果上放一盆水，以保持缸内湿度

0 ~ 1℃

> 细节提醒
>
> 苹果还有保持蛋糕新鲜、催熟未成熟的蔬果、防止豆芽发芽和除去柿子涩味等功效。

大米如何保存才不会被虫蛀

储存大米时常会遇到生虫的情况，下面就介绍几种方法防止大米生虫：

将25 ~ 50克花椒，分成4 ~ 6份，分装于小纱布袋中，放在米桶或米缸中间和四个角上，米就不会生蛀虫了。另外也可将装大米的口袋用煮花椒的水浸透，晾干后将大米重新装入袋中，另用纱布包几包花椒，分放在米袋的上、中、底部，扎紧袋口，将米袋放在阴凉通风处，也可防止大米生虫。这两种方法的原理是一样的：花椒是一种自然抗氧化物，具有特殊的香味，可驱虫

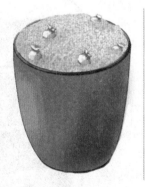

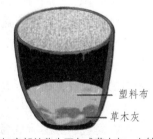

塑料布
草木灰

在米缸底部放些生石灰或草木灰，上铺塑料布，再倒入大米。或者在大米里放进一些大蒜瓣，这样可有效防止生虫

> 细节提醒
>
> 大米不可在太阳底下暴晒，大米中的水分会迅速散失，大米本身也会丧失原有的吸湿能力，变得干燥和脆化，再收集起来后很快就会变成碎米，反而更加容易受潮、生虫。
>
> 而且，米碎了再食用的话，营养价值和口感都会大打折扣。

如何让绿豆远离小飞虫

储绿豆如果保存不当，会生出很多小飞虫，而被虫蛀过的那些绿豆就成了一个个空壳，不能再食用了。

所以，你不要等绿豆中的小飞虫生出来之后再采取措施，而是在绿豆刚刚买来时就开始使用以下办法防止它们生出来：

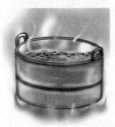

把刚买回来的绿豆放到开水中浸泡10分钟，然后捞出放在通风的地方晒干，最后把已经晒干的绿豆全部装入干燥的空罐头瓶中，将瓶盖拧紧。这样保存的绿豆一两年都不会生虫

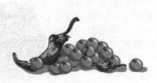

把新买来的绿豆以1千克为单位分别装入塑料袋中，将干辣椒剪碎同样装入袋中，然后把塑料袋密封放到干燥、通风的地方。这种方法能起到防潮、防霉、防虫的作用，可使绿豆保持1年不坏

面包不宜放在冰箱里

新鲜的面包买回家后该放在哪儿？很多人的答案是冰箱里。但最近有研究表明，放在冰箱里的面包更容易变干、变硬、掉渣儿，不如常温下储存营养和口感好。

面包之所以会发干、发硬、掉渣儿，是因为里面的淀粉发生了老化。面包制作过程中，淀粉会吸水膨胀；焙烤时，淀粉会糊化，结构会发生改变，从而使面包变得松软、有弹性；储藏时淀粉的体积不断缩小，里面的气体逸出，使面包变硬、变干，就是通常所说的老化。

导致面包老化的因素很多，温度就是其中的一个，它会直接影响面包的硬化速度。研究表明，在较低温度下保存时，面包的硬化速度快；在较高温度下保存，面包的硬化速度慢；超过35℃，则会影响面包的颜色及香味。所以，21～35℃是最适合面包的保存温度。

一种面包到底适合在常温下还是低温下保存，应从以下几个方面来判断：一是面包中是否添加了防霉剂，所使用的包装材料防水性好不好，如果这两点都符合，就可以放在常温下保存，面包不易变质；二是面包含糖和油脂多不多，如果是鲜奶面包或带有肉类、蛋类等馅料的面包，最好放在冰箱里保存，否则容易变质。

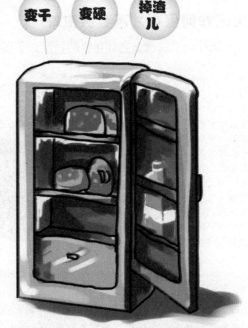

冰箱的冷藏室温度为2～6℃，会加速面包的老化，更容易使面包变干、变硬、掉渣儿

新茶贮存有诀窍

　　温度、湿度、异味、光线、空气和微生物等都会造成茶叶色泽、香气的流失。所以，再好的茶叶，如果保存不当，也会变味。这里有一些储存新茶的诀窍可供你参考。

（1）将干燥、封闭的陶瓷坛放置在阴凉处，把茶叶用薄牛皮纸包好，扎紧，分层环排于坛内，再把石灰袋放于茶包中间，最后密封坛口。石灰袋最好每隔 1～2 个月换一次，这样可使茶叶久存而不变质

（2）将除氧剂固定在厚塑料袋的一个角上，然后将茶叶袋封好，效果也不错

（3）将新茶装进铁或木制的茶罐中，用胶布密封罐口放在冰箱内，温度保持在 5℃左右，长期冷藏

食用油贮存不要超过一年

　　食用植物油，简称食用油。它包括菜籽油、花生油、芝麻油、豆油等。食用油因在贮存过程中容易发生酸化，其酸化程度与贮存时间有关，贮存时间越长，酸化就越严重。食用油在贮存时还可能产生对人体有害的物质，并逐渐失去食用油特有的香味而变得酸涩。人若食用了贮存过久的食用油，常会出现胃部不适、恶心、呕吐、腹痛、腹泻等症状。所以，食用油不可贮存过久。

　　那么，食用油贮存多长时间比较合适呢？研究表明，贮存一年以内的食用植物油一般符合国家卫生标准，对人体无害，而超过一年者，则多不符合国家卫生标准。故食用油贮存期应以一年为限。

　　食用油储存时间过长会出现异味，所以你买回花生油或者大豆油以后，可将油入锅加热，然后放入少许花椒、茴香。待油冷却后，倒进搪瓷或陶瓷容器中存放，不但久不变质，味道也特别香。如果是猪油，熬好后应加进一点白糖或食盐搅拌，然后密封。

　　保存香油时，可以将其倒入一小口玻璃瓶内，加入适量精盐，然后塞紧瓶口不断摇动，使食盐溶化。最后把香油放在暗处沉淀 3 日左右，装进棕色玻璃瓶中，拧紧瓶盖，置于避光处，随吃随取。为保证香油的风味，装油的瓶子切勿用橡皮塞。

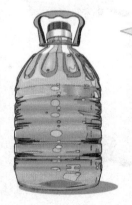

制作塑料时使用的添加剂本身是低分子量的有机物，用塑料制品长期存放食用油，有可能使这些物质在塑料制品的表面与油类相互作用，产生有害物质，造成食用油的化学污染，给人体带来危害。所以，塑料等容器是不能长时间贮存食用油的

好厨具帮你减少营养的流失

烹饪离不开厨具，而要在烹饪中减少营养的流失，离不开好厨具。

铁锅是所有烹饪厨具中出现概率最高的。经常用铁锅炒菜，对人体摄取铁质，预防缺铁性贫血有益处。另外，用铁锅烹饪蔬菜还可减少蔬菜中维生素 C 的损失。

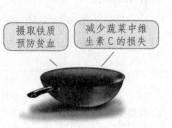

摄取铁质预防贫血　减少蔬菜中维生素 C 的损失

从营养的角度审视日常烹调方法

喜欢下厨房并没有错，可是如果不知道烹调中的禁忌，可就赔上时间又折了营养了。在炒、炖、煮、蒸、焖、炸中，到底哪一种方法能让你轻轻松松地吃出营养来？

炒

炒有多种方法，如在肉类中加上保护层，营养成分不会损失太多。但若在蔬菜类中用炒的方法，则维生素 C 损失较大，蛋白质受热严重变性，影响消化吸收率。我国传统的旺火急炒可以减少营养素的消失

损失维生素 C　破坏蛋白质

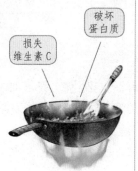

蒸

蒸是将食物放进蒸锅内的箅子上（锅内加一些水），在一定的温度下进行烹调。它对食物营养素的影响同煮相似，部分 B 族维生素、维生素 C 受破坏，但矿物质和无机盐等不因蒸汽而遭受损失

保留矿物质　保留无机盐

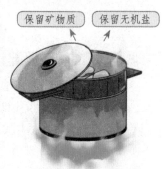

焖

焖的时间长短与营养素之间损失有很大的关系。若时间长，则 B 族维生素、维生素 C 损失大；时间短，B 族维生素损失较少。食物焖后消化吸收率有所提高

B 族维生素　维生素 C

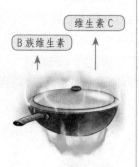

烤

烤分明火烤、暗火烤。明火烤是用火直接烤原料，如烤鸭，它使维生素受到相当大的损失，脂肪也损失严重

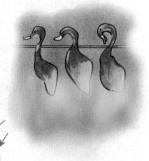

损失脂肪

损失维生素

炖

炖是食物在水或汤汁中进行一定时间的烹制，使食物变得软、可口。在炖的过程中，可溶性维生素和矿物质能溶于汤内，仅有部分维生素受到破坏

溶解维生素　溶解矿物质

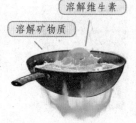

煎

用油量大，温度也高，对维生素不利，但其他营养素损失不大。要很好地掌握火候和时间，以免物被煎煳而导致营养素流失

对维生素不利

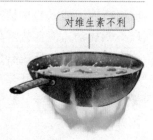

爆

在这个烹调方法中，动作快速，旺火热油，原料一般经鸡蛋糊或淀粉上浆拌匀，下油锅划散成熟，然后沥去油再加调料，快速翻炒。因为有保护层，营养素不易损失

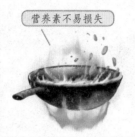

营养素不易损失

卤

卤可使食物中的维生素C和矿物质部分溶于卤汁中，营养成分部分遭受损失，水溶性蛋白质也会跑到卤汁中，脂肪也会减少一部分

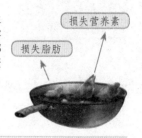

损失营养素

损失脂肪

炸

炸是将准备好的食物放进180～200℃的油锅中，至食物成熟所要达到的温度。炸使各种营养素均有不同程度的损失，如蛋白质可因高温炸焦而严重变性，营养价值下降；脂肪也因炸破坏其营养成分，甚至妨碍维生素A的吸收。因此，可在食物表层加上保护层，如裹上面粉、蘸蛋液、拍面包糠等，这样可减少营养素的破坏

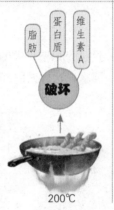

脂肪　蛋白质　维生素A

破坏

200℃

煮

煮是将食物置于水或高汤中，锅加盖与否均可，温度至100℃。它对糖类及蛋白质起部分水解作用，对脂肪则无显著影响，对消化有帮助。但水煮往往会使水溶性维生素（B族维生素、维生素C等）及矿物质（钙、磷等）流失，一般来说，蔬菜如果用煮的方法烹饪会破坏掉其中的大量维生素

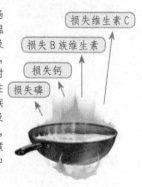

损失维生素C

损失B族维生素

损失钙

损失磷

大米淘洗次数愈多，营养损失也愈多

一般做米饭或熬粥时须先淘米，以去除米中的泥沙、稗子、谷壳等杂质。但应注意淘米的方法，否则容易造成营养素的大量损失。

因为大米中所含的蛋白质、碳水化合物、无机盐和维生素B_1、维生素B_2、烟酸等营养物质大多易溶或可溶于水，淘、搓和浸泡容易导致营养物质大量流失。淘、搓次数愈多，浸泡时间愈长，淘米水温愈高，营养物质的损失也愈多。据测定，经淘洗的米（2～3次）维生素B_1会损失29%～60%，维生素B_2和烟酸会损失23%～25%，无机盐约损失70%，蛋白质损失16%，脂肪损失43%，碳水化合物损失2%。因此，淘米时应注意如下几点：

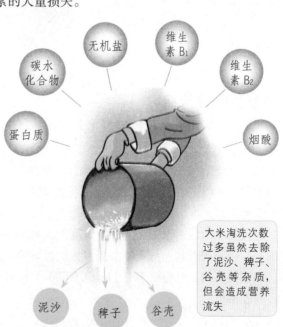

碳水化合物　无机盐　维生素B_1　维生素B_2　蛋白质　烟酸

泥沙　稗子　谷壳

大米淘洗次数过多虽然去除了泥沙、稗子、谷壳等杂质，但会造成营养流失

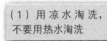

（1）用凉水淘洗，不要用热水淘洗

（2）用水量和淘洗次数要尽量减少，以去除泥沙为度

（3）不要用力搓洗和过度搅拌

（4）淘米前后均不应浸泡，淘米后如果已经浸泡，应将泡米的水和米一同下锅煮饭

煮饭忌用生冷水

蒸饭、煮饭都是淘米后放冷水再烧开。这已是司空见惯的事了，但事实上，正确的做法应该是先将水烧开，用开水来煮饭。那么，这样做的好处是什么呢？

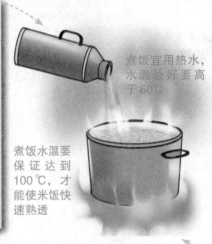

（1）开水煮饭可以缩短蒸煮时间，保护米中的维生素。由于淀粉颗粒不溶于冷水，只有水温在60℃以上，淀粉才会吸收水分膨胀、破裂，变成糊状。大米含有大量淀粉，用开水煮饭时，温度约为100℃（水的沸点）这样的温度能使米饭快速熟透，缩短煮饭时间，防止米中的维生素因长时间高温加热而遭到破坏

煮饭宜用热水，水温最好要高于60℃

煮饭水温要保证达到100℃，才能使米饭快速熟透

（2）将水烧开可使其中的氯气挥发，避免破坏维生素 B_1。维生素 B_1 是大米中最重要的营养成分，其主要功能是调节体内糖类的代谢，如果缺乏它，神经系统会受到影响，容易出现疲劳、食欲不振、四肢乏力、肌肉酸痛、脚气病、水肿、心律不齐、顽固性失眠等症状。而我们平时所用的自来水都是经过加氯消毒的，若直接用这种水来煮饭，水中的氯会大量破坏米中的维生素 B_1。用烧开的水煮饭，氯已经随水蒸气挥发了，就大大减少了维生素 B_1 及其他B族维生素的损失

蔬菜要先洗后切

据研究，蔬菜要先洗后切，这样维生素可保持90%以上；反之，则会流失20%以上。因为许多维生素都能溶解在水中，蔬菜切碎后与水的直接接触面积增大很多倍，会使蔬菜中的水溶性维生素（如B族维生素、维生素C和水溶性纤维素）溶解在水里而流失。而且，先切后洗也会使蔬菜表面附着的细菌、药物或者其他污染物，很容易从切菜的"伤口"进入菜内，反而更不卫生。也不可将菜长时间浸泡在水里。

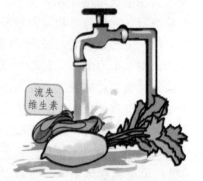

流失维生素

蔬菜切碎后与水的直接接触面积增大会使蔬菜中的B族维生素、维生素C和水溶性纤维素溶解在水里而流失

切菜应迅速且不宜过碎

切菜时最好是用锋利的菜刀,因为切割时会损伤蔬菜的组织,维生素 A 和维生素 C 均会遭到破坏。马铃薯泥中只保留 9% 的维生素 B_1,维生素 C 和叶酸的保留率低于 50%;马铃薯片中维生素 B_1 的保留率为 63%,维生素 C 和叶酸超过 50%。加工之后,马铃薯丝炒 6 ~ 8 分钟,维生素 C 保存率为 54%;马铃薯块煮 20 分钟,维生素 C 保存率为 71%。这是因为越碎的食物与空气接触或受光面积越大,维生素 C 和 B 族维生素的损失也就越多。

此外,许多人在做饺子或包子馅时,常把菜汁挤掉,这也挤掉了蔬菜中大部分的维生素。这些看似不起眼的小动作,造成了营养的大量流失。我们在烹饪蔬菜时切不可因小失大,因过度讲求工艺复杂而增加维生素的流失。

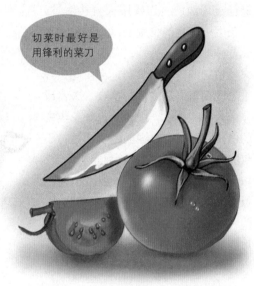

切菜时最好是用锋利的菜刀

蔬菜切得越碎,放置时间越长,维生素损失越多

热水洗猪肉使不得

有些人常把买回来的新鲜猪肉放在热水中浸洗,认为这样能洗干净。其实这样做,会使猪肉失去不少营养成分。

猪肉的肌肉组织和脂肪组织内,含有大量的蛋白质。猪肉蛋白质,可分为肌溶蛋白和肌凝蛋白两种。肌溶蛋白的凝固点是 15 ~ 60℃,极易溶于水。当猪肉被置于热水中浸泡的时候,大量的肌溶蛋白就溶于水中而流失了。同时,肌溶蛋白含有机酸、谷氨酸和谷氨酸钠盐等各种成分,这些物质被浸出后,会影响猪肉的味道。因此,猪肉不要用热水浸泡,而应用干净的布擦净,然后用凉水快速冲洗干净。

猪肉沾上脏物,用清水难以清洗,若用淘米水浸泡数分钟再洗,脏物即可洗净。

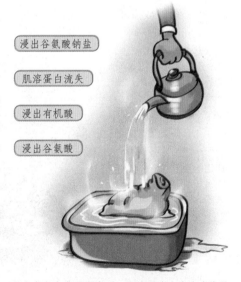

浸出谷氨酸钠盐

肌溶蛋白流失

浸出有机酸

浸出谷氨酸

肉中含有丰富的蛋白质,易溶于水,在水中泡的时间越长,颜色变得越白,肌溶蛋白和肌红蛋白流失得也就越多,营养损失也就越大

花生最好"煮"着吃

花生营养丰富，含有多种维生素、卵磷脂、氨基酸、胆碱及油酸、硬脂酸、棕榈酸等。花生的产热量大大高于肉类，比牛奶高1倍，比鸡蛋高4倍。

花生的吃法也是多种多样，可生食，可油炸、炒、煮，在诸多吃法中，以水煮为最佳。用油煎、炸或用火直接爆炒，对花生中富含的维生素以及其他营养成分破坏很大。另外，花生本身含有大量植物油，高热蒸制，会使花生甘平之性变为燥热之性，多食、久食或体虚火旺者食之，极易上火。花生中的白藜芦醇具有很强的生物活性，不仅能抵御癌症，还能抑制血小板凝聚，防止心肌梗死与脑梗塞。花生集营养、保健和防病功能于一身，对平衡膳食、改善中国居民的营养与健康状况具有重要的作用。

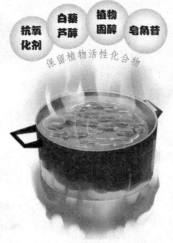

保留植物活性化合物

水煮花生保留了花生中原有的植物活性化合物，如植物固醇、皂角苷、白藜芦醇、抗氧化剂等，对防止营养不良、预防糖尿病、心血管病、肥胖具有显著作用。尤其是β-谷固醇有预防大肠癌、前列腺癌、乳腺癌及心血管病的作用

炒豆芽加醋好处多

在有益寿延年功效的食品中，排第一位的就是豆芽，因为豆芽中含有大量的抗酸性物质，具有很好的抗老化功能，能起到有效的排毒作用。为了使豆芽在烹饪中营养不流失，最好放点醋。

豆芽富含蛋白质，炒豆芽放醋，能够使蛋白质更快、更容易溶解，使豆芽中的蛋白质更易被人体吸收

醋还能够很好地去除豆芽中的豆腥味和涩味，同时又能保持豆芽的爽脆和鲜嫩

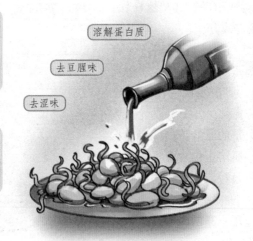

溶解蛋白质

去豆腥味

去涩味

避免维生素C的流失。因为豆芽里含有的水溶性维生素比较多，特别是维生素C，它一怕热，二怕碱，还容易被氧化，所以，在烹调过程中，如果放一些醋，就可使维生素C在酸性环境中不易流失，而且还不易被氧化

豆芽在烹饪时，油盐不宜过多。要尽量保持其清淡的口味和爽口的特点，并且下锅后要急速快炒，才能保存水分及维生素 B_2 和维生素 C，口感才好。

煮鸡蛋不要用凉水冷却

　　有些人喜欢把煮熟的鸡蛋置于凉水中冷却，认为这样容易剥壳，其实这种做法很不科学。这是因为鸡蛋的蛋壳内有一层保护膜，蛋煮熟后，膜则被破坏，当煮熟的蛋放入冷水中，蛋发生猛烈收缩，蛋白与蛋壳之间就会形成真空空隙，水中的细菌、病毒很容易被负压吸收到这层空隙中。另外，冷水中的细菌也会通过气孔进入蛋内。

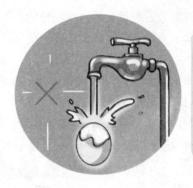

冷水中的细菌、病毒很容易被负压吸收到蛋白与蛋壳之间真空空隙中。冷水中的细菌也会通过气孔进入蛋内

　　其实，在煮蛋时放入少许食盐，煮熟的蛋壳就很容易剥掉。

绿叶蔬菜忌焖煮

　　绿叶蔬菜质地鲜嫩，含有丰富的营养成分。但在烹制时，如果不懂得烹调方法，随意加盖焖煮，不仅会使蔬菜的颜色由绿变黄，而且还会使蔬菜丧失许多养分，甚至使人在食用后引起中毒。

　　因为绿叶蔬菜都含有不同量的硝酸盐，烹调时如焖煮时间过长，硝酸盐就会还原为亚硝酸盐。亚硝酸盐一旦进入人的血液，就会与低铁血红蛋白发生化学反应，从而生成高铁血红蛋白，使血液失去运送氧气的能力。这时，人就会皮肤、黏膜青紫，组织低氧，甚至"窒息"，严重者可能死亡。

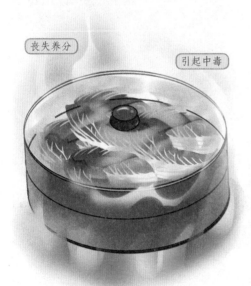

丧失养分

引起中毒

正确的做法：
旺火热油，急煸速炒。即先将炒锅烧热，放油烧至冒烟，迅速将切好的菜放入，旺火煸炒几分钟后，加盐、味精，炒透出锅，其色泽碧绿，脆嫩爽口。做汤菜时，可先将汤烧开，之后再放绿叶菜，切不可加盖，至汤重滚、菜转深绿色时即倒出

细节提醒

　　在烹调绿叶蔬菜时是不宜加醋的，否则会使其营养价值大减。

　　因为，绿叶蔬菜中的叶绿素在酸性条件下加热会变得极其不稳定，镁离子会被酸中的氢离子取代，而成为一种黯淡无光的橄榄脱镁叶绿素，营养价值就会大大降低。

飞火炒菜有害健康

生活中，我们常常可以看到这样一种景象：厨师在用旺火爆炒一些菜肴时，原料刚放入锅内，锅的边沿立刻会蹿出许多火苗，或者在旺火中颠锅、翻炒时，锅沿也会冒出火苗。厨师把这种现象称为"飞火"。发生飞火时，厨师大多仍然烹调不止，许多人都把这种飞火烹调当作一种高超的技艺来欣赏。实际上，从营养学的角度来看，这种飞火烹调对人体健康是有害的。

由飞火烹制的菜肴常常有一些油脂燃烧后产生的焦味。这种燃烧后的残留物被人吃了以后，会对健康产生不利影响，还可能引起癌变等。

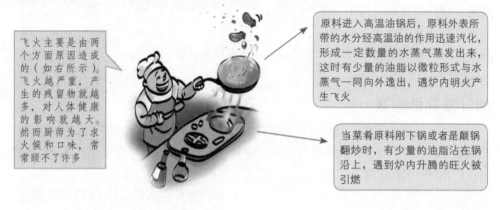

飞火主要是由两个方面原因造成的（如右所示）。飞火越严重，产生的残留物就越多，对人体健康的影响就越大。然而厨师为了求火候和口味，常常顾不了许多

原料进入高温油锅后，原料外表所带的水分经高温油的作用迅速汽化，形成一定数量的水蒸气蒸发出来，这时有少量的油脂以微粒形式与水蒸气一同向外逸出，遇炉内明火产生飞火

当菜肴原料刚下锅或者是颠锅翻炒时，有少量的油脂沾在锅沿上，遇到炉内升腾的旺火被引燃

每炒一道菜，请刷一次锅

烹调菜肴后，在锅底上有一层黄棕色或黑褐色的黏滞物，如果不及时刷锅就炒第二道菜，那么不仅容易粘锅底，出现"焦味"，而且对人体健康有潜在的隐患。

菜肴大多是含碳有机物，其热解后会转化为强致癌物苯并芘。科学研究证实，包括脂肪、蛋白质在内的含碳有机物转化为苯并芘的最低生成温度为 350 ~ 400℃，最佳生成温度为 600 ~ 900℃。据测定，搁在炉火上无菜肴的锅底温度能达 400℃以上。这就是说，锅底上的残留物质很容易转化为苯并芘。锅底的黏滞物继续加热，其中的苯并芘的含量比任何烟火熏烤的食

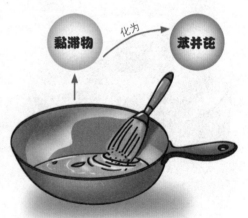

黏滞物 —化为→ 苯并芘

菜肴中的碳有机物热解后会转化为强致癌物苯并芘。为防止致癌物对人体的危害，应"炒一道菜，刷一次锅"，并彻底清除锅底的残留物

物都高。尤其是烹调鱼、肉之类的富含蛋白质、脂肪的菜肴时，锅底残留物中的苯并芘的浓度更高。如果不洗锅继续烹调菜肴，苯并芘就会混入食物中。不仅如此，鱼、肉等构成蛋白质的氨基酸如被烧焦，还会产生一种强度超过黄曲霉素的致癌物。

排毒细节

——排出身体毒素，感受久违的轻松

第三章

毒素是致病和衰老的罪魁祸首

近年来，越来越多的医学家和营养学专家认为，人体内部淤积的各种垃圾，会造成人体慢性中毒。例如，自由基对机体的损害，生存环境的恶化，不良的生活方式，人体垃圾造成的自身中毒等，这些"杀手"都在威胁和损害着人的健康和生命，其中的人体垃圾则是导致人类疾病和早衰的首要因素。

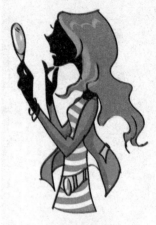

那么，可怕的人体垃圾是什么？又是怎么形成的呢？原来，人从外界摄入食物、空气和水之后，在新陈代谢过程中及生命活动进程中会有一些未被排出体外的、残存并淤积在体内的废物，而这类废物会导致人体慢性中毒，此称自体中毒。这些体内垃圾也就是我们通常说的毒素，

毒素会使人致病和衰老

分布在人的所有器官中，血液、淋巴、皮肤乃至每个细胞中都存在不同的垃圾。

著名的人体清理毒素专家根据多年对大量患者进行人体清理的实践，得出如下结论：

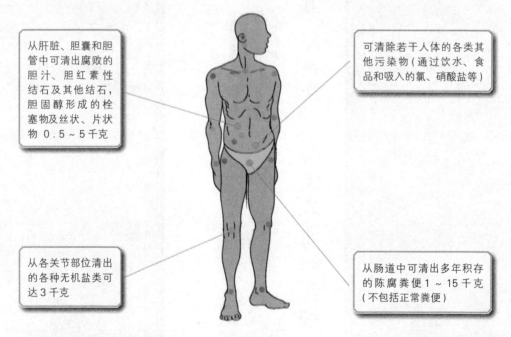

从肝脏、胆囊和胆管中可清出腐败的胆汁、胆红素性结石及其他结石，胆固醇形成的栓塞物及丝状、片状物 0.5 ~ 5 千克

可清除若干人体的各类其他污染物（通过饮水、食品和吸入的氯、硝酸盐等）

从各关节部位清出的各种无机盐类可达 3 千克

从肠道中可清出多年积存的陈腐粪便 1 ~ 15 千克（不包括正常粪便）

总之，通过以上各种清理，在不同人身上可以清出 3 ~ 25 千克垃圾，与此同时人的体重也就会相应地下降 3 ~ 25 千克。

想象一下，人体中寄存着如此之多的毒素垃圾，又怎么可能不得病、不衰老？虽然人类在不断研发使自身能够更加健康长寿的药品及保健品，但由于人体自身的大量垃圾毒素没有得到清理，任何保健品都无法发挥疗效。更加可悲的是，很多人至今没有完全认识到这一点。

人体自身的7大毒素

自由基、胆固醇、宿便、脂质沉积、尿酸、乳酸、水毒与瘀血，是危害人体的7大毒素。

自由基

这是造成人体衰老的最大因素。体内适量的自由基可保护身体免受化学物质的侵害，但是身体内自由基过量，就会产生很强的氧化效果

乳酸

乳酸是人体在长时间运动中产生的，它和焦化葡萄糖酸在体内不断积累，会导致血液呈酸性，导致人处于疲劳状况时出现腰酸背痛、浑身乏力、运动迟钝、笨拙等症状

尿酸

尿酸也是人体新陈代谢的一种产物，主要由肾脏排出。当尿酸在血液里的浓度超过正常值时易沉积在软组织或关节中，引发急性发炎

宿便

宿便是人体肠道内一切毒素的根源，人体吸收了宿便所产生的大量毒素后，免疫力就会降低，从而引发各种疾病

水毒与瘀血

水毒的形成是因为人体食用了过多的冰冷食物或是体内的水代谢出现异常而导致的体液分布不均匀；瘀血是人体内的老、旧、残、污血液，是气、血、水不流畅的病态与末梢循环不畅的产物。水毒会引起发汗、排尿的异常与水肿，瘀血会引起细胞、肌肉的养分不足，造成肥胖等症状

胆固醇

人体内的胆固醇绝大部分由肝脏制造，它不仅作为身体的结构部分，还是合成许多重要物质的原料，是人体不可缺少的一种营养物质。但，长期大量摄入胆固醇会使血清胆固醇升高，增强心血管疾病的危险性

脂质沉积

脂质沉积是经常摄入高营养食物，但水分不足，导致血液黏稠造成的，脂质沉积产生在血管内壁，容易引起各器官供氧不足、脑血栓等症

细节提醒

伤风感冒，惯性或偶发性便秘、头痛、腰背和关节痛，心跳过速，心绞痛、失眠、焦虑、抑郁，皮肤出现斑点，容易疲倦、有口气和体臭，恶心、呕吐、腹泻、皮肤过敏、暗疮粉刺、湿疹、咳嗽、气管敏感、哮喘、神经紧张、食欲不振。这些是毒素过多的征兆，是身体发出的警号，如果仍不加以改善和排毒，便会引发心脏病、皮肤病、痴肥症、过敏、关节炎和癌症等严重疾病！

如何知道自己该排毒了

如果经常出现以下症状，则说明身体内的毒素积累过多，许多疾病产生的根源也是大量毒素的堆积。因此，排出身体内的毒素，不给毒素可乘之机，让身体健康美丽乃当务之急。

尿频、尿少、尿刺痛、四肢肿胀

出现下肢水肿，说明某些致病因素或毒素过多，影响了肾脏的正常功能，使得大量水分滞留在体内。肾是人体的排泄器官，尿液是人体的排泄物，尿液反映了体内毒素的多少

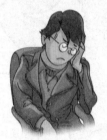

皮肤干燥或油腻，易起红疹、色斑、小疙瘩，易过敏

皮肤是排除体内毒素和垃圾的重要途径，是身体状况的大镜子

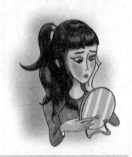

头脑混浊、记忆力下降、易怒

身体内的毒素积累过多，器官压力过大或者体内循环不畅都会导致供血、供氧不足，影响大脑的正常工作，引发情绪和精神问题

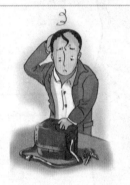

肥胖

细胞的超载、脂肪的堆积是肥胖的真正原因，而毒素过多影响正常的排泄功能也是肥胖的诱因之一

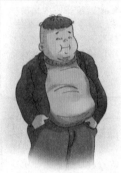

这些是毒素过多的征兆，是身体发出的警报，如果仍不加以改善和排毒，便会引发心脏病、皮肤病、痴肥症、过敏、关节炎和癌症等严重疾病。所以，一旦你发现身体给你的这些警示，请尽快排毒。

"清腹"运动，让肠胃轻装上阵

如果你的肠胃已经被毒素包围，不要着急，让我们进行一场饮食"清腹"运动，让肠胃轻装上阵。

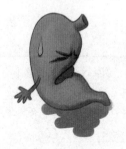

水是涤清肠胃的好伙伴

水是最好的排毒品，早晨起床空腹时就喝下一大杯，能够让干涩的肠胃得到滋润。每天除了喝大量开水，还不能忘了另外一种饮料——豆浆，因为豆类含有丰富蛋白质与纤维，具有良好的新陈代谢作用，又可养颜美白，所以每天应喝一杯豆浆

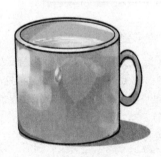

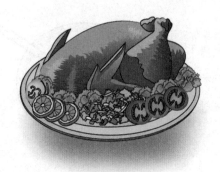

荤素搭配1∶3

多吃高纤维食物，如蔬菜、水果、粗粮等。当然，光吃素菜不吃荤菜也并非养生之道，荤菜和素菜的量的比例基本是1∶3。女性宜食红肉，如牛肉，低脂肪高蛋白，不宜吃动物内脏，应少吃辛辣食物和调料

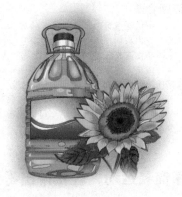

要吃优质油

不要完全不吃油，不然肠胃壁会得不到润滑。适当地吃一点油，但一定要保证优质，如茶树油、橄榄油，不要吃猪油，因为很容易转换成自身脂肪

"断食"排毒并不可怕

　　"断食"并不如一般人所想象的那么可怕，断食并不是什么都不吃，而是禁食固态食物，另以清水代之。断食也不可一下子就完全进入状态，它需要有断食前的"减食"以及断食后的"复食"，一切都要循序渐进，否则只有反效果。下面我们来介绍人们常用的一日断食法。一日断食法就是每隔一段时间后，断绝进食一天。

　　实行一日断食法应逐渐缩短间隔时间，刚开始时可以一个月实行一次，两三个月后可以每周实行一次。

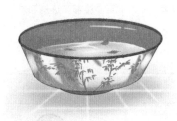

清汤断食法

　　清汤味道鲜美，具有较丰富的营养。在断食过程中，很少发生强烈的饥饿感，有的甚至照常坚持工作，好像没有断食一样。具体做法：首先将10克海带和10克干燥的香蕈放入550毫升水煎煮，待汁液充分煎出后，再把海带和香蕈捞出去，仅留清汤汁，再加入酱油20克，黑砂糖或蜂蜜30克，在冷却之前全部喝完。一日三餐。断食期间，每日应喝纯水或茶水1～2升，其他食物一概不吃

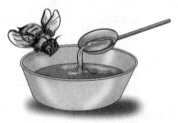

蜂蜜断食法

　　此断食法简便易行，尤其是蜂蜜甘甜可口，备受欢迎。

　　具体做法：每次用30～40克蜂蜜，以350毫升水溶化冲淡后饮用。一日三餐。

　　提示：在每次断食后的第二天，不可突然恢复平常的饮食量，而应当将饮食量减为平常的70%左右，以免损伤胃肠功能。有可能的话，最好吃些容易消化的食物，如喝稀粥等。特别要注意的是，断食日前后，绝对不可过食

米汤断食法

米汤不仅味道可口，具有一定的营养，可以避免正规断食引起的全身乏力和精神不安，而且对胃黏膜有一定的保护作用。因此，米汤断食法非常适宜胃肠功能虚弱的人实行。

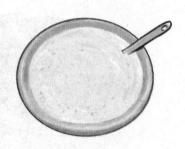

具体做法：先用糙米熬粥，然后将米渣去掉，即成米汤。或者直接使用糙米粉末，熬熟后，不去渣滓，即为米汤。

可以根据自己的爱好选择做法。每餐可用糙米 25 克，熬取米汤一碗。喜欢稍稠一点的话，可以用糙米 30 克。喝的时候可加入少量食盐或糖。每日三餐

居家简易运动，轻松排出毒素

运动能够加速新陈代谢，可说是达到排毒目的的最好方式，要排毒就要多做运动，如果你没有太多的时间，或者懒得动，那就试试下面两个简易运动吧

肠胃蠕动操

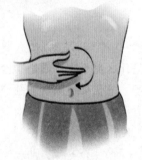

首先，将手掌根部搓热，再将右手置于胃部正中，顺时针按摩胃腹部区域。这是由于腹部右侧是升结肠，左边是降结肠，顺时针是依照排泄的流向，帮助肠胃蠕动

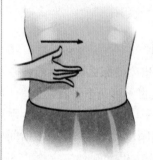

然后，右手置于上腹部的右侧，手掌自右向左推。这样可以加快中间横结肠的运动

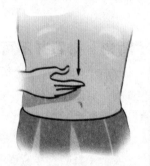

最后，将右手置于上腹部，轻轻下压，并由上腹部慢慢推至小腹部。这是顺着乙状结肠的走势，让排泄物轻松排出

舒畅通络操

第一节

身体坐直，叉开虎口插在腰间，虎口处用力，肌肉处于紧张状态，在腰间上上下下地按摩。这个动作可以帮助按摩腰部穴位和神经，起到辅助作用

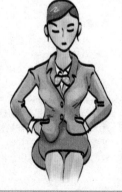

第二节

用大拇指指腹按住肋骨交汇的"心窝"处，顺着人体总心线从下往上推，一直推到锁骨的中心交汇处。这个动作有助于舒缓胸中、胃中聚集的郁结之气

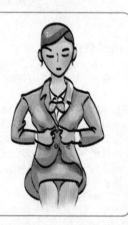

按摩大肠经，驱除体内毒素

大肠经为多气多血之经，阳气最盛，用刮痧和刺络的方法，最能驱除体内热毒，如果平时进行敲打，就可以清洁血液通道，预防青春痘，还能对荨麻疹、神经性皮炎、日光性皮炎、牛皮癣、丹毒等产生很好的缓解作用。

在五行里，肺与大肠同属于金，肺属阴在内，大肠为阳在外，二者是表里关系，我们知道肺是负责运化空气的，大肠负责传导糟粕，因此，大肠经的邪气容易进入肺经，当然肺经的邪气也可以表现在大肠经上。

什么时候按摩大肠经最好呢？大肠经当令的时间是 5 ~ 7 点，这时候按摩最好。大肠经很好找，你只要把左手自然下垂，右手过来敲左臂，一敲就是大肠经。敲时有酸胀的感觉。

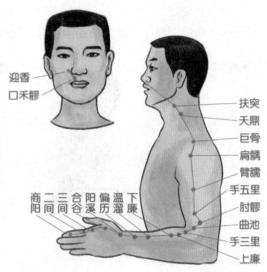

大肠经出现问题，有的人会出现雀斑、酒糟鼻，有的人会腹泻、腹胀、便秘。如果这时候没有采取措施阻止外邪的进攻，外邪就会长驱直入进入人体的内部——肺经，这时就会出现较为严重的肺病。所以，我们出现雀斑、酒糟鼻等问题时，要知道按摩大肠经以"治未病"，及时击退疾病的入侵

制止毒魔侵袭，排毒菜单帮你忙

如果你已经持续几天没排便，如果你早晨发现眼睑水肿，如果你没怎么工作就浑身乏力……那么，你要注意了，因为你身体里积攒了大量的毒素，如果你再不加留心，那么疾病的恶魔将会纠缠你，如果你想制止毒魔的侵袭，那么以下为期两天的排毒菜单会助你一臂之力！

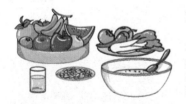

第一天
起床：喝一杯鲜榨的蔬果汁或者任何纯净水。早餐：一大碟水煮蔬菜和一大盘新鲜水果。上午小食：一小盘葵花子，十二片水果。午餐：大盘水煮蔬菜或者蔬菜沙拉。下午小食：少许干果、果仁、一杯果汁。晚餐：蔬菜沙拉，或大盘水煮蔬菜，一小盘水果。睡前：小杯脱脂奶，或乳酪

第二天
起床：一杯水或一杯鲜榨果汁。早餐：小碗米粥。上午小食：一大盘水果（各种水果）。午餐：小碗米饭，一大盘水煮青菜。下午小食：小碟干果、果仁，小碟水果。晚餐：小碗米饭，大盘水煮青菜，水果（如苹果、香蕉）。睡前：一小杯乳酪或脱脂奶

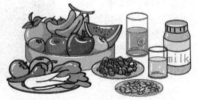

秋天是肌肤排毒的好时段

季节更替之时，很多人会感觉到肌肤的变化，紧绷、无光、缺水，甚至出现了斑块，这是肌肤因换季而产生的毒素。以下我们给大家提供一套全新的排毒方案。

洗脸排毒

先用温水洗脸，接下来用冷水冲30秒，再用温水洗，再用冷水冲，冷热交替的洗脸法，能够促进血液循环，也是促进排毒的小窍门

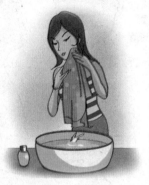

多做运动

经常进行一些大运动量的活动，会加速身体的新陈代谢，在不断喝水不断出汗的同时，身体的毒素会随着

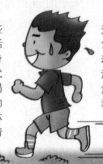

汗液排出。经常参加体育运动或是外出旅游，能达到大量出汗自然排毒的目的

经常吃些排毒饮食

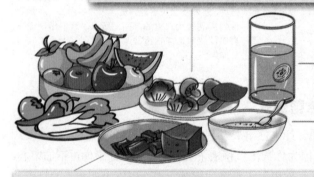

菌类植物。菌类植物特别是香菇和黑木耳，有清洁血液、解毒的功能

新鲜果汁、生鲜蔬菜。新鲜的水果和不经煮炒的鲜菜叶是人体内的"清洁剂"，能清除体内堆积的毒素和废物

豆类汤。豆类汤能帮助体内多种毒物排泄，促进新陈代谢

血豆腐。动物血中的血浆蛋白，经过人体胃酸和消化液中的酶分解后，能产生一种解毒和润滑肠道的物质，并且可与入侵肠道的粉尘和有害金属微粒发生化学反应，使它们不易为人体吸收而排出体外

沐浴滤杂质

现在越来越多的人对浴盐有兴趣。五颜六色的水晶颗粒，不仅有着华丽的"外表"，还有着与众不同、无法估量的"内涵"。不同的浴盐散发着不同的"味道"，不同的颜色具有不同的功能，舒缓疲劳、松弛神经、安抚情绪等。缺水紧绷的肌肤经过20分钟的浸泡会变得清澈透明

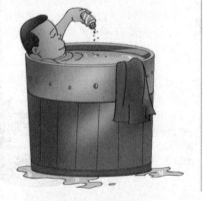

细节提醒

需要注意的是：排毒期间不可抽烟、喝酒，否则不仅前功尽弃，而且会毒上加毒，另外，病人和孕妇以及一切身体不适者在排毒前都要请教医生，不可随意尝试。

主动咳嗽有助排毒

主动咳嗽，多做深呼吸，呼出体内的废气，能帮助身体排毒。

方法：每天清晨、中午或睡前，到室外空气清新处做深呼吸运动。深吸气时缓缓抬起双臂，然后做主动咳嗽，使气流从口、鼻喷出，咳出痰液。每做完一遍后进行数次正常呼吸，以防过度换气。

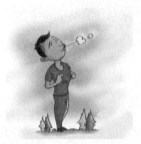

呼吸排毒

正确的深呼吸方法是：找一个空气清新的地方，首先放松肺部，用指尖轻轻触及肺部，接着用鼻子平稳地深深吸气，此时指尖可感觉到肺部鼓起，直到整个肺部充满了气体，让气体在肺部停顿4秒钟，再用嘴慢慢呼气

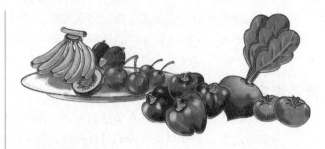

水果蔬菜排毒

新鲜水果和蔬菜中的维生素 C、胡萝卜素，可增加肺通气量，每天食用至少含 300mg 维生素 C 的食品，可使支气管哮喘及支气管炎的患病率降低 30%。很多食物诸如洋葱、大蒜、萝卜、银耳，尤其是梨，味甘性寒，有化痰止咳、清心润肺、解毒利尿及除风热、止烦渴和清热降火等多种功效，是治疗咳嗽痰喘、咽喉肿痛、热咳伤阴和因热所致的咯血等病症的上品

当你用正常的呼吸力量吸入污染物并在你的肺内沉积顽固的污垢时，你可以使用一个非常简单的行为——吹口哨，来帮你移走那些易产生过敏症的废物。

在任意一个玩具店为自己买上一个口哨，它耗费不多。无论何时，只要你用力地吹口哨，其有力的吹动将吸走你肺中的灰尘，有毒废物和灰尘将被有效地清除掉。

慎用保健品排毒

值得提及的是，要想排毒，首先应看"毒"在何处。比如误吃了某一毒物，就需用催吐或洗胃的方法排毒；得了外感热病，应采用发汗解表、清热祛毒之法；肾脏有病，甚至发生了尿毒症，就要给予利尿或透析以清除体内毒素；若是感染性疾病，"毒"入侵到血液里发生毒血症或败血症，需用抗生素类药物来杀灭细菌减少毒素产生。可见，排毒途径不只是通便，该如何排毒，须听从医生指导，

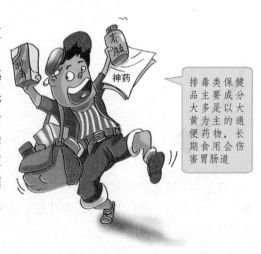

排毒类保健品主要成分大多是以大黄为主的通便药物，长期食用会伤害胃肠道

因病采用不同方法。

目前市场上排毒类保健品主要成分大多是以大黄为主的通便药物，对经常性便秘、胃肠有积滞、属热属实证者，泻下通便确有排毒作用。但人与人之间有个体差异，对通便药的耐受性必然不同，有的人吃 10 克大黄不会拉肚子，而有的人吃 3 克便泻得很厉害，不少人还会出现腹痛、恶心、胃部不适等症状。大黄的泻下作用主要由醌类成分引起的，只能短期服用而不能长期靠它来排毒，否则会伤害胃肠道，影响对食物的消化吸收，造成营养不良等后果。因此，体弱虚寒者，不宜采用泻下法排毒。

中老年人排毒更应分清虚实寒热的体质类型，该补该泻应视体质状况来确定，不可人云亦云。不加考虑就选择保健品排毒，会步入排毒误区。

选择素食可有效排毒

环境污染越来越严重，令许多敏感的人开始做出反应，排除宗教意义之外，即便只从自身健康出发，素食也符合人们对自身健康越来越重视的潮流，它更能有效排出自身毒素。

那么，素食者如何做到营养均衡呢？

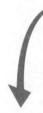

1. 早餐
以易消化、吸收，纤维质高的食物为主，最好能在主食的比例上占最高位置，如此它们将成为一天精力的主要来源。早餐吃生的果菜汁或精力汤，可配上全麦面包或馒头、麦饼、五谷米饭、燕麦粥或各种早餐谷类。在吃主食时，可配上亚麻油，这是当代人们最缺乏的必需脂肪酸，对各种慢性疾病预防极有功效

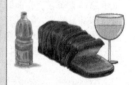

2. 午餐
午餐是三餐中补充食物最好的时候，应多摄取完整营养，尤其可强调蛋白质的补充。午餐前半小时，最好能喝一杯生蔬菜汁或是吃些水果。五谷米饭是最好的主食，但若能将豆类加入，则营养更加完整。配一盘以生菜为主的沙拉，其中各式芽菜、生坚果都是很好的选择

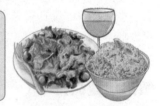

3. 晚餐
晚餐接近睡眠时间，不宜吃得太饱，尤其不可吃夜宵。选择含纤维和碳水化合物多的食物，仍与午餐相同的是：餐前半小时应有蔬菜汁或是水果的供应，有一道以上的生菜沙拉盘，内有各式芽菜，芽菜在吃食时可用海苔卷包起，做些变化。主食与副食的量都可适量减少，因为睡觉时正好是空腹状态

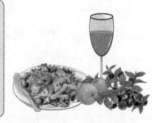

晚上大多数人的血液循环较慢，所以可以选些天然的热性食物来改善此现象，例如，辣椒、咖喱、肉桂等皆可。寒性蔬菜如小黄瓜、菜瓜、冬瓜等晚上用量少些。晚餐尽量在八点以前完成。

睡眠细节

——从小细节入手，提高睡眠质量

第四章

双休日"补"觉只会越"补"越累

当下，"负债睡眠"让补觉成为一些上班族假期和双休日的主要休闲娱乐项目。他们认为，补觉能让自己恢复生龙活虎的精神状态，睡的时间越长，精力恢复得越好。

双休日、长假恶补睡眠，结果会越"补"越累，越睡越没劲，甚至会影响上班时的精神。过度睡眠会打乱人体原有的生物钟，使新陈代谢紊乱，导致慢性失眠。闷睡数天还可能引发其他疾病，如情绪功能、循环功能紊乱等。高血压、高血糖、高血脂的"三高"患者，尤其不要蒙头大睡。

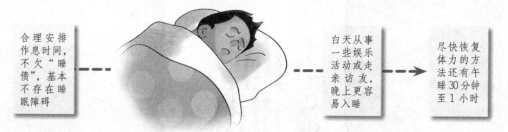

合理安排作息时间，不欠"睡债"，基本不存在睡眠障碍 → 白天从事一些娱乐活动或走亲访友，晚上更容易入睡 → 尽快恢复体力的方法还有午睡30分钟至1小时

不要追求过度睡眠，否则各种生理代谢活动会降到最低水平，且使人的各种感受功能减退，使骨骼肌紧张下降，扰乱睡眠规律，造成恶性循环，不利健康。

除节假日外，平时也一定要避免玩命工作后再狂睡的非正常生活方式。

睡回笼觉不利于健康

老人早起锻炼的时间很早，不少人回家后喜欢再睡一个"回笼觉"。专家称，这样做既影响晨练效果，也不利于健康。

晨练时，人们的呼吸加快，心跳加速，心肺功能得到加强，这有利于延缓冠心病、高血压及肺气肿、肺心病等疾病的发生。若晨练后再补睡一觉，对心肺功能恢复不利。此外，晨练后，大多数人都会出汗。若重新钻入被窝，因汗渍未尽，反而容易受凉感冒。

老人过早地起床未必是很好的习惯。清晨是人体血液黏稠度较高的时期，血压也不稳定，心脑血管很容易发生意外。

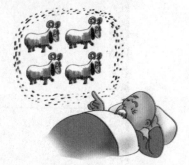

睡回笼觉会打乱作息规律，使大脑生物钟紊乱，会使老人"白天睡不好，晚上睡不着"

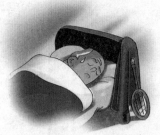

医生建议：等到太阳升起一段时间，例如上午八九点时，晨雾已驱散，植物放出氧气，气温上升时，老人再出门锻炼为宜

常睡软床可致畸形

　　床的种类可谓五花八门，有席梦思床、沙发床、弹簧床、木板床，还有水床、气床，等等。除了木板床，其他都是软床。人们觉得睡软床舒服，冬天还暖和。其实，长期睡软床会发生腰肌劳损等腰腿疼痛。特别是青少年，正值生长发育期，骨质尚未健全，很容易变形。

长时间睡软床，不管是仰卧还是侧卧，都会使脊柱出现不正常的弯曲状态，轻者使正常生理曲线发生变化，丧失自然体型健康美，严重时还可形成偏肩、驼背等畸形，甚至影响内脏器官发育

　　专家统计：青少年中长期睡软床的脊柱畸形率高达60%以上，而睡硬板床的仅为5%。因此，青少年不要图舒服睡软床，最好还是睡木板床。

　　人在睡硬板床时，身体上100个主要穴位约有1／6受到挤压，在不知不觉中还会调节人的微循环功能，起到了医疗作用，较好地缓解了身体的疲劳，一觉醒来便会有精力充沛之感。常睡硬板床还可防止脊柱、颈椎、肩周、胯关节等处的肌腱韧带老化，尤其对含胸驼背的人有积极的康复作用。

睡前泡泡脚，胜过吃补药

　　古代医学典籍中有这样的记载："人之有脚，犹似树之有根，树枯根先竭，人老脚先衰。"这说明我们的祖先早已认识到脚的重要性。刘纯在其书《短命条辨》中说："临睡烫脚，温经络以升清气，清气升而不死。"中医强调睡前烫脚，能刺激足部的穴位，有效地促进局部血液循环，消除下肢的沉重感和全身疲劳。

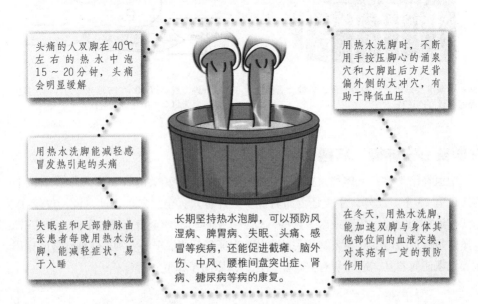

头痛的人双脚在40℃左右的热水中泡15～20分钟，头痛会明显缓解

用热水洗脚时，不断用手按压脚心的涌泉穴和大脚趾后方足背偏外侧的太冲穴，有助于降低血压

用热水洗脚能减轻感冒发热引起的头痛

失眠症和足部静脉曲张患者每晚用热水洗脚，能减轻症状，易于入睡

长期坚持热水泡脚，可以预防风湿病、脾胃病、失眠、头痛、感冒等疾病，还能促进截瘫、脑外伤、中风、腰椎间盘突出症、肾病、糖尿病等病的康复。

在冬天，用热水洗脚，能加速双脚与身体其他部位间的血液交换，对冻疮有一定的预防作用

选对枕头，保证睡眠

在睡眠过程中，保持脑部的血液供应和颈椎、肌肉的舒适，是保证睡眠质量的重要前提，所以枕头选用得科学与否，与睡眠的好坏关系非常密切。

枕头的主要作用是维持人体正常的生理曲线，保证人体在睡眠时颈部的生理弧度不变形。枕头如果太高，就会使颈部压力过大，造成颈椎前倾，颈椎的某部分受压过大，破坏颈椎正常的生理角度，压迫颈神经及椎动脉，易引起颈部酸痛、头部低氧、头痛、头晕、耳鸣及失眠等脑神经衰弱的症状，并容易发生骨质增生。如果枕头太低，颈部不但无法放松，颈椎的正常弧度反而会被破坏。所以，枕头太高或太低，都会对颈椎有所影响，造成各种颈部症状的产生。

我们在选枕头时应遵循以下几个原则：

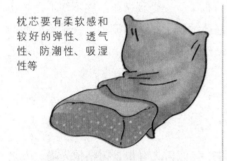

枕芯要有柔软感和较好的弹性、透气性、防潮性、吸湿性等

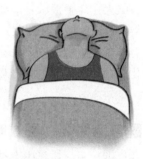

枕头的长度正常情况下最好比肩膀要宽一些。不要睡太小的枕头，因为当你一翻身，枕头就无法支撑颈部，另外过小的枕头还会影响睡眠时的安全感

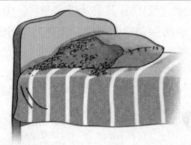

枕头的硬度要适中，一般荞麦皮、谷糠、蒲棒枕都是比较好的选择

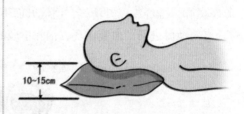

10~15cm

一般来说，枕高以 10 ~ 15 厘米较为合适，具体尺寸还要因每个人的生理弧度而定

常做安心宁神操，将睡眠一"手"掌握

中医经络学称，人体最重要的十二条正经中，与手相关的有 6 条，手部与此相关的穴位有 23 个。此外，手上还分布着许多经外奇穴、全息穴。也就是说，仅仅在手部就有近百个穴位，按摩或敲击这些穴位，几乎可以治疗全身疾病。下面这套宁心安神操就是通过敲击手部与大脑相关的穴位，有通经活络、宁心安神、健脑益智的作用。此操无须任何器具，适合所有失眠症患者。具体操作如下：

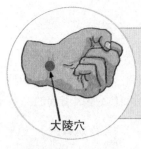

敲大陵穴

大陵穴位于两手腕关节横纹的正中两筋之间。两手握空拳，拳心相对，对敲大陵穴 32 次

大陵穴

敲后溪穴

肘屈，两手握空拳，拳心向里，第五掌骨小头后方的掌横纹头为后溪穴，双手对敲 32 次

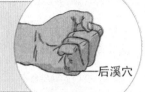

后溪穴

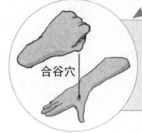

合谷穴

敲合谷穴

双手握空拳，拳心向下，手臂向前平伸，用右手拇指关节的高处，敲左手合谷穴（拇、示两指张开，以另一手的拇指关节横纹放在虎口边缘上，拇指尖屈曲按下，到达之处就是合谷穴）16 次；换左手，用同样的方法敲右手合谷穴 16 次

敲腕骨

两手握空拳，放松，右拳在上，拳心向上，左拳在下，拳心向下，腕骨对腕骨交叉放置，用力敲打 16 次。换左拳在上，用同样的方法，再敲 16 次

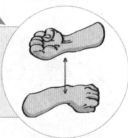

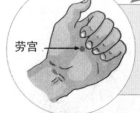

劳宫

打劳宫穴

右手握拳，用拳背高凸处敲左手劳宫穴 16 次；再左手握拳，敲右手劳宫穴 16 次。屈指握拳时，中指与无名指之间，即劳宫穴

插虎口

双掌摊平，两手拇指、示指分开，掌心向下，对插虎口，插 32 次

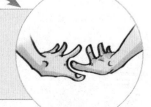

怎样预防可怕的噩梦

生活中我们有时会做噩梦，比如梦见被野兽追赶却怎么也跑不动、被人追杀却没有力气还手、失足从高处坠落等，各种梦境千奇百怪、荒诞离奇。有的人在梦中惊醒之后慢慢恢复平静，却再也无法睡着了。那么，做噩梦究竟是由什么原因引起的呢？

做噩梦的原因

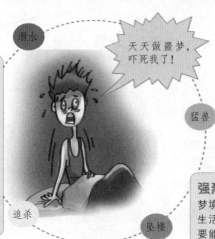

与贫血有关

研究发现，经常做噩梦的人，血红蛋白都低于正常值。贫血者本来心、脑就供血不足，加上入睡后血压下降，使心脑缺血、低氧进一步加剧，形成大脑皮层的运动中枢比感觉中枢先进入抑制状态，或外周神经进入抑制状态，比中枢神经快，而出现神志不清楚、运动瘫痪症状

与疾病有关

我们身体的器官有某些疾病发生时，总会有特定的症状。但是，在疾病的发生之初，由于病症的刺激信息微弱，会引起大脑皮质的兴奋，人会在梦中出现种种病态的恐怖感受

强烈的情绪压抑

梦境中的险恶场面，常常是生活中困境的特殊描绘。只要能摆脱生活中的紧张感和压抑感，噩梦将与我们告别

那到底应该怎样去预防噩梦呢？

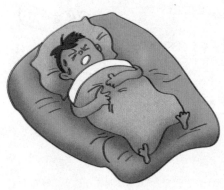

预防生理疾病

实验表明，人体内的生理性与病理性刺激可能被编入梦境。有些不太严重的疾病，在意识清醒的状态下，往往感受不到，但是这些炎症引起的轻微刺激在睡眠时就可能导致噩梦的产生。如梦见喉咙被人掐住，很可能是患咽炎的预兆

注意睡眠的姿势

因为心脏在胸腔左侧，所以平时采取右卧睡眠较好，不易压到心脏。仰睡的时候，双手双脚自然放下，枕头不要过高。尽量不要趴着睡

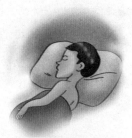

减少不良刺激

平时多看一些轻松愉快的影视剧或文学作品，尽量不看易形成噩梦情景的东西，避免不良的刺激在记忆中储存

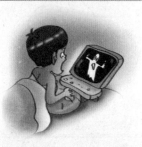

细节提醒

做梦是很正常的生理现象，不要因为常做梦就认为自己睡眠质量低下，有些人起床后感到做梦太多而疲劳，其实，大部分人是心理作用自我暗示导致的。

呼吸疗法，让你尽享舒眠之乐

失眠的原因形形色色，生理、心理、环境等因素都会导致自主神经功能紊乱，使交感神经和副交感神经之间不平衡，从而引发失眠。而呼吸疗法加上意念练习，能使交感神经和副交感神经之间的不平衡得到纠正，改善腹部经络血气运行，自然有益睡眠，尤其对于自主神经功能紊乱导致的失眠疗效明显。下面介绍几种常见的呼吸疗法，供有失眠症的朋友们参考、试用。

自然呼吸疗法

首先，我们躺在床上要先放松头部，从头发开始，放松头发，然后放松眼眉。眼眉放松之后做深呼吸，慢慢地深呼吸。吸气时让腹部自然鼓起，呼气时让腹部徐徐松下去；吸气时间较短，呼气时间较长，两者时间比例约为 1 ： 2。进行呼吸运动时还要有一种意念，即吸气时好像一股气从脚跟往上升，一直到头枕部，呼气时好像一股气从头部慢慢向下推移，最后从足趾排出。这样循环往复地一呼一吸，人就会不知不觉地进入梦乡。

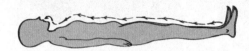

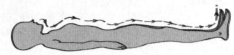

吸气时好像一股气从脚跟往上升，一直到头枕部

呼气时好像一股气从头部慢慢向下推移，最后从足趾排出

胸腹式呼吸疗法

相对于紧张时以胸式呼吸为主，腹式呼吸是与放松有关。学习腹式呼吸可以让身体放松，在不知不觉中，进入睡眠状态。而这样的入睡，由浅入深，醒后神清气爽，精神饱满。具体方法如下：

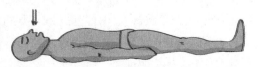

（1）仰卧在被窝中，双手自然放在身体两侧，闭目，用鼻慢慢吸气，将吸入的气运入腹部中央，充满肺下部。将双肋向两侧扩张，以便吸入的气体能渗透到肺部的各个部位

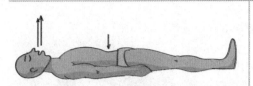

（2）接下来，徐徐呼气。先轻轻收缩下腹，待下肺部的气体全部呼出后，屏息一两秒钟，再开始下一次吸气动作

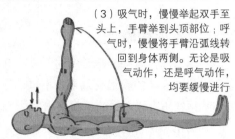

（3）吸气时，慢慢举起双手至头上，手臂举至头顶部位；呼气时，慢慢将手臂沿弧线转回到身体两侧。无论是吸气动作，还是呼气动作，均要缓慢进行

使用呼吸疗法应注意以下几点：保持卧室空气的清新，睡前要开窗换气 10 分钟左右，否则污浊的空气侵入人体，会对人体造成伤害；有严重呼吸疾病患者或身体虚弱者不宜用此方法；要注意卧室四周环境，以防光线、噪声影响疗效，使人难以入睡。

舒缓音乐能改善睡眠

清代医学家吴尚先曾说："七情之病，看花解闷，听曲消愁，有胜于服药也。"的确，音乐是改善睡眠的一帖"良药"，是既赏心又悦耳的"催眠师"。音乐对人体生理功能有明显的影响，音乐的节奏和旋律可明显地影响人的心率、呼吸、血压。随着音乐的频率变化，作用于大脑皮层，会对丘脑下部、边缘系统产生效应，调节激素分泌，促进血液循环，调整胃肠蠕动，促进新陈代谢，改变人的情绪体验和身体机能状态，进而使人们的睡眠得以改善。

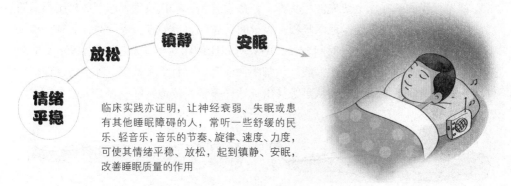

情绪平稳 → 放松 → 镇静 → 安眠

临床实践亦证明，让神经衰弱、失眠或患有其他睡眠障碍的人，常听一些舒缓的民乐、轻音乐，音乐的节奏、旋律、速度、力度，可使其情绪平稳、放松，起到镇静、安眠，改善睡眠质量的作用

运用音乐疗法改善睡眠时，最好选择在晚上睡前 2 ~ 3 小时，采取舒服的卧位，根据个人爱好、文化水平、失眠类型等选择乐曲种类；音量以舒适为度，掌握在 70 分贝以下；时间不要过长，以 30 ~ 60 分钟为宜；曲子不宜单一，以免生厌；听音乐时应全身投入，从音乐中寻求感受，并且可以随乐曲哼唱。

已经被国内外实践证明具有催眠效果的曲目主要有《梅花三弄》《良宵》《高山流水》《小城故事》《天涯歌女》《太湖美》《意大利女郎》《游览曲》《平湖秋月》《春江花月夜》《二泉映月》《雨打芭蕉》《春风得意》等。

再有，适宜的环境对疗效有着重要的影响，运用音乐催眠时，要创造一个冷色、安静的环境，尽可能排除一切干扰因素，以保证音乐催眠的顺利进行。

电热毯不能整晚使用

冬季寒冷，有些人睡觉的时候就喜欢用电热毯保暖。电热毯保暖的确很有效果，不过一定要注意正确的电热毯使用方法，不能整晚使用。

因为电热毯持续散热，人躺在上面，体内的水分就会不断蒸发，时间长了，会刺激皮肤，造成过敏和瘙痒，或者产生大小不等的小丘疹，抓破后出血结痂，容易导致皮炎。因此，使用电热毯时，一定要防止时间过长或者温度过高。

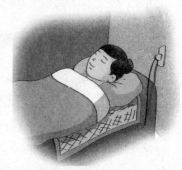

电热毯的正确使用方法是睡前通电加热，睡觉的时候把电源关掉

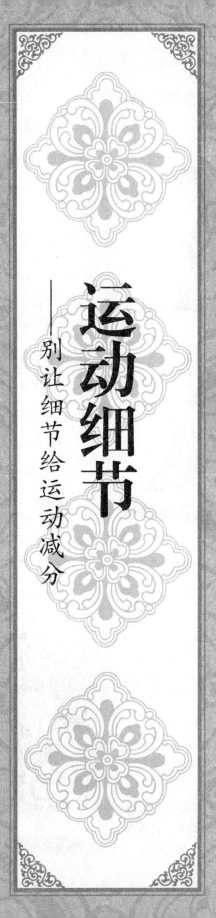

第五章

运动细节

——别让细节给运动减分

运动时四种"不适"忽略不得

健身专家提醒人们，运动时出现的许多身体不适症状，应当引起高度重视。

运动时心率不增

人在运动时心跳会加快，运动量越大，心跳越快。如果运动时心率增加不明显，则可能是心脏病的早期信号，预示着今后有心绞痛、心肌梗死和猝死的危险

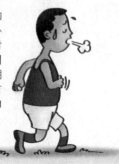

运动中出现心绞痛

运动时，心肌负荷会增加，使心肌耗氧量增多。特别是一些伴有不同程度血管硬化的中老年人，在运动时心脏会相对供血不足，从而导致冠状动脉痉挛而产生心绞痛。遇到这种情况时要及时中止运动，经舌下含服硝酸甘油片后，心绞痛一般即可消失

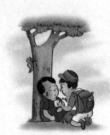

运动中出现头痛

少数心脏病患者在发病时不感到胸部有异常，但在运动时会头痛。多数人只以为自己没有休息好或得了感冒。因此，提醒那些参加运动的朋友，如果在运动中感到头痛，应尽早去医院做检查

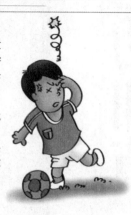

运动中出现腹胀痛

在运动过程中，突然出现腹部胀痛，多因大量出汗丢失水分和盐分所致腹直肌痉挛。发生腹痛时，平卧休息做腹式呼吸 20～30 次，同时轻轻按摩腹直肌 5 分钟左右，即可止痛。在运动中出汗过多时，及时补充盐水 200～300 毫升是预防的关键

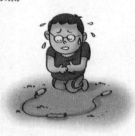

运动后不宜大量饮水或吃冷饮

如果运动后一停下来便大量饮水，势必造成肠胃血管急剧收缩，使吸收功能减退，过多的水分积聚在胃肠里，导致胃部沉重胀闷。这不仅加重胃肠负担，直接妨碍膈肌的活动，影响人体正常呼吸，还会使更多的水进入血液增加身体疲劳感。

大量饮水还会造成人体大量出汗，排汗量增加还会带走很多盐分，从而使体内水盐平衡被破坏，造成血液内盐浓度降低，产生头晕、疲劳、食欲下降甚至肌肉痉挛等症状。

运动后人体血管舒张扩大，血液循环加快，大量吃冷饮，会使胃肠血

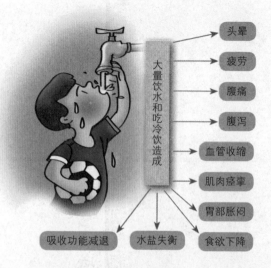

管急剧收缩，引起胃肠功能紊乱，使食物不能很好地消化，导致腹痛，腹泻。同时，冷饮还会使运动后充血的咽喉部受到突然过冷刺激，引起咽喉炎、声嘶等。

因此，体育运动后不要大量饮水和吃冷饮，而应先用温水漱口，待身体平静后慢慢饮白开水或淡盐开水，以补充失去的水分和盐分。

运动计划要根据自身年龄来制订

每个人的身体在不同的年龄阶段会有很大的差别，所以确定具体采取什么样的运动计划，你还应该考虑到你的年龄因素。

20 岁左右的青少年

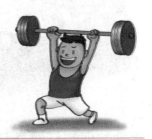

这个阶段，人们身体功能正处于鼎盛时期，心律、肺活量、骨骼的灵敏度、稳定性及弹性等各方面均达到最佳点。从运动医学的角度上讲，这个时期运动量不足比运动量偏高更对身体不利，所以，20 岁左右的青少年可以根据自身情况自由选择任何强度的运动进行锻炼。

锻炼时可以选择一些负重项目、器械项目，可以每日练习，也可以隔天一次，每次坚持半个小时左右，以感到疲劳为限，然后做 20 分钟的心血管系统锻炼，方法是慢跑、游泳和骑自行车等。

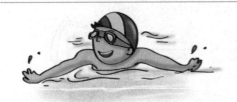

30 岁左右的青壮年

这个阶段，人们的身体功能已经渐渐离开了顶峰，此时如忽视身体锻炼，对耐力非常重要的摄氧量就会逐渐下降。

锻炼最好隔天一次进行，每次进行 5 ~ 30 分钟的心血管系统锻炼，如慢跑或游泳，强度不要过大。然后做 20 分钟增强体力的锻炼，如负重、机械锻炼等，但是在这个阶段试举的重量要轻一些，但做的次数可多一些。

最后做 5 ~ 10 分钟的伸展运动，重点是背部和腿部肌肉，方法是仰卧，尽量将两膝提拉到胸部，还可以试着将两腿分别上举，尽量举高，保持 30 秒钟，反复数次，久坐办公室的人群更应该多做伸展运动的练习。

已过不惑之年的中年

超过 40 岁的中年在运动计划的选择上要考虑到既有利于保持良好的体形，又能预防常见的老年性疾病，如高血压、心血管病等。

这个阶段锻炼的强度不要过大，时间应保持在半个小时左右，之后进行 5 ~ 10 分钟的伸展运动。推荐运动项目：太极拳、打网球、游泳、慢跑、跳舞、散步、打高尔夫球等。

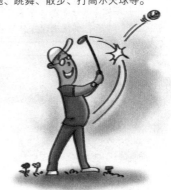

吃饭前后不宜剧烈运动

有的人，由于做了很长时间的剧烈运动，会觉得很饥饿，于是，见了饭菜就狼吞虎咽地吃起来，其实这样是很不好的。

因为食物的消化是靠胃肠的蠕动进行的，而胃肠的蠕动需要很大的能量，所以，只有在血液充足、供氧量充足的条件下，才能更好地消化食物，当人体刚做完剧烈运动的时候，血糖浓度相对降低，不能供给胃肠足够的能量，所以，胃肠蠕动比较缓慢，不利于食物的消化和吸收。而且饭前运动还容易发生头晕，甚至发生低血糖性休克。

而刚吃完饭的时候，做剧烈运动也是不好的，这是因为，刚吃完饭，要消化食物，就需要血液供给糖类物质，如果再去做剧烈运动，同样会使供给胃部的能量减少，这样也不利于营养物质的消化和吸收。

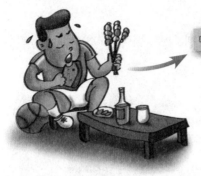

吃饭前后剧烈运动

饭后不宜做剧烈运动，一般在饭后1～1.5小时后再进行运动为宜。

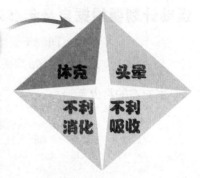

休克　头晕　不利消化　不利吸收

女性如何制订健身计划

30岁的女人

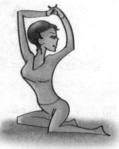

50%的有氧运动，35%的力量练习，15%的柔韧训练。

30岁的女性适合于坚持一套固定的动作，做一些高强度的有氧活动以预防肥胖，增强耐力。

项目：每星期4～5次，每次30～40分钟慢跑、快走或交替训练（短时间强烈的爆发训练和长时间轻微的慢速训练交替）。

40岁的女人

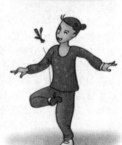

35%的有氧运动，45%的力量练习，20%的柔韧性训练。

当你进入40岁时，通过把活动重心转移到力量练习上，不仅能保持骨质的密度，增强肌肉组织，而且还可以提高新陈代谢，消耗脂肪，给你的身体增添活力。

项目：每星期3次，每次至少30分钟快步走，同时增加15分钟的力量练习，加上一些"30岁女性健身法"的运动。注意：每次活动之前，要多花点时间抻拉四肢，保持身体的柔韧性。

50岁的女人

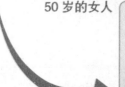
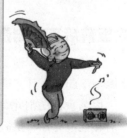

30%的有氧运动，30%的力量练习，40%的柔韧性训练。

50岁和50岁以上女性最关键的是平衡和柔韧。随着年龄的老化，身体的平衡能力也跟着退化，关节组织的变化限制了身体的柔韧性。此外，更年期雌激素的丧失也可能增加你遭受心脏病、中风和骨质疏松的危险。

项目：每星期至少3次散步和力量练习有助于维持骨质密度和心脏健康。

跑步一定要穿跑步鞋

"跑步一定要穿跑步鞋，否则会给脚部带来伤害，引发脚部疾病。"健康专家给以特别提示。

站立时双足承受我们的体重，而每跑一步，单足更承受2至3倍的体重。一个50千克重的人，每跑一步，每个脚掌起码承受100千克的重量。足部的劳累程度还不止如此。

> 若你跑1千米，以步幅1米计算，总共要跑1000步，即每一只脚各跑500步，跑完全程到终点，两只脚各承受了5万千克的重量。

这样说来，更应挑一双合适的运动鞋保护"劳苦功高"的双足。专家研究发现，不少脚部出现病症的人都有跑步的时候不穿跑步鞋的经历。不少人为款式而购买运动鞋，但是穿运动鞋同样要讲究针对性，因为每款运动鞋都是为个别运动而设计的。跑步不宜穿篮球鞋，也不适合穿鞋底几乎没有纹理及减震保护的休闲鞋。

平坦　柔软　减震

> 运动鞋或旅游鞋鞋底平坦而富有弹力，对跑跳能起到一定的缓冲作用，不仅轻便耐磨，而且防水性能好

穿运动鞋旅游的同时也会使鞋内温度和湿度增高，如果久穿，就容易使脚掌皮肤患脚癣病等，还会使脚底韧带变松拉长，脚掌容易变宽，长期发展下去可导致平足。所以，不宜长穿运动鞋和旅游鞋。

快步走比跑步更能健身

有关研究还表明，跑步并不比快走效果更好。因为快走容易控制速度，对心肺的刺激小，不会给心脏等器官造成超荷负担，而且能增加肺活量，加大心脏收缩力，促进血液循环，使大脑获得充足的供氧，从而起到有效预防大脑老化的作用。

美国有位医学博士发现，每天10分钟快步行走，不但对

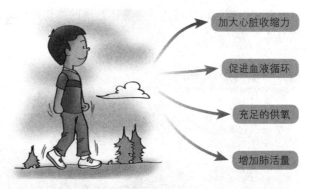

加大心脏收缩力

促进血液循环

充足的供氧

增加肺活量

快步能促进血液循环，有利于加快氧气的消耗，增加心脏的收缩力。快步走对于预防糖尿病、心脏病、骨质疏松症、中风以及某些癌症都具有良好的效果

身体健康极有裨益，还能使消沉的意志一扫而光，保持精神愉快。

　　快步走路比慢步走路更能锻炼身体，因为它能促进血液循环，有利于提高氧气的消耗，增加心脏的收缩力。

　　人在行走时，肌肉系统犹如转动的泵，能把血液推送回心脏，而下肢是肌肉最多的部位，其作用最为重要。下肢如果行动过分软弱无力，就不能产生足够的推动力使心脏输送血液。每天快步走 3 次，每次 15 分钟，不仅可以健身，而且可以有效防治肥胖症、糖尿病、下肢静脉曲张等疾病，对身体也不会有损害。

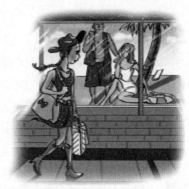

大多数人一定有过这样的体验：在街上或商场闲逛时，虽步伐缓慢，但回家后却感到十分疲劳。当人们情绪欠佳时，若能采取快步走的方式活动，烦恼就会很快消失。睡前如能进行一次快步走，有利于很快入睡，其效果不亚于口服镇静剂

　　走多快才算是"快走"呢？研究报告指出，如果在 12 分钟内走完 1 千米的距离，这样的速度可以称之为"快走"了，因为这个速度可以让心肺功能产生有效的运动。

雾天锻炼身体有损健康

　　无可否认，锻炼身体需要坚持和毅力，但是如果不管天气怎样都坚持，那就可能得不偿失，比如雾天就不适合锻炼身体。

　　雾天，污染物与空气中的水汽相结合，将变得不易扩散与沉降，这使得污染物大部分聚集在人们经常活动的高度。而且，一些有害物质与水汽结合，会使毒性更大，如二氧化硫变成硫酸或亚硫化物，氯气水解为氯化氢或次氯酸，氟化物水解为氟化氢。因此，雾天空气的污染比平时要严重得多。

　　此外，组成雾核的颗粒很容易被人吸入，并容易在人体内滞留，而锻炼身体时吸入空气的量比平时多很多，这更加剧了有害物质对人体的损害。

　　总之，雾天锻炼身体，对身体造成的损伤远比锻炼的好处大。因此，雾天不宜锻炼身体。

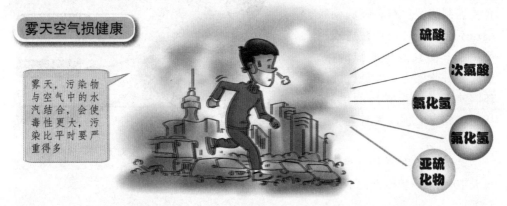

雾天空气损健康

雾天，污染物与空气中的水汽结合，会使毒性更大，污染比平时要严重得多

硫酸
次氯酸
氟化氢
氟化氢
亚硫化物

游泳疾病要小心

红眼病

医学上称为"急性结膜炎"的红眼病，和游泳池有"不解之缘"。每年 6 ~ 8 月份的感染率是 1 月份的两倍，究其原因，没有经过充分消毒的游泳池充当了重要的"帮凶"角色。

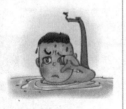

红眼病可以通过接触传播，传染性强，传播迅速，沾病毒的手、毛巾、水等都可以成为媒介。当眼部有痒感、异物感或灼热感，特别怕光，结膜充血，有脓性或黏液性分泌物时，应当马上就医，在医生指导下选用眼药

妇科疾病

除了泳池，洗澡间也可能是一个污染源，不洁的纸巾、洗浴用品、洁具等都可能传染妇科疾病。

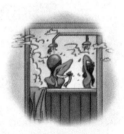

换衣服时，女性尽量不要让皮肤直接接触凳子，换下来的衣服也要用干净的袋子装好。人们脚上的霉菌常粘在池边的地面上，如果随意坐在上面，很容易引起霉菌性阴道炎。所以，不妨先垫上浴巾再坐。要注意水域是否卫生，游泳后要尽快用清洁水彻底冲洗并擦干身体

中耳炎

在充满消毒剂的泳池里游泳，对人的眼、耳、皮肤具有一定程度的刺激。游泳后，若出现耳朵疼痛，流水样的黄色分泌物，可能是急性外耳道炎。更加严重的情况是得了急性化脓性中耳炎，会导致耳痛、听力下降。

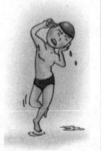

游泳时，当池水入耳后，可将头歪向进水的一侧，拉拉耳朵或辅以单脚跳动，让水自然流出，切忌用手或他物去抠挖。为防止池水进耳，最好是戴耳塞。游泳后一旦耳痛，可用复方氯霉素滴耳液或浓度 3% 的氧氟沙星滴耳液滴耳

抽筋

连续游两个小时抽筋的主要原因：一是事先准备活动不够，游泳时忽然进入剧烈运动状态，导致肌肉过度痉挛、收缩；二是游的时间太长，肌肉疲劳，乳酸聚集过多，导致抽筋。游泳持续时间一般应为 1.5 ~ 2 小时。

下水前必须做热身运动。热身主要以伸展四肢的运动为主，如弯腰、压腿、摆手等

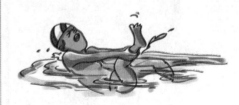

打乒乓球可防近视眼

长期近距离看事物，晶状体总是处在高度调节状态，同时，看近处物体时，两眼球会聚向鼻根方向，使眼外肌肉压迫眼球，天长日久就造成近视。打球时，双眼以球为目标，不停地上下调节运动，可以改善睫状肌的紧张状态，使其放松和收缩；眼外肌也可以不断活动，促进眼球组织的血液循环，提高眼睛视敏度，消除眼睛疲劳，从而起到预防近视的作用。

近年来，青少年近视发病率一直居高不下，有些学校的学生近视患者占到 80%。研究证实，单纯性近视多发生在 10 岁左右，孩子正常视力应在 1.2 以上，若视力低于 1.0，应马上采取综合措施调整或治疗，因为这是预防和治疗近视眼的最佳时间。

运动专家和医生都建议，让患近视的孩子经常打乒乓球，每天练习 1 ~ 2 小时，坚持 2 ~ 3 个月，就会收到明显的效果。

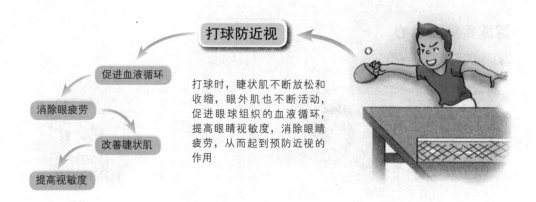

打球防近视

促进血液循环

消除眼疲劳

改善睫状肌

提高视敏度

打球时，睫状肌不断放松和收缩，眼外肌也不断活动，促进眼球组织的血液循环，提高眼睛视敏度，消除眼睛疲劳，从而起到预防近视的作用

运动时，别忘了带上好心情

运动心理学研究表明，运动的效果与情绪关系密切。带着愉快的心情去运动，可有效地激活机体内的免疫功能；带着不良的情绪去运动，免疫系统的功能则会受到抑制，长此以往，人就会生病。

专家告诫我们，在进行运动时要讲究心理卫生。

1. 要有明确的运动目的

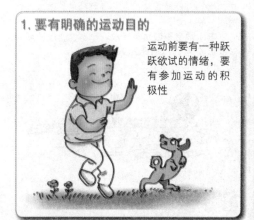

运动前要有一种跃跃欲试的情绪，要有参加运动的积极性

2. 要尽力使运动轻松化

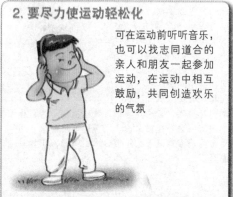

可在运动前听听音乐，也可以找志同道合的亲人和朋友一起参加运动，在运动中相互鼓励，共同创造欢乐的气氛

3. 最好掌握一些心理调节的方法

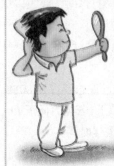

心理调节并不神秘，人人都可以控制自己的情绪和心境。例如，跑步前照照镜子，整理一下头发、衣领，看看自己的面容，让精神振奋起来，这是一种积极的自我心理调节

4. 注意选择那些自己感兴趣的运动

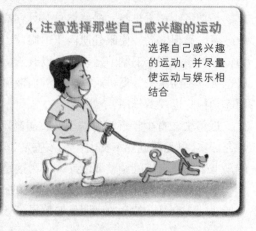

选择自己感兴趣的运动，并尽量使运动与娱乐相结合

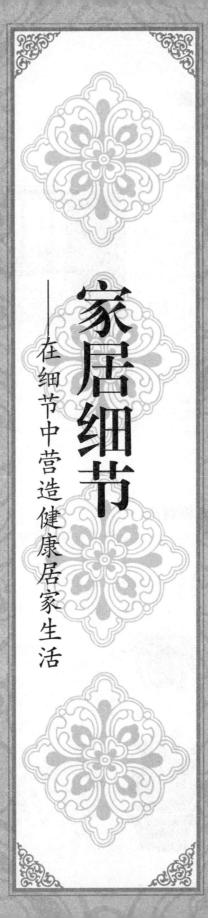

第六章

家居细节

——在细节中营造健康居家生活

充满阳光的居室更健康

灿烂的阳光能让人心情愉快，阴晦的天气使人情绪低落。日照与健康有着密切的关系，所以我们一定要让居室充满阳光。

（1）日照，这是指阳光照在居室内的时间和强度。太阳光中含有紫外线，人的皮肤经过阳光照射后能产生维生素 D，能起到预防小儿佝偻病的作用；太阳光可杀灭空气中的致病微生物，提高机体的免疫力。人们经过研究发现，居室内每天光照两小时是维护人体健康和发育的最低需要，所以我们应把居室内在冬至日中午前后连续照射两小时作为居室日照的标准。在选择住房时，光照应该作为一个主要的参考因素

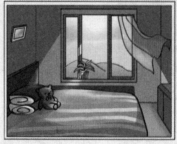

（2）采光，指的是住宅内可得到的光线。采光的多少常和住宅的进深、窗户、地面面积比值有关。采光好的房间对身体的健康更有利

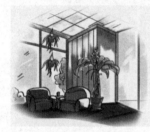

（3）层高，指的是地面到天花板或房檐的高度。人们在室内生活，呼吸会造成一定高度范围内的空气成分的改变，这一范围医学上称为呼吸带；经测定，在呼吸带内，二氧化碳和其他有害气体的含量大大高于其他地方，因此南方住宅的层高不应低于 2.8 米，北方以 2.6～3.0 米最为适宜

住宅空气质量决定人体健康

生命源于呼吸，空气质量的好坏决定人体的健康与否，因此我们要保证住宅有良好的空气质量。

可选择一些能除异味的植物摆在家中，还能美化居室：

吊兰能有效地吸附有毒气体，1盆吊兰等于1个空气净化器，就算没装修的房间，放盆吊兰也有利于人体健康

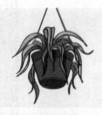

芦荟有吸收异味的作用，且能美化居室，作用时间长久

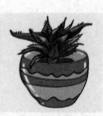

仙人掌。一般植物在白天，都是吸收二氧化碳，释放氧气，到了晚上则相反。但是芦荟、虎皮兰、景天、仙人掌、吊兰等植物则不同，它们整天都吸收二氧化碳，释放氧气，且成活率高

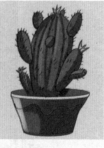

平安树，又称"肉桂"，它能放出清新气体，使人精神愉悦。在购买时，要注意盆土，如果土和根是紧凑结合的，那就是盆栽的，相反，就是地栽的。要选盆栽的购买，因其已被本地化，成活率高

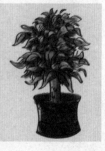

硬木家具有益健康

什么样的木料有益于我们的健康呢？下面就选购家具介绍几点健康常识。

专家认为，用檀香木、紫檀、黄花梨等名贵材料制成的传统硬木家具不仅从审美、文化等诸多方面给人们以艺术的享受，更重要的是具有一定的环保性能，这一点是现代家具所不能达到的。不仅如此，传统的硬木家具还具有独特的药理作用，长期生活其间，有益身体健康。

人们对樟木的认识比较普遍，日常用于防虫的樟脑就取自樟木，用樟木制作的家具自然也有防虫的作用。而紫檀不同于樟木，香气比较淡，但好闻、优雅、沁人肺腑，衣服纳于其间，日久生香。另外，酸枝木与香枝木类也都有一些淡淡的清香，弥漫在空气中对人的身心都有益。

当然，在众多的硬木材料中，对身心最有益的首推海南降香黄檀，俗称黄花梨，亦称"降压木"，原产于海南岛罗山尖峰岭低海拔的平原与丘陵地区，《本草纲目》中称为降香，即有降血压、血脂及舒筋活血等作用。

海南降香黄檀入药一般情况下是用其木屑泡水，可以降血压、血脂；用木屑填充做枕头更有舒筋活血之功效，尤其适合于老年人使用。用海南降香黄檀制成的家具，如床榻与椅凳之类，对睡眠与养神是最为有益的，悠悠降香吸入体内直达肺腑，长久使用会筋骨舒活，气血充沛。

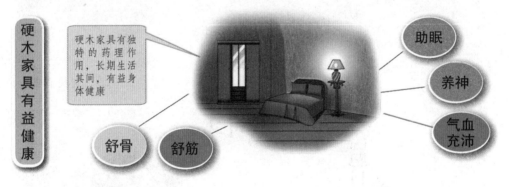

新房不要急于入住

一些人在购买了新房之后，便急于入住，这样做对身体是很不利的。盖房所用的建房材料，都含有害物质，刚盖好的房子内，有大量挥发性有害气体，人若马上住进去，很容易因为吸入这些有害物质而患病。另外，家庭装修过程中需要使用各类装饰材料，特别是化学合成材料，其中所含有害物质在室内挥发后会形成刺鼻气味，对人的身心非常有害。刚装修好的居室应尽量通风散味，做好空气净化工作，一般需要 5 ~ 10 天，也可根据室内空气质量情况适当延长。室内使用含有苯、甲醛及酚等物质的涂料时，通风晾置时间需要 1 个月左右，才能搬进去居住。在通风晾置期间可以买些洋葱切碎放在盆里，然后放在新房的角落里，过一个星期便可以除去装修时的异味。

新居有刺鼻味道，想要快速除去它，可让灯光照射植物。植物在光的照射下，生命力旺盛，光合作用加强，放出的氧气更多，比起无光照射时放出的氧气要多几倍。

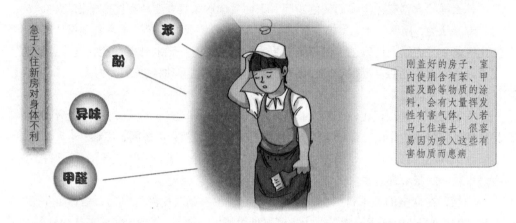

急于入住新房对身体不利

苯

酚

异味

甲醛

刚盖好的房子，室内使用含有苯、甲醛及酚等物质的涂料，会有大量挥发性有害气体，人若马上住进去，很容易因为吸入这些有害物质而患病

如何进行家庭消毒

日常生活中，家庭成员不可避免地要与外界环境频繁接触，常易将呼吸道传染病病菌带入家庭。家庭中消毒方法有以下几种：

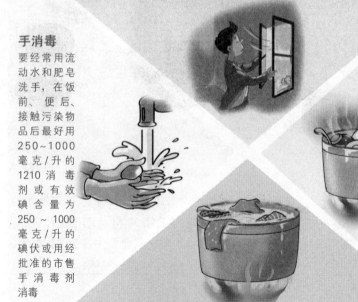

空气消毒
可采用最简便易行的开窗通风换气方法，每日上午10时空气最好，在此时开窗10～30分钟，使空气流通，让病菌排出室外

手消毒
要经常用流动水和肥皂洗手，在饭前、便后、接触污染物品后最好用250～1000毫克/升的1210消毒剂或有效碘含量为250～1000毫克/升的碘伏或用经批准的市售手消毒剂消毒

餐具消毒
可连同剩余食物一起煮沸10～20分钟或用500毫克/升的有效氯，或用浓度0.5%的过氧乙酸浸泡消毒30～60分钟。餐具消毒时要全部浸入水中，消毒时间从煮沸时算起

衣被、毛巾等消毒
将棉布类与尿布等煮沸消毒10～20分钟，或用0.5%过氧乙酸浸泡消毒0.5～1小时，对于一些化纤织物、绸缎，只能采用化学浸泡消毒方法

要使家庭中消毒达到理想的效果，还需注意掌握消毒药剂的浓度与时间要求，这是因为各种病原体对消毒方法抵抗力不同。

另外，消毒药物配制时，如果家中没有量器，也可采用估计方法。可以这样估计：一杯水约250毫升，一盆水约5000毫升，一桶水约10000毫升，一痰盂水2000～3000毫升，一调羹消毒剂相当于10克固体粉末或10毫升液体，如需配制1万毫升0.5%过氧乙酸，即可在1桶水中加入5调羹过氧乙酸原液。

早晚开窗通风只会适得其反

很多人习惯于早晚开窗通风，其实，在这种时间开窗会适得其反。

专家说，清晨不宜开窗的原因是，天没亮之前，空气中的氧气并不多，因为晚上树木产生的二氧化碳排放到空气中，只有经太阳的光合作用后才能变成氧气。其次，清晨是空气污染的高峰期，此时空气中的有害气体聚集在离地面较近的大气层，当太阳升起、温度升高后，有害气体才会慢慢散去。

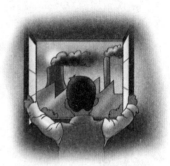

开窗换气的最佳时间是上午9～10点钟和下午3～4点钟，因为这两段时间内气温升高，逆流层现象已消失，沉积在大气底层的有害气体已散去

天黑前后，随着气温的降低，灰尘及各种有害气体又开始向地面沉积，也不适宜开窗换气。

室温20℃左右最合适

严冬季节，室内温度到底多高合适？根据人体的生理状况和对外界的反应，18～22℃最为适宜。如果室温过高，室内空气就会变得干燥，人们的鼻腔和咽喉容易发干、充血、疼痛，有时还会流鼻血。如果室内外温差过大，人在骤冷骤热的环境下，容易伤风感冒。对于老人和患高血压的人而言，室内外温差更不能过大。因为室内温度过高，人体血管舒张，这时要是突然到了室外，血管猛然收缩，会使老人和高血压病人的大脑血液循环发生障碍，极易诱发中风。

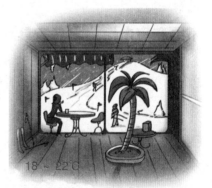

室内温度为18～22℃最为适宜

此外，室内温度过高，家具、石材及室内装饰物中有毒气体释放量也随之增加，而冬季大多数房间都门窗紧闭，有害物质更容易在室内聚积，影响人体健康。

另一方面，如果室温过低，人久留其中自然容易受凉感冒。而且由于寒冷对机体的刺激，交感神经系统兴奋性增高，体内儿茶酚胺分泌量增多，会使人的肢体血管收缩，心率加快，心脏工作负荷增大，耗氧量增多，严重时心肌就会缺血低氧，引起心绞痛。

夏天不宜在室内泼水降温

盛夏时节，室内温度高。为了解暑，有些人便在室内地板上泼水，以此达到降低室温、提高室内空气清洁度的目的。其实，用这种方法降温效果并不理想。

一般来说，水汽的蒸发可带走一些热量，从而起到降低室温的作用。但室内水汽的散发，有赖于空气的流通，而在室外温度高、风力小的情况下，室内空气流通较为困难，常常处于相对静止的状态。此时，在室内泼水，水汽难以向外散发而滞留在空气中，使室内湿度不断增大。室温高加上空气湿度大，就会使人感到比平时更加闷热难耐。与此同时，由于温度高，水分蒸发快，室内的细菌和尘埃能随着水汽进入空气中，造成空气比泼水前更混浊。因此，夏天不宜在室内泼水降温。

室内可利用风扇和水蒸发降温，例如在室内用湿拖布擦地后开启吊扇使地面水分蒸发，带走热量；也可在风扇前置一盆凉水，开启风扇，使水分蒸发，这样均可起到降低室温的作用。

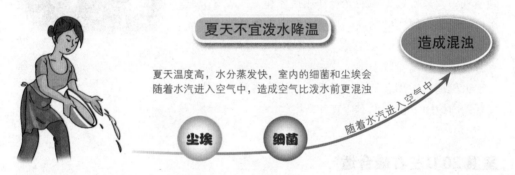

夏天不宜泼水降温

夏天温度高，水分蒸发快，室内的细菌和尘埃会随着水汽进入空气中，造成空气比泼水前更混浊

尘埃　　细菌　　随着水汽进入空气中　　造成混浊

不要在室内摆放太多家具

现在有些人喜欢在室内摆很多家具，留给人活动的空间就很有限，这对居住者的身心健康很不利。

如果屋子内的空间被各种家具所侵占，就等于大大减少了人的居住面积，会使人吸收不到充足的新鲜空气，也照射不到充足的阳光。居室空间越小，空气对流、交换速度越慢，纯净程度也就越低。人常年大多数时间活动在阳光不充足、空气不够新鲜的房间里，对健康的影响就可想而知了。

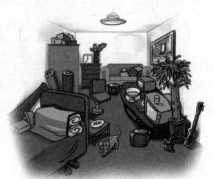

屋内的空间摆放物品太多，会使人吸收不到充足的新鲜空气，也照射不到充足的阳光，居室空间越小，空气对流、交换速度越慢，纯净程度也就越低

所以，为了保持室内空气的质量，一定不要在居室内摆放太多的物品和家具，在并不宽敞的房间里，摆上必用的物品就可以了，这样可以使居住者的生活变得轻松、舒适些，有利于身心健康。

如何减少家庭噪声

安装双层玻璃窗。双层玻璃窗可使外界噪声减至一半，特别是邻街居住时，隔音效果非常显著

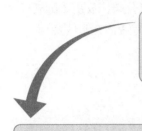
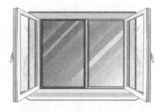

多用布艺和软性材料做家居装饰。布艺产品具有良好的吸音效果，而在多种布艺产品中，又以窗帘的隔音作用最为明显，因此应选用软而厚的布料作为窗帘来使用。多选用木制家具，也能达到一定的吸收噪声的效果

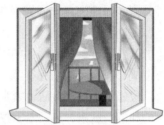

要选用质量好、噪声小的家电。尽量不要把家中的所有电器集中放在一个房间内。冰箱最好不要放置于卧室内。如果家中有高频立体声音响，应将音量控制在 70 分贝以内

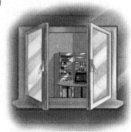

临街窗台上最好养植物

临街居住的人，如果觉得吵闹或者灰尘大，不妨在阳台或窗台上摆放一些阔叶植物，叶面错落交叠的植物效果最佳，可以使户外嘈杂的声音在传入室内的过程中受到茎叶阻隔。

此外，由于临街居室很容易受到粉尘污染，在窗台上养些阔叶植物，还可以形成一道天然屏障。大多花卉通过光合作用，可吸收多种有害气体，吸附粉尘，净化空气，对大气中的一氧化碳、二氧化硫等污染物质起到很好的抑制效果。

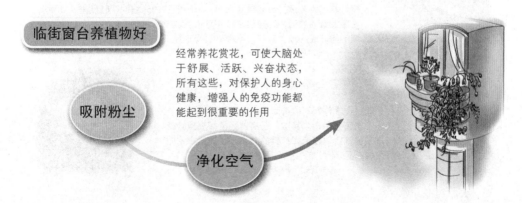

临街窗台养植物好

经常养花赏花，可使大脑处于舒展、活跃、兴奋状态，所有这些，对保护人的身心健康，增强人的免疫功能都能起到很重要的作用

吸附粉尘

净化空气

适合窗外养植的植物有龟背竹、金绿萝、常青藤、文竹、吊兰、秋海棠、菊花等。但高层居民应该注意安全，避免花盆掉落伤人。

大多数花卉白天在光照下主要是进行光合作用，吸收二氧化碳，放出新鲜氧气，而在夜间则主要进行呼吸作用，吸收氧气，放出二氧化碳。花卉夜间在室内是与人争氧的，因此，卧室内最好不要过多放置花卉。

不要长期使用室内照明

生活中，我们选择灯具大多习惯注意外形是否漂亮，却忽略了灯具最基础的照明寿命和健康照明的问题。

室内照明缺乏阳光中的紫外线，会使人对钙的吸收量大大减少。长期使用室内照明会使人生理节奏失调，造成心慌胸闷，精神萎靡。调查表明，我国城市居民因为照明问题而引起的眼睛干涩、酸痛、头晕、头痛、紧张、疲劳等症状明显增多。

为营造"光与空间"的和谐与健康，有关专家提出以下照明建议：

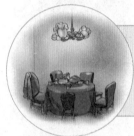

客厅照明
一般客厅的照明需要多样化，有基本的照明，还要有重点的照明和比较有情趣的照明，方便营造气氛。餐厅的照明应将人们的注意力集中到餐桌，光源宜采用向下直接照射配光的暖色调吊线灯

书房照明
书房的基础照明部分一般选用的是吸顶灯，安置在书房中央。光源推荐使用显色性强，且让人长时间工作也不容易产生眼睛疲劳的三基色灯管系列。在书房的重点照明部分，建议使用护眼型以及节能型台灯系列，在硬件上充分保障眼睛的健康

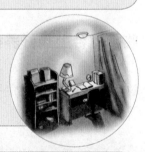

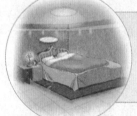

卧室照明
专家建议用一盏吸顶灯作为主光源，设置壁灯、小型射灯或者发光灯槽、筒灯等作为装饰性或重点性照明，以降低室内光线的明暗反差。如果有在床上看书的习惯，建议在床头直接安放一个可调光的台灯，灯具内安装节能灯或冷光卤素灯，可避免眼睛疲劳

厨房照明
首先要有足够的亮度，尤其是在操作区不能有阴影和眩光，这关系到你在发挥刀功的同时，会不会伤害到手指。其次，厨房里经常需要煎炸烹煮，油烟等物自然是少不了的，所以在选择灯具的时候，也要选择密封性好、易于清洁且耐腐蚀的产品

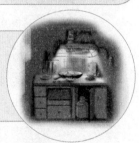

居室慎用电感镇流器日光灯

居室要慎用电感镇流器日光灯，它所发出的光线每秒会产生100次明暗变化，长时间在这种光照环境下，人的眼睛极容易疲劳，产生近视；如果灯、灯具、窗子或其他区域的亮度比室内一般环境的亮度高得多，人们就会感受到眩光。眩光使人产生不舒适感，严重的还会损害视觉功能。

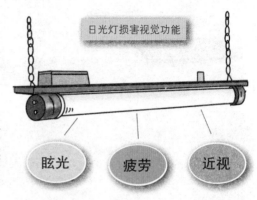

日光灯损害视觉功能

眩光　　疲劳　　近视

留意家中六大卫生死角

出于对自己的健康的考虑，我们必须留意家里的六大卫生死角，这几大死角包括：

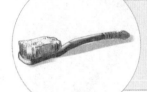

牙刷

牙刷用上个把月，就会有大量的细菌生长繁殖其上，其中有许多致病菌。这些细菌会通过口腔直接侵入人体消化道和呼吸道，引起肠炎和肺部感染等症，同时还可通过口腔黏膜破损处而进入人体血液，引起败血症及组织脓肿等。因此，应将牙刷放在阳光下曝晒，最好每月更换一把牙刷

笤帚

笤帚所到之处表面上显得干干净净，却会扬起无数细菌。所以，家庭最好多备几把笤帚，厨房、寝室等分别用不同的笤帚。用后要及时洗净、晒干

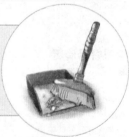

毛巾

一般家庭使用的毛巾都是放在室内甚至卫生间里，由于空气不够流通，毛巾每天要用几次，难有干的时候，极容易滋生、繁殖病菌，对人体健康不利，可导致皮肤病等。毛巾洗干净后要经常拿到室外进行"日光浴"消毒或进行高温消毒

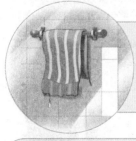

盆、桶

家庭使用的脸盆和脚盆，有的是分人使用的，有的是众人共用的，用久了以后都会积累污垢，滋生病菌，影响人体健康。盆、桶应经常洗净并晒干，以保众人平安

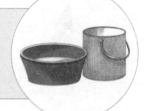

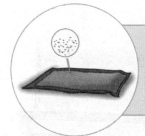

地毯

有一种叫蜱螨的生物大量繁殖在地毯上，专靠吃人皮肤上掉落的微型鳞状物维持生命，一旦接触人体，会乘机侵入肺腑和支气管，小孩更容易因此患病。所以，地毯要经常吸尘、清洗、消毒

拖鞋

尤其是供客人使用的拖鞋，极易由有脚病的客人留下病菌，家人或其他客人再使用后就会被传染上脚病，于己于人均极为不利。因此，拖鞋应常清洗，还要进行"日光浴"消毒，或用消毒液消毒

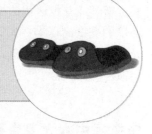

让细菌无处藏身的居家好习惯

日常居家中，养成一些好习惯，并不会让生活发生翻天覆地的改变，但它们确实多多少少为我们的身心健康做着贡献。

筷子适时烫洗、更换

在一日三餐中，筷子很容易受到细菌的浸染，尤其是长年不换的筷子，更容易让感冒、胃病等疾病在家人中循环传染。因此，筷子应每日烫洗，定期更换。另外，存放筷子的笼子或盒子也要注意清洁

给新餐具消毒

碗、碟、筷等餐具，一般都经过了多次加工、装运、出售，会有不少细菌。所以，餐具买回家后，不能简单洗刷，放入锅内用盐水煮沸消毒后方可使用

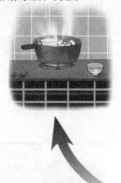

切菜板常清洗消毒

据有关部门检验，每平方厘米的切菜板上有葡萄球菌200多万个、大肠杆菌400多万个，还有其他的细菌。生、熟食物交叉污染是发生食物中毒的主要原因之一。因此，切菜板应该经常刷洗消毒，必要时可以将表面刨去一层

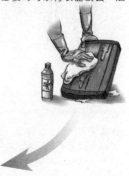

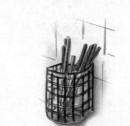

出汗多，用竹炭床垫

竹炭的多孔结构，使床垫可以吸附皮肤排出的二氧化碳、氨及高湿的汗气，使人睡眠时身体舒爽

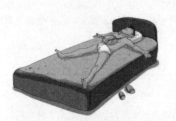

抹布最好"各尽其责"

很多家庭用抹布，既擦家具，又抹水池、刀具和锅盆。而抹布自身的干净，就靠一个"洗"字来打发，这是远远不够的。据研究发现，每平方厘米的抹布上有各种细菌1万~1亿个，大肠杆菌1千~1000万个。即使是表面看起来很干净的抹布，因为反复使用，也都藏着有害细菌。

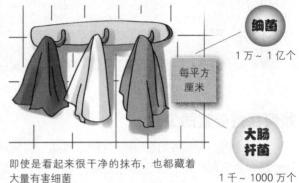

即使是看起来很干净的抹布，也都藏着大量有害细菌

细菌 1万~1亿个

大肠杆菌 1千~1000万个

每平方厘米

每周应将抹布煮沸或放在微波炉里灭菌1~2次，之后在阳光下暴晒1天，并经常更换。此外，抹布最好"各尽其责"，比如擦卫生间的抹布只用来擦卫生间，擦起居室的抹布只用来擦起居室，不要混在一起用。

学会正确使用洗涤剂

我们要学会正确使用洗涤剂，这样才能保证身体的健康。

消毒液

消毒液中起消毒作用的主要成分是氯系、氧系或者阳离子表面活性剂，根据不同的消毒物如水果、蔬菜、内衣、餐具等，有不同的使用方法。一般是先将消毒液按规定比例稀释，将消毒物放于消毒液中浸泡、擦洗，然后漂洗。消毒液可以与洗衣粉同时使用，但用量一定要控制

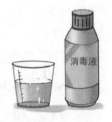

卫生间用的洁厕剂

洁厕剂按配方组成大致可分为三大类：酸性产品、中性产品、碱性产品。目前市场上的洁厕剂以酸性产品为主，清洗效果最佳。次氯酸钠遇到酸时会释放出有毒的氯气，而影响人体的健康。一般洁厕剂的生产厂家在洁厕剂的使用注意事项中常会注明：勿与漂白类化学品混用。洁厕灵是人们常用的一种洁厕剂，其主要成分是：各种无机酸和有机酸、缓蚀剂、增稠剂、表面活性剂、香精等。一般除酸对皮肤有一定刺激和腐蚀外，其他物质对人体是安全的。因此，使用时勿与皮肤、衣物接触，一旦接触应立即用大量清水冲洗

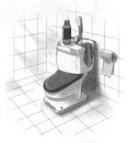

厨房用的各类洗涤剂

厨房里使用的洗涤剂通常有两大类，一类是用于清洗食具的洗涤剂（如洗洁精），因其重要成分是化学合成的烷基类活性剂，所以不仅对皮肤有刺激性，而且用于洗涤蔬菜、水果和餐具时，残留的烷基苯磺酸盐对人体也有一定的危害，必须用大量的水进行冲洗才能去除有害物质。洗涤后的水果、蔬菜应反复擦洗彻底去除残留物，以免影响健康。另一类是用于清洗灶具、排气扇油垢的清洗剂。它渗透能力、脱脂能力均很强，碱性也强，使用时需将清洗剂直接喷洒到油垢表面，人手不宜接触，因为它对皮肤会有损伤

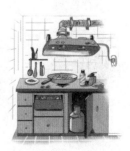

洗浴用的各类日化产品

洗发液、浴液等是人们常用的日化产品，种类较多，有适合中性油脂发质、皮肤的，也有适合干性发质、皮肤的；有适合老年人用的，也有适合儿童用的。购买时应该根据不同情况进行选择。洗衣粉是常用家庭洗涤剂，一般是碱性的，不宜用来洗羊绒制品。因为羊绒表面有一层弱酸性保护层，羊绒组织结构中含有蛋白质，使用碱性较强的洗衣粉会使其受到破坏

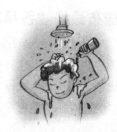

如何保持卧室的卫生

人的大部分时间是在室内度过的，因此，讲究卧室卫生，对保护家庭成员的健康有着非常重要的作用。促进和保持卧室的卫生是人们健康的保证，而如何保持卧室的卫生，是要讲究科学和方法的。

注意空气卫生

卧室内存在多种污染物，它们有的来自室外大气污染，有的来自厨房的燃料燃烧和烹调油烟，有的来自人体呼吸时排出的污染物；有室内产生的，也有由室外带进的灰尘、细菌、病毒、寄生虫卵等。如果通风不良，卧室中的污染物可长时间停留在室内。要改善卧室空气卫生质量，需注意增加通风换气时间。早晨起床后和晚上睡觉前，应开窗通风或用排气扇换气，自然通风需 30 分钟，机械通风需 15 分钟。安装空调的家庭还应每星期清洗一次空调器的过滤网。清洁卧室家具和清扫地面垃圾，宜经常用湿抹布或拖把进行"湿式"清洁

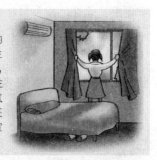

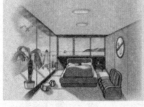

不要在卧室内吸烟

吸烟可释放大量的污染物，据估计有几千种之多，均是对人体有害的物质。室内香烟烟雾中的这些污染物，大部分可被吸附或降落在衣物、床上用品和家具上，或散落在陈列品和装饰品上，影响室内空气的卫生质量，威胁人体健康。为此，在增加卧室内通风换气时间的同时，不要在卧室内吸烟

不要随便在床上坐卧

外出归来，身上沾有大量的灰尘。这些灰尘成分十分复杂，有皮屑、毛发等碎屑，有动植物成分如各种花粉、绒毛，有燃料及香烟燃烧的烟尘和烟雾，有人体呼吸、咳嗽、打喷嚏时形成的飞沫，有建筑材料和地面摩擦产生的扬尘，有衣物、被褥、纸张等脱落的毛絮等。所以，从外面回到家后，不要和衣在床上坐，更不要就这样睡在床上，以免身上和衣物上的灰尘污染床上用品，影响人体健康

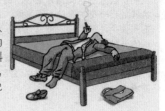

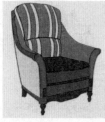

关注家具材料

卧室空气污染的另一个来源，是合成建筑材料、装饰材料的使用，以及选用仿木的合成家具。这类建筑材料、装饰材料和家具，含有对人体有毒、有害的化学物质，如甲醛、甲醇、酚、苯、铅、镉等，可引起呼吸道刺激症状、过敏反应、中毒等。如果卧室从地面、墙壁、天花板到放置的家具，都采用此类物质，就会把卧室变成一个化学匣，家庭成员长期在这个"匣子"里休息、睡眠，是很可怕的

定期清洗床上用品
床上用品直接与人体接触，而人体脱落的皮屑和死亡的上皮细胞、空气中的灰尘均会落在床上用品上。因此，床上用品应定期清洗和晾晒，每星期至少在室外晾晒1次，每2～3星期清洗更换1次

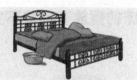

如何打造健康的床

打造健康之床要遵循三原则：

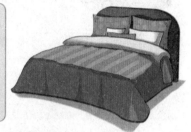

床头以舒适为主
在床上，我们总是喜欢半倚半靠，当我们不得不用脑袋靠在床头板上支撑起半个身体时，脊椎的疾病也许就离我们不远了，是软、是硬、是直、是斜，床头的设计决定了我们日常使用中背颈的舒适度

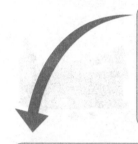
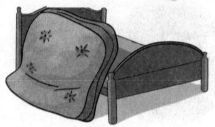

床垫使用别超过20年
以下这些情况，都说明你该更换床垫了：晚上常睡不好，一觉醒来浑身乏力，如果睡姿正确，很可能是床垫出了问题；减肥成功或发福了，最好换个适合你身体状态的床垫；出现凹陷，说明内部结构已有所损害，赶快换个床垫；床面有很多污渍清洗不净，当心滋生细菌

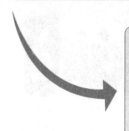
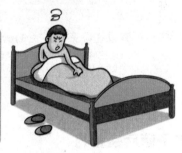

硬床、厚床并不理想
专家提醒：床垫太硬，虽不致严重影响脊骨健康，但肩膀和臀部受力，会让人感觉不舒服。某些人腰脊痛的话，更不宜睡硬木板床，以免病情恶化，睡床垫比不睡床垫要健康多了

相信，只要你能坚持上面的方法和原则，你的卧室就一定是既健康又舒适的。

此外，打造健康之床还应注意以下细节：

在换洗床罩和床单的同时，不妨顺便用吸尘器或微湿的抹布，将床垫上残留的皮屑、毛发等清理干净。

如果床垫有污渍，可用肥皂涂抹脏处，再用布擦干净，或用吹风机把湿渍吹干，这样就不会发霉、产生异味。

有条件的话，可以在床垫和床单之间加一层保洁垫。保洁垫内置特殊的棉层，可防止潮气进入床垫，以保持床垫的清洁干燥，并具保暖和吸汗的功能，而且易于清洗。

床的摆放有哪些不宜

从科学角度来看，床的摆放有以下不宜：

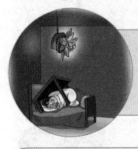

床上方不能放置吊灯
吊灯的造型和重量都容易给人带来不安全感，因此，床的正上方最好安装轻型灯具

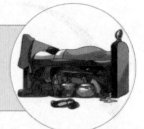

床下不要堆放杂物
床下清理不便且通风不畅，杂物容易在此滋生细菌，卧室卫生死角会直接影响健康

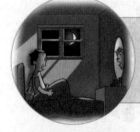

床的摆放不宜正对梳妆镜
这主要是因夜晚人起来时，特别是睡眠中的人朦胧醒来时或噩梦惊醒时，在光线较暗的地方，容易受惊吓

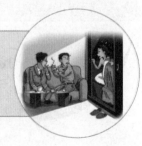

床头不宜设在卧室门或窗的通风处
客厅里的人一眼就能看见卧室的床，会使卧室缺乏宁静感，影响睡眠，人们在卧室里穿着睡衣来回走动，看上去也不雅观

被子晒后别拍打

晒被子的时间以上午 11 时到下午 2 时为佳，不能晒得太久。棉被在阳光下晒 3 个小时，棉纤维就会达到一定的膨胀程度，如果继续晒下去，棉纤维就会紧缩、容易脱落；若是合成棉的被子，只要稍晒一下，除去里层的潮气就行；对于羽绒或羊毛被，由于高温会使羽毛及羊毛中的油分起变化，产生腐臭味，不需频繁晾晒，更不可暴晒，在通风处晾晒 1 小时就行了；以化纤面料为被面的棉被，同样不宜在阳光下暴晒，以防温度过高破坏化学纤维，晒被时，可在上面覆盖一层薄布进行保护。

大家都习惯于晒完被子后，用手反复拍打，以去掉灰尘，使被子蓬松。实际上，这样的做法并不科学。晒好的被子，只要用软毛的刷子轻轻刷一遍表面，去掉浮尘就可以了。

棉被的纤维粗短易碎，用力拍打会使棉纤维断裂变成粉尘从棉层跑出来；合成棉被的合成纤维细而长，容易变形，一经拍打，纤维紧缩了就不再复原，成为板结的一块；羽绒被拍打后，羽绒会断裂成细小的"羽尘"，影响保暖效果。

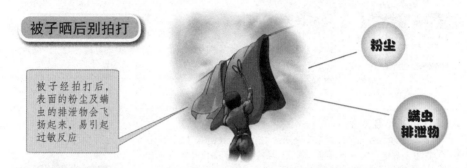

被子晒后别拍打

被子经拍打后，表面的粉尘及螨虫的排泄物会飞扬起来，易引起过敏反应

粉尘

螨虫排泄物

卫生间其实不卫生

家庭生活中不能少了卫生间，它是人们排泄大小便和清洁洗浴的地方。但卫生间很容易产生污染，人的排泄物、洗涤的脏水、清洁消毒的化学品、热水器的气体燃烧，再加上较密闭的环境、较大的湿度、较小的空间，等等，往往使卫生间的空气更容易污浊而成为家庭中的一个污染源。

卫生间的异味
卫生间中常有异味，许多人对这种异味只是出于嗅觉上的不适而不喜欢，实际上这种异味是一种有毒气体。卫生间的异味是由多种物质和因素共同形成的，其中有较高浓度的氨气、硫化氢、甲烷、二氧化碳和各种化学品中散发出来的混合有害气体

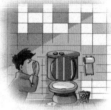

卫生间是最容易让人患癌症的地方
卫生间的环境密闭、湿度大、空间小，也为致病细菌、霉菌、螨虫等有害生物创造了良好的滋生条件，导致产生大量室内致病源和变应原，使得卫生间成为最容易让人生病的地方。国外有的医学专家甚至认为，卫生间是最容易让人患癌症的地方。因为，卫生间的化学物品实在是太多了，而有的人又喜欢在卫生间里冥想和看报纸、看小说，这等于增加了自己患癌的机会

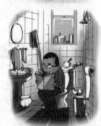

氨气给你带来的健康危害
氨气是卫生间空气中的主要污染物，有强烈的刺激性气味。在冬季的建筑施工中，人们会使用含氨的尿素来作为水泥的防冻剂，因此在一些建筑物中会释放出高浓度的氨，成为室内空气污染的有毒成分。氨具有很强的刺激性，可对皮肤、呼吸道和眼睛造成刺激，严重时可出现支气管痉挛及肺气肿。长期受到过多氨气污染，会使人出现胸闷、咽痛、头痛、头晕、厌食、疲劳、味觉和嗅觉减退等症状

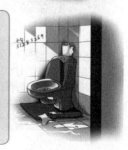

厨房里的保健小常识

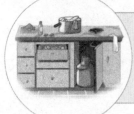

必须勤擦、勤洗、勤消毒

　　厨房里的灶具、餐饮具、台面等，经常受到煤气、油烟的污染和侵蚀，容易发生油垢积聚、铁制器皿生锈，这些物品必须勤擦、勤洗、勤消毒

炒菜时油温不要太高

　　食用花生油、豆油的发烟温度分别是150℃和160℃，精制菜油为200℃。为了减少厨房空气污染，降低住宅空气中苯并芘等致癌物质的浓度，除了要选用含杂质较少的精制烹饪油外，炒菜时应使油温控制在200℃以下

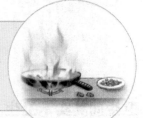

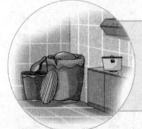

不宜在厨房腌菜

　　雪里红、白菜、萝卜叶、韭菜等叶菜，在腌渍过程中会生成较多的亚硝酸盐，其生成量与室内温度及食盐浓度关系很大。一般在20℃的温度、4%的食盐浓度的条件下腌的菜，亚硝酸盐生成最多。因此腌渍时要把菜洗干净，放盐要适量，吃时用水把含亚硝酸盐的咸汁洗掉

厨房垃圾不宜过夜

　　厨房垃圾一般包括菜叶、菜根、剩饭、剩菜等。这些物质，在适宜的温度、湿度条件下，很容易腐烂变质，特别是夏天。垃圾中的细菌不仅污染厨房空气，还会随气流流入主室使室内细菌含量增加。所以，厨房垃圾应该当日清除

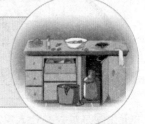

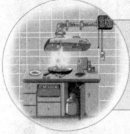

厨房要有良好的通风换气措施

　　如在炉灶上安装抽油烟机和排风扇，经常开窗通风换气，以便将炒菜时产生的油烟及时排走。每次做饭后也不要马上关掉抽油烟机。
　　在使用厨房抽油烟机时不宜紧闭窗门，因为抽油烟机在向外排油烟时，需要补充足够的新鲜空气，否则会造成室内负压，使排烟效果变差

不宜用钢丝球擦拭铝锅

　　铝锅、铝盆、铝饭盒等，在使用一段时间后，表面变暗发黑，表面会生成一层氧化铝的保护膜。这个保护膜可防止和降低酸、碱溶液对铝制品的侵蚀，同时还增加了铝制品的硬度。如果用钢丝球把这层保护膜擦掉，会增加铝器皿的溶解性，从而对健康产生危害

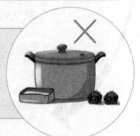

第七章

家电细节

——别让高科技毁了自己的健康

家电勤"洗澡"可除尘降辐射

电视机、电脑上蒙了灰尘，很多人以为，这只是个卫生问题。事实并没有这么简单。研究证明，灰尘是电磁辐射的重要载体。如果你的家电不经常擦拭，那么，即使它们关掉了，电磁辐射仍然留在灰尘里，继续对你全家人的健康造成不良影响。

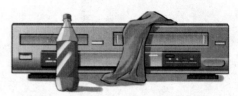

经常擦拭、清除电器上的灰尘可以有效地减少辐射危害，健康全家

我们每天都要面对各种各样的辐射，家用微波炉、电脑、电视、空调、电褥子等都会放出电磁波。电磁辐射会对人的身体产生不同程度的危害，如头痛、失眠、心律不齐、视力下降、皮肤病等。

防范电磁辐射，除了避免和电磁波的"亲密接触"外，在饮食上也应采取一定措施对抗电磁辐射对机体的危害。

电脑族：靠垫一定要放在腰部

靠垫的确可以对腰肌劳损起到缓解的作用，但是也不能随便拿过来就用，而需要讲究科学。

首先，靠垫一定要放在腰部，放到背部是无效的。这是因为正常人体的脊柱共有三个生理弯曲，因生理的需求它们并不生长在一条直线上，胸椎向后凸，颈椎和腰椎向前凸，从侧面看，脊椎犹如两个S的连接。由于这个生理特点，腰、背不能置于同一平面。因此，坐电脑椅时，如果在腰部放上一个靠垫，可以使腰部得到有效的承托，维持腰椎的前屈生理，均衡腰椎、腰部肌肉的压力，减轻劳损，增加舒适度，预防和改善腰椎不适，对稳定脊柱有好处

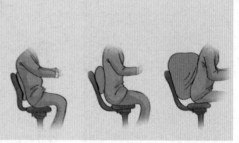

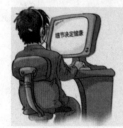

其次，靠垫的厚度要合适。不能太薄太软，这样起不到托起腰部的作用；也不要太厚太硬，太厚可能会造成腰椎的过度前屈；而太硬则会硌得人难受。在挑选时可把靠垫试放在腰后，垫十分钟后如果仍然感觉很舒适，则这个厚度是适合的；如果感觉到腰背疲劳甚至疼痛，则说明这个靠垫不合适。再有，本身已患有腰椎间盘突出及腰椎管狭窄的人，更要注意靠垫的舒适性

除了使用靠垫来缓解腰痛外，还有一些细节也是应注意的。不论从事什么工作，只要是坐了45分钟后，都应该起来做一下伸展运动，这样对眼睛、手腕、颈椎、腰椎都有益处；在工作期间，不要始终一个姿势，不断地调整姿势能缓解腰部的劳累，正确、合适的坐姿可以使身体得到放松；当需要靠椅背时，应腰部挺直，坐沙发时要尽量靠后坐，让臀部坐在沙发面的底端，背部紧靠沙发背。

键盘污染是健康的潜在杀手

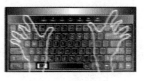

与我们亲密接触的电脑键盘已成为细菌滋生的温床和疾病传播的中转站。某种程度上，经多人长期使用后未经清洁处理的键盘，比餐厅中未经消毒的碗筷还要脏，已成为威胁使用者健康的一个潜在杀手。这个键盘如果没有经过特殊处理，下一个人再去进行操作的时候，这种污染就有可能威胁到下一个人。

专家介绍，预防键盘污染，应分两类情况：

一种情况是人已经有一些疾病了，要尽量减少可能对公共设施造成的污染的机会，给别人一个比较清洁的环境。

另一种情况是人还没有产生疾病，要加强自身对疾病的预防措施。以下是人们在操作中易出现的不良卫生习惯。

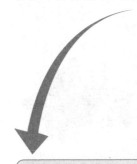

使用键盘后不洗手

有人观察到，1小时内，共有8个人使用了1台公共电脑，只1个人在使用后洗了手，另7个人未洗手就用手拿取了食物。如果这个键盘被肠道传染病病原体感染了，你操作键盘以后，手又被感染了，那么你去拿食品吃的时候，自然会把细菌带到嘴里去

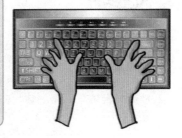

操作键盘时进食、吸烟

在电脑前喝饮料、吃零食或抽烟，都是很惬意的事。但要注意此时细菌正随着手与食物的接触，进入到身体内部。因此，要有一个良好的卫生习惯，操作电脑，包括接触这些公共设施物品时，不要直接拿食物吃

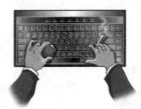

操作键盘时双手与皮肤亲密接触

注意，你在思考时会不会左手托在脸颊上，感觉眼睛干涩时是否会用手揉眼睛，面部有疼痒时是否会用手指抠皮肤，这些不良习惯都为皮肤疾病传播提供了前提条件。比如皮肤表面有一些疮疖，如果细菌接触伤口，就会发生感染

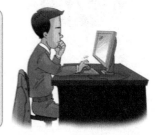

操作键盘时还应注意以下几点
（1）使用键盘前后一定要洗手
（2）操作键盘过程中不要吃东西
（3）操作中避免手与眼睛、面部皮肤以及鼻孔、耳孔等部位直接接触
（4）定期清洁键盘，并保持键盘通风干燥，避免细菌滋生

别让电脑伤害了你的脸

电脑时代，我们为工作和生活的高效、便捷而高兴。然而，在人们还没有充分的防范意识时，电脑已经悄悄地伤害了我们的脸——皮肤干枯、毛孔变粗、小痘痘外冒、眼睛干涩、黑眼圈形成并不断加重……这种病态皮肤，专家冠它以一个新名称——"计算机皮肤"。

防治"计算机皮肤"六招：

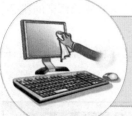

保证荧光屏清洁
每天开机前，用干净的细绒布把荧光屏擦一遍，减少上面的灰尘

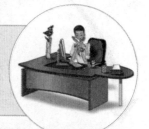

隔离最重要
要学会使用隔离霜，薄薄的一层，就能够让肌肤与灰尘隔离。比如使用美白保湿隔离霜、防护乳。另外，用点具有透气功能的粉底，也能在肌肤与外界灰尘间筑起一道屏障，但不要用油性粉底

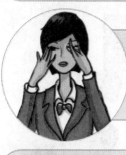

彻底洁肤
上网结束后，第一项任务就是洁肤，用温水加上洁面液彻底清洗面庞，将静电吸附的尘垢通通洗掉，涂上温和的护肤品

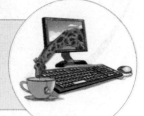

经常补水
电脑辐射会导致皮肤发干。身边放一瓶水剂产品，如滋养液、柔（爽）肤水、精华素等，经常给脸补补水。在自己的护肤用品中添加一些水分高的护肤霜和抗皱霜

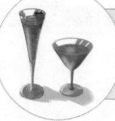

经常喝新鲜果汁和生菜汁
不经煮炒的鲜果汁和生菜汁是人体的"清洁剂"，能解除体内堆积的毒素和废物。体内的毒素少了，皮肤也会光洁许多

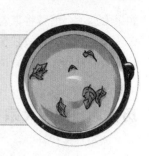

经常喝绿茶
绿茶中的茶多酚具有很强的抗氧化作用

保护皮肤最好用 1 ：5 比例的甘油和白醋涂搽皮肤，既能让肌肤变滑嫩，又能省钱。另外别忘了多喝水，既能补充肌肤水分，又能促进新陈代谢。

鼠标使用不当，"鼠标手"找上门

如果鼠标使用不当，可以使你患上很严重的指关节疾病，这种不同于传统手部损伤的症状被称为"鼠标手"。

"鼠标手"早期的表现为：手指和腕关节疲惫麻木，有的关节活动时还会发出轻微的响声，类似于平常所说的"缩窄性腱鞘炎""腕管综合征"，但其累及的关节比腱鞘炎要多。外科专家认为，鼠标比键盘更容易对手造成伤害，而这种疾病多见于女性，女性发病率是男性的 3 倍。

医生发现，鼠标的位置越高，对手腕的损伤越大；鼠标距身体越远，对肩的损伤越大。因此，鼠标应该放在一个稍低的位置，这个位置相当于坐姿情况下，上臂与地面垂直时肘部的高度。键盘的位置也应该和这个差不多。很多电脑桌都没有鼠标的专用位置，这样把鼠标放在桌面上长期工作，对人的损害不言而喻。

鼠标和身体的距离也会因为鼠标放在桌上而拉大，这方面的受力长期由肩肘负担。这也是导致颈肩腕综合征的原因之一。上臂和前身夹角保持 45 度以下的时候，身体和鼠标的距离比较合适；

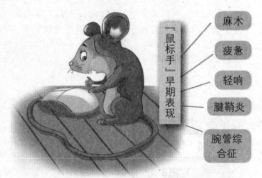

"鼠标手"早期表现：麻木、疲惫、轻响、腱鞘炎、腕管综合征

"鼠标手"早期的表现为：手指和腕关节疲惫麻木，有时还会关节轻响，类似于平常所说的"缩窄性腱鞘炎""腕管综合征"

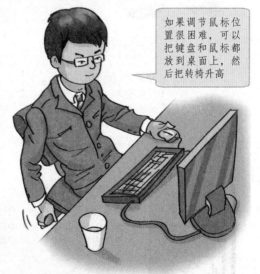

如果调节鼠标位置很困难，可以把键盘和鼠标都放到桌面上，然后把转椅升高

"鼠标手"只是局部症状，如果鼠标位置不够合理，太高、太低或者太远都可能继发颈肩腕综合征

如果太远了，前臂将带着上臂和肩一同前倾，会造成关节、肌肉的持续紧张。

用科学的方法放置鼠标，会大大降低"鼠标手"的发病概率，让每一名常坐在电脑前的上班族轻松、愉快地做好自己的工作。

历数冰箱的四大宗"罪"

冰箱是现代社会的产物，它给我们的日常生活带来了很多方便。但是也有很多人没有真正全面地认识冰箱，一味迷信、夸大冰箱的作用，把它当成"保险箱"。事实上，冰箱在骗取人们信任的情况下，有多种"渎职"的"罪过"。你知道吗？

（1）滋生细菌、藏污纳垢：在低温环境中，食物本身的代谢也只是放缓，并未停止。多数细菌并不会因低温死亡，相反许多微生物很容易在低温下生长繁殖。同时，冰箱内湿度较大，同样不利于食品保鲜。不论生熟、不分门类，各种食物以及食物自身分解产生的有害化学物质，茶叶、咖啡、烟草、化妆品甚至胶卷都在冰箱中汇聚，裹挟着各种气味，产生千千万万个细菌、真菌，冰箱逐渐成为藏污纳垢之所

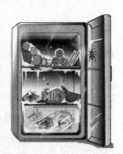

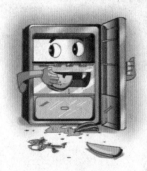

（2）偷窃营养：冰箱是窃取食物营养的"黑手"，特别是那些富含维生素的蔬果菜肴。有研究证实，在4℃的冰箱中储藏24小时会令黄瓜的维生素C含量下降30%。人们曾经做过这样一个实验，就是在零下18℃的时候，把新鲜的鱼和肉一共储存了8个月。我们发现，在第三个月时，鱼和肉营养素的变化非常明显，主要是维生素A与维生素E的变化，在第三个月的时候，就损失百分之二三十，到第八个月的时候，损失就更多了。另外，它们的血红素也氧化得非常厉害，不仅颜色变淡了，水分丢失得也很厉害

（3）冰箱疾病：直接食用冰箱里的食物会导致胃内黏膜血管急剧收缩、痉挛而引发胃部不适甚至导致胃病，而那些在低温环境下滋生的微生物可以导致急性肠炎甚至痢疾，耶尔细菌肠炎就叫"冰箱肠炎"，此细菌能够在－40℃低温中生存繁衍，冰箱正好是它们的乐园

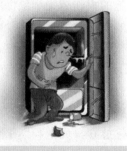

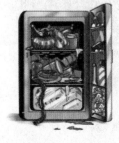

（4）制造毒物：许多人喜欢大采购，将一周内的蔬菜购好后在冰箱存放。这种做法非常危险。蔬菜中原本含有硝酸盐，它在硝酸还原酶的作用下会形成亚硝酸盐。这种物质具有毒性，可导致机体低氧现象。冰箱中的熟菜也是亚硝酸盐的制造者，人吃过的剩菜受到细菌和唾液中酶的污染，亚硝酸盐形成的速度更快

冰箱要定期清洗

电冰箱每使用 1 ~ 2 周，最好对箱内胆及放置食品的搁架附件等进行认真的擦洗，以确保箱内环境清洁，避免异味产生。特别是夏季，对冰箱的清洗、消毒，更要每星期一次。可用 0.5% 的漂白粉擦洗，特别注意擦洗箱缝、拐角、隔架，然后再用干净湿布抹干净。也可以在排气口和电冰箱下方的蒸发器内放置大蒜，用来杀菌消毒。

冰箱需要经常清理的方面有如下几个：

1. 电冰箱门上的密封条上的微生物
此处微生物达十几种之多。这些微生物的存在，很容易导致人体各种疾病。其清理办法为：用酒精浸过的干布擦拭密封条，效果最佳

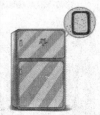

2. 电冰箱内的异味
电冰箱使用时间过长又未做到及时清理，就会出现难闻的异味，这是电冰箱内各种物品的混装造成的。物品贮存最好不超过一个月。另外，冰箱使用 1 ~ 2 周后，可在温水中加入少量的清洁剂，再用清水擦净。也可将酒精和水按 7：3 的比例兑成溶液，倒入喷雾器内，边喷边擦冰箱，再用旧牙刷清除死角污垢，这样可以有效驱除异味

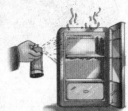

3. 电冰箱内的剩饭
可以说每个家庭的电冰箱冷藏室内都存有剩菜剩饭，这容易使电冰箱内的物品串味；另一方面，冷藏室并非无菌室，剩菜剩饭很容易受到各种细菌的侵蚀。因此，电冰箱内的剩菜剩饭应尽快食用，食用前请千万要加热

 细节提醒

为了省电和保持食物风味，我们习惯把食物凉透后再放进冰箱。然而问题在于，常温下细菌最容易繁殖，只要几小时就足以致病，因此建议饭菜热时便放入冰箱。

冰箱内食物摆放位置有讲究

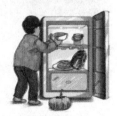

许多人把食物买回家后，会一股脑儿将它们扔进冰箱。无论什么时候，只要一打开冰箱，里面总是乱糟糟的。其实，冰箱内的食物存放大有学问，如果位置不对，温度就不对，食品的品质也会受到很大影响。

一般来说，冰箱门处温度最高，靠近后壁处温度最低；冰箱上层较暖，下层较冷；保鲜盒很少被翻动，又靠近下层，所以那里温度最低。所以，我们不妨依温度顺序，把冰箱冷藏室分为 6 个区域：冰箱门架、上层靠门处、上层后壁处、下层靠门处、下层后壁处、保鲜盒。

适合放在上层后壁处

剩饭菜、剩豆浆、包装豆制品等。由于这些食物容易滋生细菌，稍低于0℃的温度最合适

适合放在冰箱门架上

有包装但开了封、本身不会在一两天内变坏的食品，如番茄酱、沙拉酱、芝麻酱、海鲜酱、奶酪、黄油、果酱、果汁等，以及鸡蛋、咸鸭蛋等蛋类食品

适合放在上层靠门处

直接入口的熟食、酸奶、甜点等。储存这些食品时，应避免温度过低，并防止生熟食品交叉污染，所以不宜放在下层

适合放在保鲜盒里

排酸冷藏肉，半化冻的鱼、鲜虾等海鲜类。由于水产品中的细菌往往耐低温，温度稍高容易加速其繁殖，而保鲜盒既可起到隔离作用，避免交叉污染，又具有保温功效，避免频繁开关冰箱门产生的温度波动。此外，如果有专门的可调温保鲜盒，最好把肉类放在−1℃的保鲜盒中

适合放在下层后壁处

没有烹调熟，但又需要低温保存的食品，如水豆腐、盐渍海带丝等，以及有严密包装，不怕交叉污染的食品，还有等着慢慢化冻的食品，适合存放在最冷的地方，比如下层后壁处

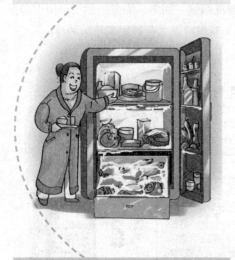

适合放在下层靠门处

各种蔬菜及苹果、梨等温带水果，而且要用保鲜袋装好，以免因温度过低而导致冻坏

勿将植物与电视机摆在一处

将植物与电视机摆在一处，对电视机和花都没有好处。

大家都知道，电视机是靠显像管来显示图像的，但显像管在工作的时候会放出一些射线，这些射线对植物有很大的破坏作用。它能破坏植物的组织细胞，使得植物失去正常的机能；它影响植物激素的分泌，而激素正是植物赖以生长发育的不可缺少的东西，植物一旦缺少了激素，就会减慢甚至停止生长，并会因无法吸收营养物质而枯萎死亡。另外，养花需要你不断地给它浇水，来保持土壤的潮湿，没有足够的水供应，它会枯萎；而电视机是最怕潮湿的，把花盆放在电视机旁容易使周围的空气湿度增加，这必然影响电视机的正常工作，长期这样就会缩短电视机的寿命。而且，在给花盆浇水的时候，如果一不小心把水倒在了电视机上或者是溅在了插座上，还可能会造成更严重的后果。

避免把花盆摆放在电视机旁，同样，其他的电器旁也不宜放花盆，像电脑、音响等。当然，同时，你不妨注意防止其他会给你的电视机或者电器带来受潮可能的情况。

如果你实在喜欢用一些花来装饰你的电视机，觉得少了花朵的装饰，就少了许多的情趣，甚至是让你觉得看起来不顺眼，那么建议你买一些假花来，它们做得很逼真，同样可以起到美化居室的作用，而且不会与电视机发生相互损害。

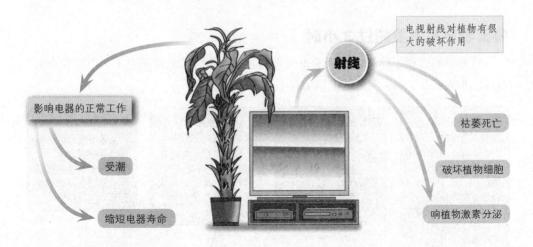

电视射线对植物有很大的破坏作用

射线

影响电器的正常工作

受潮

缩短电器寿命

枯萎死亡

破坏植物细胞

响植物激素分泌

不宜边吃饭边看电视

很多人都喜欢边吃饭边看电视。其实这是一种不健康的生活习惯，会严重影响食物的消化吸收，可能引发以下问题：

对大脑产生不利影响
边吃饭边看电视，血液会流入消化器官，这时大脑会出现血液供应不足、低氧等现象，时间一长，可能引起神经衰弱、头痛等疾病

引起慢性肠胃病
边吃饭边看电视会因为精神集中在电视节目上而延长吃饭时间，这不仅会让饭菜变凉，咀嚼食物也不仔细，影响食物的消化和营养的吸收，长时间如此就会造成慢性肠胃疾病

影响食欲
边吃饭边看电视，很香很好的饭菜，也可能会食而不知其味，可能没吃饱就放下碗筷，尤其是儿童，更容易出现此类情况，时间长了就会导致营养不良

阻碍消化液分泌
边吃饭边看电视会使大脑因电视情节的紧张刺激而处于兴奋状态，这样就会对肠胃蠕动有一定的抑制作用，消化液的分泌也会减少

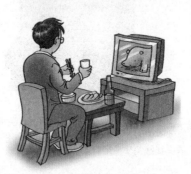

每天看电视不要超过 3 小时

研究资料表明：你只要每天看电视平均超出 3 小时，就可能患上"电视综合征"，尤其是儿童或青少年。常见的电视病有：

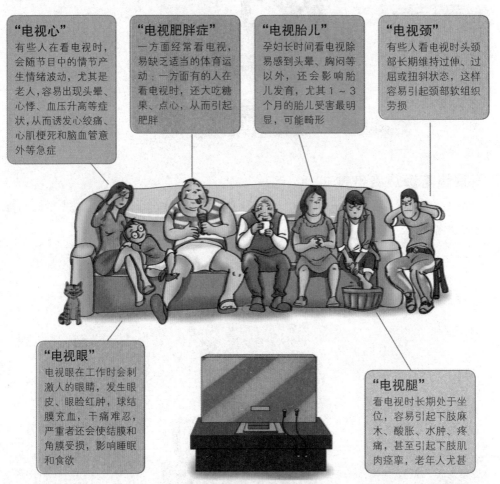

"电视心"
有些人在看电视时，会随节目中的情节产生情绪波动，尤其是老人，容易出现头晕、心悸、血压升高等症状，从而诱发心绞痛、心肌梗死和脑血管意外等急症

"电视肥胖症"
一方面经常看电视，易缺乏适当的体育运动；一方面有的人在看电视时，还大吃糖果、点心，从而引起肥胖

"电视胎儿"
孕妇长时间看电视除易感到头晕、胸闷等以外，还会影响胎儿发育，尤其 1 ~ 3 个月的胎儿受害最明显，可能畸形

"电视颈"
有些人看电视时头颈部长期维持过伸、过屈或扭斜状态，这样容易引起颈部软组织劳损

"电视眼"
电视眼在工作时会刺激人的眼睛，发生眼皮、眼睑红肿，球结膜充血，干痛难忍，严重者还会使结膜和角膜受损，影响睡眠和食欲

"电视腿"
看电视时长期处于坐位，容易引起下肢麻木、酸胀、水肿、疼痛，甚至引起下肢肌肉痉挛，老年人尤甚

针对以上"电视病"症状，专家提出：电视机放置不应过高，最好是荧屏中心与视线持平；人与电视机距离保持在 3 米以上；看电视持续时间不应超过 4 小时；看电视时保持室内空气新鲜、眼部不适时可戴墨镜；电视机旁安装一个低功率灯泡，调节视线免受强光刺激

细节提醒

长时间看电视对人体非常不好，尤其对肝病病人的危害更大，因为肝病患者的肝脏胆汁分泌少，导致维生素 A、维生素 D、维生素 E、维生素 K 等的吸收障碍。

人的视觉是要靠眼内视网膜中两种感觉细胞产生的，其中杆状细胞里有一种感弱光的物质，叫作视紫红质，它是由蛋白质和维生素 A 结合而成的，如维生素 A 供给不足，就会妨碍视紫红质的合成，从而影响人的视力。因此，肝病患者常看电视会感到视觉模糊，视力减退，久之导致干眼病和夜盲症。

微波炉使用禁忌

微波炉是一种高效节能的炊具，不但操作简便，节省时间，而且避免了烟熏火燎。但是微波炉也不是尽善尽美的，为了安全、卫生，下面是使用微波炉时的一些禁忌。

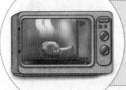

忌将肉类加热至半熟后再用微波炉加热

因为在半熟的食品中细菌仍会生长，第二次再用微波炉加热时，由于时间短，不可能将细菌全杀死。冰冻肉类食品须先在微波炉中解冻，然后再加热为熟食

忌油炸食品

因高温油会发生飞溅导致火灾，如万一不慎引起炉内起火，切忌开门，而应先关闭电源，待火熄灭后再开门降温

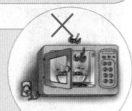

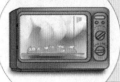

忌超时加热

食品放入微波炉解冻或加热，若忘记取出，如果时间超过 2 小时，则应丢掉不要，以免引起食物中毒

忌用普通塑料容器

使用专门的微波炉器皿盛装食物放入微波炉中加热。一是热的食物会使塑料容器变形，二是普通塑料会放出有毒物质，污染食物，危害人体健康

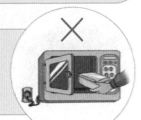

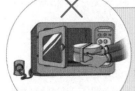

忌用金属器皿

因为放入炉内的铁、铝、不锈钢、搪瓷等器皿在加热时会与微波炉产生电火花并反射微波，既损伤炉体又不容易加热食物

忌使用封闭容器

加热液体时应使用广口容器，因为在封闭容器内食物加热产生的热量不容易散发，会使容器内压力过高，易引起爆破事故。即使是在煎煮带壳食物时，也要事先用针或筷子将壳刺破，以免加热后引起爆裂、飞溅弄脏炉壁，或者溅出伤人

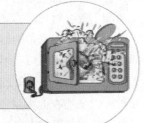

怎样防止和减少"空调病"的发生

怎样防止和减少"空调病"的发生呢，我们给出以下建议：

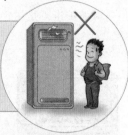

进入房间和车内打开空调后，不要急于封闭门窗，最好过一刻钟以后再关闭门窗，这样有利于空调器中的各种有害物质散发，减少对人体健康的危害。打开空调后，要注意合理调整室内外温差，室温宜设定在24 ~ 18℃，室内外温差不可超过7℃。这样做不但有利于健康，还有利于节省电力

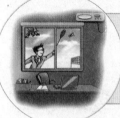

长期在空调房间里工作和生活者，应经常到户外活动，接触阳光，呼吸新鲜空气，并多做运动，多喝开水，加速体内新陈代谢

使用空调的时间不能太长，有条件最好经常开窗换气，以降低室内环境中有害气体的浓度，使室内保持一定的新风量。室内空气流速应维持在每秒钟20厘米左右，办公桌切不可安排在冷风直吹处，因为该处空气流速增加，温度将骤降3 ~ 4℃

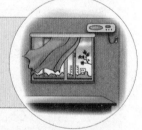

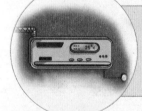

及时检查空调器并做到及时清理；对写字楼中央空调系统进行定期监测和定期清洗，如发现传染菌，及时进行消毒处理，以减少病菌感染的危险性。不要坐在空调的排风孔附近，因为那里是不洁空气的必经之路，空调吹出空气中的悬浮物和螨虫很容易诱发呼吸系统疾病

饮水机要定期清洁消毒

很多办公室或家庭都会配备一台饮水机，可以说，饮水机已经成为现代生活必备的设备了。但就是这个能随时提供热水，带给我们方便的饮水机，如果不及时给它清洗消毒，就会对我们的健康造成威胁。

使用饮水机真正的健康隐患是二次污染。每款饮水机都有5个与外界相通的部分，即两个龙头、进水口、空气口、排污口。饮水机的二次污染主要是空气中的粉尘携带大量的微生物、藻类等随着空气进入饮水机造成的，特别是空气口、排水口容易形成死角，微生物在此大量繁殖，同时也污染桶装水。因此，使用饮水机必须定期清洁。另外，饮水机里的水要尽快用完，特别是夏天，最好一周内用完。

具体来说，饮水机消毒分为以下六个步骤：

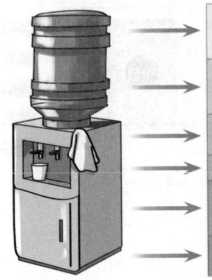

第一，拔去电源插头，取下水桶，打开饮水机后面的排污口，排净余水，因为排污管里的剩余水是导致饮水机二次污染的关键。然后再打开所有饮水开关放水

第二，用镊子夹住酒精棉花，仔细擦洗饮水机内胆。饮水机内胆由于直接与空气接触，很容易积聚细菌。用酒精擦洗，可以去除上面的污垢，为下一步消毒做准备

第三，将 250 毫升消毒剂溶解到 2 升水里，再装满整个饮水机内胆，并放置 15 ~ 20 分钟

第四，打开饮水机的所有开关，排净消毒液

第五，用 8 ~ 9 升的清水连续冲洗饮水机整个腔体，打开所有开关排净冲洗液体。有些人只用 1 升清水冲洗，这是不正确的，会使消毒液残留在饮水机内

第六，用酒精棉花擦洗开关处的后壁，当用杯子盛水时，很容易碰到饮水机开关处的后壁，因此不能只用抹布擦洗

洗衣机也需清洗

洗衣机是家里清洁工作的一大主力，可是长期工作下来，洗衣机自身也积了很多污垢，需要清洗，否则会对衣物造成再次污染。

清除洗衣机污垢可以用专用的清洁剂，根据洗衣机的使用年限，加适量的药粉和温水浸泡数小时后搅动，污垢就能清除。

还可根据洗衣机的容量，将半瓶到一瓶食用醋，倒入洗衣机内桶，加温水到 3/4 桶高，浸泡 2 小时，然后开动洗衣机转动 10 ~ 20 分钟再将脏水放掉；加半桶清水和 1/4 瓶 "84 消毒液"，重新让洗衣机转动 10 分钟再放掉水；最后用清水漂洗，洗衣机就可以洗干净了。

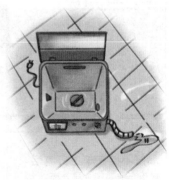

洗衣机长期工作下来，自身堆积了很多污垢，也需要清洗，否则会对衣物造成再次污染

家电超期服役危险多

家用电器都有使用年限，如彩电是 8 ~ 10 年，电冰箱是 13 ~ 16 年，电脑是 6 年。近两年，我国进入了家电报废高峰期，每年都有一大批彩电、电脑、空调等大家电报废。但由于缺乏有效监管，大量必须淘汰的"废家电"流入二手市场，一些个体经销商甚至用废家电的零部件拼装成劣质家电，这样不但存在安全隐患，还形成了大规模的电子垃圾污染。

专家认为，旧家电"超期服役"，存在很大的安全隐患。比如旧冰箱会出现制冷

剂泄漏现象，使保鲜和杀菌效果不理想，导致食物串味；旧电视机的零件磨损、显像管老化，容易引起线路漏电或者爆炸；洗衣机的塑料构件时间长了也会老化，导致其内部的电器元件漏电，容易使人触电。不仅如此，"超龄家电"的耗电量也会增加很多，举个例子来说，一台空调每超期使用1年，耗电量就会上升10%。

专家提醒大家，买旧家电时，除了看"身份证"，还要查验厂家、生产日期、编号等标志，防止被由旧零件攒起来的"组装货"所欺骗。

家电超期使用危险多

耗电
磨损
爆炸
泄漏
漏电

旧电器的零件磨损、老化，容易引起线路漏电或者爆炸，容易使人触电

如何使手机对人体的危害降至最低

为了使手机对人体的危害降至最低，专家提议在使用手机时，应该注意以下几点：

睡觉时别放枕边
专家介绍，手机辐射对人的头部危害较大，它会对人的中枢神经系统造成机能性障碍，引起头痛、头昏、多梦等症状，有的还对人的面部会有刺激

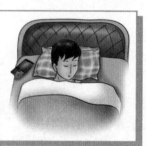

最好不要在车上打电话
由于车厢都是金属外壳，大量的手机电磁波会在车内来回反射。这些电磁波密度大大超过国际安全标准，严重影响了大家的健康

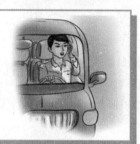

手机信号弱时少听电话
在弱信号环境下拨打手机，辐射明显增大，人体对天线辐射的吸收也可能增加，所以，在手机信号不好的时候也要尽量避免打手机

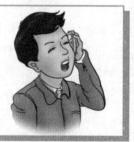

雷雨天气不要接打电话
当人被雷击中时，皮肤的高绝缘性通常会产生一种屏蔽现象，使电流顺皮肤流过而不会通过身体内部。但是当皮肤直接接触液体或金属等导电材料时，例如一部手机，这种屏蔽就会被打破，导致内伤，而且致命性很高

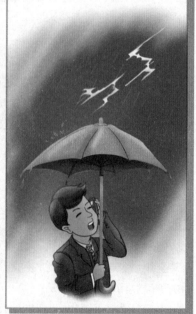

不要在拨通瞬间接电话
手机在被拨通的那一瞬间的辐射是最强的，所以铃声刚响的时候不要去接，响过几声之后再接听

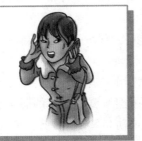

莫把手机当胸饰
手机挂在胸前，会对心脏和内分泌系统产生一定影响。即使是在辐射较小的待机状态下，手机周围的电磁波辐射也会对人体造成伤害

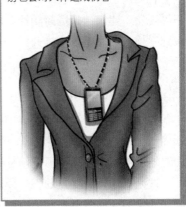

不要忽视充电器的辐射
充电器在工作的时候所产生的辐射也会对人体造成伤害。所以，最好离充电器远一点，电充足后，也别忘顺手把插头拔掉

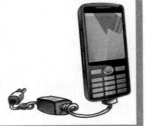

短信勿狂发

如今，手机短信已经渗透到我们生活的各个角落，一个新名词"拇指一族"随之出现，专门用它来形容那些发短信上瘾者。

专家说，"拇指一族"长时间发短信很可能导致手臂麻木、腕关节肿胀、手动作不灵活等症状；频繁收发短信也会影响视力，特别是对仍处在发育期的青少年来说，紧盯着一个小屏幕，对视力的伤害不小。

另外，编发短信与玩电脑游戏非常相似。那些主要靠手机短信与外界交往的人，很容易变成"游戏脑"。

如果一定要收发短信，最好看一会儿屏幕就休息一下眼睛。每天收发短信时间应在 15 分钟以内。

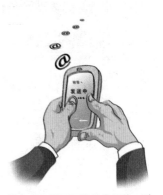

许多人习惯于不停地发短信，殊不知此举正危害着健康

插座要与电器"门当户对"

大部分住宅墙上的插孔都是 10A 的，但是，空调一般又是 16A 的，用 10A 插头带动 16A 的空调工作是十分危险的事情，"小马拉大车"容易引发积热、断路，甚至火灾等危险事故。因此，在装修时一定要向装修队强调这一点，选择空调专用的大功率插座。

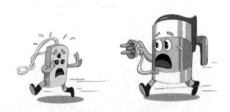

不对应的电器和插座乱插会导致极大的安全隐患和危害

冰箱应该选择带电涌防护功能的插座，这样不仅能防止冰箱电涌对其他设备的干扰，同时，也能保护冰箱本身。

电视机插座最好选带防雷功能的。现在的电视，像液晶电视等，价格较贵，元件很精细，插座是家电防雷的最后一道屏障。

在厨房烹饪时，会有细碎的杂物不慎掉进插座的插孔内，这种情况很容易引起短路等现象，建议选择可封闭插孔的插座。这种插座的插孔平时是关闭的，只有两个插头同时插入时才能自动打开，不仅能防止日常异物掉入插孔，还能保证小孩子的安全。

加湿器不能滥用

冬春干燥季节，许多家庭中都使用加湿器来增加房间湿度，保持干湿适宜的家居环境。不过，使用加湿器并非一劳永逸之举，如果不能正确使用，不注意平时的保养，加湿器所增加的可能就不仅仅是湿气，还有对健康的危害。

这是因为，加湿器的工作原理是通过把液态水蒸馏变为气态排出，以增加房间湿度。如果加入加湿器中的液态水不干净，由于在蒸馏过程中并不能有效杀菌，排出的水汽中就会含有大量的病菌和杂质它们被人体吸入后，就会危害人体健康。有的家庭习惯于用自来水，甚至还会用淘米洗菜的水放入加湿器，这样不但对人的健康不利，而且水中含有的碱和杂质还会影响加湿器的使用寿命。

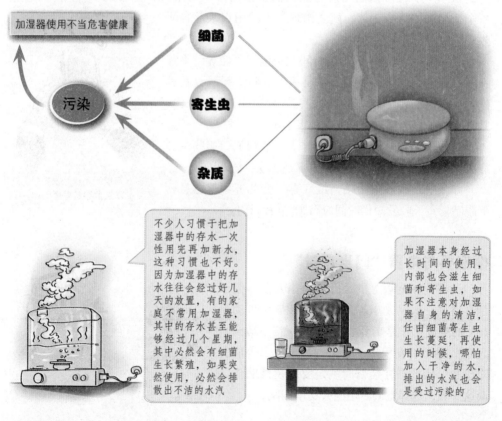

加湿器使用不当危害健康

污染 ← 细菌 寄生虫 杂质

不少人习惯于把加湿器中的存水一次性用完再加新水，这种习惯也不好。因为加湿器中的存水往往会经过好几天的放置，有的家庭不常用加湿器，其中的存水甚至能够经过几个星期，其中必然会有细菌生长繁殖，如果突然使用，必然会排散出不洁的水汽

加湿器本身经过长时间的使用，内部也会滋生细菌和寄生虫，如果不注意对加湿器自身的清洁，任由细菌寄生虫生长蔓延，再使用的时候，哪怕加入干净的水，排出的水汽也会是受过污染的

第八章

美容化妆细节

——日常妆容中不可不知的小细节

每天应让肌肤喝足水

　　保养肌肤最基础的应对办法就是多喝水。因为保持一定的饮水量，不仅能有效地改善机体的新陈代谢和血液循环，还能促进体内代谢产物的排泄。

饮用水的温度要适中
一般以 20 ～ 25℃为宜。因为沸水经自然冷却至此温度时，溶解在水中的气体会较煮沸前减少二分之一，水的内聚力增大，与人体细胞内的水分子结构非常接近，容易渗透到皮肤组织内部，有利于补充皮肤水分，减少细纹的出现

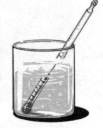

最好在早晨起床后喝一杯水
早晨起床后喝一杯水不仅可以清洁胃肠，对肾也有利。饭后和睡前不宜多喝水，以免导致胃液稀释、夜间多尿，防止诱发眼睑水肿和眼袋。每日应喝 6 ～ 8 杯水，水分对皮肤的滋润作用不亚于油脂对皮肤的保护作用。体内有充足的水分，才能使皮肤丰腴、润滑、柔软，富有弹性和光泽

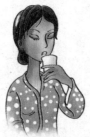

多吃蔬菜和水果
应多吃含水分多的蔬菜和水果，注意保持室内适宜的湿度，这些对皮肤美容都是有益的。在饮用水中加入花粉，可保持青春活力并抗衰老。花粉中含有多种氨基酸、维生素、矿物质和酶类。天然酶能改变细胞色素，消除色素斑、雀斑，保持皮肤健康

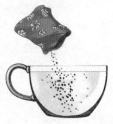

肌肤也需常呼吸

　　肌肤也需要呼吸。可是怎样才能让肌肤舒适健康地呼吸呢？让肌肤顺畅呼吸要注意以下几个方面：

清洁肌肤要及时、彻底——每天至少清洁两次面部皮肤，每三天至少洗一次澡

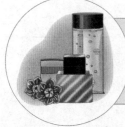

谨慎选择高效、提纯护肤品——根据自己的年龄和肤质特点选用护肤品

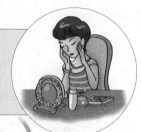

日间以清爽类护肤品为主——清爽类护肤品通常触感轻柔、通透性好，以水、露、乳质为最佳，部分结构好的霜质产品也不错

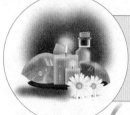

晚间以修护类护肤品为主——这里的晚间指晚上 7 ~ 10 点之间，因肌肤细胞在晚间吸收营养的能力较强

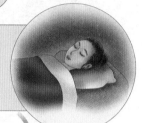

睡眠时让肌肤充分"裸露"——夜间 11 点至凌晨 5、6 点钟的睡眠时间是肌肤细胞最活跃的时间，也是肌肤最需要顺畅呼吸的时间，最好让肌肤处于洁净的"裸"状态

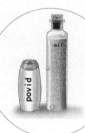

适当使用油质护肤品——不要一味认为油质护肤品会让肌肤腻得透不过气，其实，在春、秋、冬干燥又多风的季节里，肌肤需要适量油质化妆品的保护

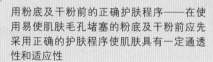

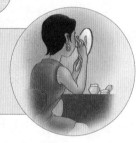

用粉底及干粉前的正确护肤程序——在使用易使肌肤毛孔堵塞的粉底及干粉前应先采用正确的护肤程序使肌肤具有一定通透性和适应性

洗脸方法不当会揉出皱纹

洗脸是我们每日的必经步骤，直接将洁面乳涂在脸上搓揉几下，或者用手掌把洗面乳揉出细致的泡沫，然后用蘸满泡沫的手掌在脸上揉搓几下洗净，这是否是你每天洗脸的手法？

其实这种洗脸方式是错误的。也许我说得这些你会不屑一顾：洗脸就是洗脸，洗干净就行了，讲究那么多干吗？其实不然，洗脸可是一门大学问。作为一种最基础的清洁和保养皮肤的工作，洗脸很有讲究。正确的洗脸方法可以帮助你更好地清洁和保养皮肤，不正确的洗脸方法则会损伤皮肤，加速皮肤的老化。

正确的洗脸方法是：

首先，用中指和无名指洗脸。手掌的操作表面和力道都不适合女性细致的面部肌肤，而中指和无名指是女性的美容手指，无论是洗脸、面部按摩还是涂抹护肤品，都应该用这两个手指来操作

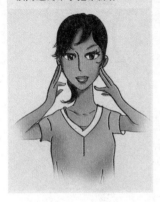

其次，用洗面乳洗脸时，手指轻揉的方向不该是毫无规律的，应该顺着毛孔打开的方向揉，即两颊由下往上轻轻按摩，从下巴揉到耳根，两鼻翼处由里向外，从眉心到鼻梁，额头从中部向两侧按摩。只有这样，才能够将毛孔里的脏东西揉出来，并且起到提升脸部肌肉的作用。不正确的手法不但清洁不干净，还会揉出皱纹，加速面部肌肤松弛

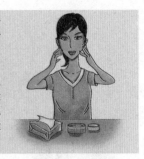

最后，用冷热交替法洗脸。凉水具有清凉镇静的作用，但用来洗脸清洁得不够彻底。因为凉水会使皮肤的毛细血管紧缩，使脸上的污垢甚至是洁面产品的残余不易清洗干净，而残留在毛孔内，久之会堵塞毛孔，引发各种肌肤隐患。正确的方法应该是先用温水，让毛孔张开，然后涂上洗面奶把毛孔里的脏东西洗出来，再用冷水洗，以收缩毛孔

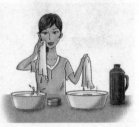

　　完成了上面几步，脸部的清洁工作就算是结束了。但是，如果你想让肌肤更白更嫩，那么可以再用醋水洗一遍：放少许醋于温水中，轻轻搅拌后开始蘸水拍打脸部，最后用清水冲洗掉脸上的醋味即可。

婴儿护肤品不适合成人

　　因为担心化妆品的不良反应，很多成年人喜欢用婴儿护肤品，觉得婴儿用的产品温和，对皮肤没有刺激，比较安全，而且会让自己的皮肤像婴儿皮肤那样细腻娇嫩。但是专家提醒，成年人皮肤的代谢状况和婴儿皮肤有很大的不同，婴儿护肤品并不适合成年人。

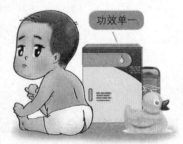

　　因为婴儿皮肤白嫩、水分多，对护肤品要求少，只要做到滋润、保湿就可以了，所以婴儿的护肤品比较温和、无刺激，同时，其功效也相对单一。

婴儿护肤品功效单一，成年人的皮肤护理比较复杂，需要修复、锁水、抗皱、美白等多种营养维护

　　而成年人的皮肤护理比较复杂，需要修复、锁水、抗皱、美白等多种营养维护，这些都是婴儿护肤品难以做到的。尤其是随着年龄的增长、精神紧张的增强和环境污染的加重等，成年人皮肤中的自由基越来越多，皮肤会起皱纹、色斑、松弛，肤色晦暗，而婴儿护肤品中常缺乏抑制自由基的成分，长期使用不能防止皮肤进一步的粗糙或衰老。

　　另外，成人用婴儿护肤品也不容易吸收。因为婴儿皮肤厚度明显低于成人，皮肤薄且柔嫩，水分充足，很容易吸收护肤品中的营养物质，而成年人皮肤水分缺乏，要

吸收婴儿护肤品中的营养成分就相对较难了。

　　成人化妆品的选择也不是长期不变的，要根据自己的皮肤特点、年龄段、季节和环境的变化以及个人护肤的侧重点来选择，适时更换护肤品对皮肤的保养很有好处。

油性皮肤经常洗不管用

　　脸部泛油光是很多女性夏日的噩梦，那种油脂混合着汗水的感觉，着实让人难以忍受，更别说上了妆之后毛孔被油脂撑大的惨状。有些人会忍不住经常洗脸，希望可以洗去油光。这其实是个误区。

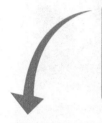

事实上，正常肌肤的油脂和水分分泌应处于一种平衡状态，如果只是简单地将肌肤表面的油分洗去或者吸掉，会造成脸部暂时丧失油分，反而会刺激皮脂腺分泌更多的油脂。所以，从这个意义上说，补水才是控油的关键。除多喝水外，还要用保湿效果好的护肤品，只有提供给肌肤适度的不含油的滋润保湿条件，才能将肌肤调理到水油平衡的最佳状态

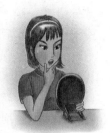

为了真正告别油光，还要一至两周敷一次面膜，并且选择可以吸附油脂的高岭土或天然泥等成分做成的泥膏面膜，帮助角质剥落，改善粉刺。要注意多敷保湿面膜，但不要选择太黏稠的精华液面膜。至于太营养的面膜，还有密封式的果冻面膜，都不适合敷太多。观察敷完后的肌肤几天内油脂的分泌是不是旺盛，就可以判断一个面膜是否适合自己的皮肤

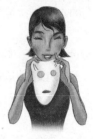

皮肤呈油性的人可用鸡蛋防皱、润肤，具体做法是：取一个鸡蛋的1/4，快速将蛋白或蛋黄涂抹在脸上，10～15分钟内不要说笑，等到皮肤收敛后，再用清水洗干净，每星期1～3次

男性其实也需要护肤

　　因为男性的皮肤厚度和密度都大于女性，所以男性的皮肤看起来更加富有弹性，于是很多男性就认为自己不需要有意保护皮肤。但是他们不知道，皮肤更加富有弹性的同时也影响皮肤新陈代谢产物的排泄，容易使一些物质滞留体内，造成皮肤疾患。而且，男性的皮肤脂腺和汗腺都比女性发达，在提供了对皮肤的保护和营养的同时，分泌旺盛的

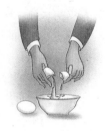

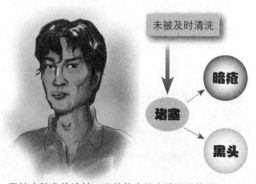

未被及时清洗 → 堵塞 → 暗疮 / 黑头

男性皮肤多偏油性，这种状态的皮肤更需护理

腺体也会因为未被及时清洗、疏导而堵塞，导致暗疮、黑头等显露于面容，因而需要毛孔清洁鼻贴及清爽型深层磨砂膏来清除黑头。皮肤偏油性的男性，需要每天洗脸两次，入夜时抹上晚霜。如果面部有粉刺或痤疮，不能用磨砂膏洁面，每天洗脸不要超过两次，以防止皮肤过度干燥。

补水同时别忘了锁水

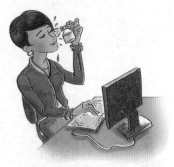

长期对着电脑屏幕，待在空调房里，皮肤容易干燥紧绷，于是很多女性都为自己准备了保湿喷雾，隔两小时往脸上喷一喷，干燥的肌肤立刻变得滋润起来。但你是否想过，补水后不锁水，会起到相反的作用！

在脸上喷了保湿雾，如果不及时锁水，会让肌肤更干燥。补水和锁水是两个概念，补水是为肌肤补充水分，但水分子只能停留在肌肤表层，空气蒸发很容易将肌肤中的水分带走，使皮肤更"口渴"；锁水则是将肌肤内的水分留住，不让补充的水分再次流失掉，因此，锁水这一步骤比补水更重要。

喷了保湿雾，如果不及时锁水，会让肌肤更干燥

正确使用保湿喷雾的方法是，喷头离脸部 15 ~ 30 厘米，由下往上均匀喷射，几秒钟后用面巾纸将残留在脸上的水分吸干，否则这些水分在蒸发的同时也会带走脸表皮的水分，导致肌肤干燥。

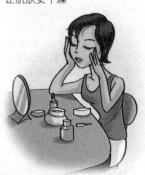

其实，最好的锁水办法是涂上具有锁水作用的面霜。保湿喷雾虽然写着保湿，但属于水质保养品，主要作用是补水，而能够保湿的必须是油质护肤品。所以，如果条件允许，补水后最好涂上保湿霜，以有效锁水。

最好的锁水办法是补水后涂上保湿霜，以有效锁水

远离面霜的四个使用误区

年轻的时候我们可以不用眼霜，但不能不用面霜。和眼霜一样，面霜也需要远离一些误区，才能起到保养肌肤而无反作用的功效。

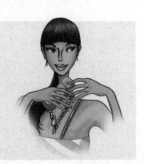

误区一：洁面后先擦面霜
很多人擦面霜不讲究顺序，乱用一气，其实保养品的使用应该是先水后霜的，因为越是偏向霜状的产品，滋润度越高，会在肌肤外层形成一层保护膜。如果你先使用滋润性高的面霜，它在肌肤表层形成了一层保护膜，小分子的精华液便无法渗透肌肤，也就不能发挥作用

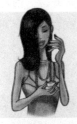

误区二：把面霜当面膜使用

有些女性觉得把面霜涂得厚厚的就可以当面膜了，其实这样做是很不科学的。面膜的作用是补充，面霜的作用是保护。只有免洗面膜可以当面霜使用，面霜却不可以当面膜使用，否则只会适得其反，堵塞你的毛孔

误区三：将面霜擦在眼睛周围

有些人总是有意无意地将面霜擦在眼部。殊不知，眼部周围皮肤比较薄、脆弱，面霜是比较营养的东西，长期用面霜代替眼霜，可能会使眼部周围营养过剩，长出一些白白的小颗粒。在擦面霜时最好不要接触到眼部，可以试试先擦眼霜，然后擦面霜，自己感觉一下，有眼霜的地方就不要再擦面霜了

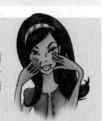

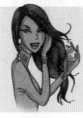

误区四：用过面霜后就按摩

很多女性朋友觉得擦完面霜按摩一下，会让面霜吸收得更好。其实这个观点不完全正确。因为专为按摩而设的面霜油分较高，较容易推开，可减少面部在按摩时产生的摩擦力，不会拉伤皮肤。若使用了不合适的面霜做按摩，容易产生细纹，结果适得其反

黑头千万不能用手挤

黑头是很常见的皮肤问题，如果将痘痘比喻为活火山，那么黑头就好比是死火山，应引起特别关注，它是想拥有凝脂肌肤的女性之大敌，所以女性要美丽就得清除黑头。

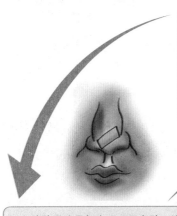

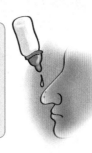

（1）清除黑头有很多方法，但你千万不能用手挤，否则会严重损伤皮肤的结缔组织。而且指甲内藏污纳垢，容易导致皮肤发炎，使得毛孔越变越大。你可以想象一个油棕果，当我们挤后放松，它会流出更多油脂。而且，挤压也会使年轻细嫩的皮肤留下粗毛孔和疤痕

（2）清除黑头最好也不要用鼻贴。这是因为如果一旦养成了用鼻贴的习惯，可能就要忍受黑头粉刺一直绵延不断出现的恶性循环了。如果你已习惯用鼻贴了，那么做完鼻贴一定要做好毛孔的收缩工作，最好用收缩水，省钱的办法则是用纱布裹一个冰块在鼻头上熨一熨，这也能起到收敛作用

（3）对付黑头，这里有个很简单的方法：每次洁面后，在黑头密集的地方涂上几滴纯牛奶，轻轻打圈按搓5分钟再用清水洗净，坚持一周你就会有意想不到的惊喜

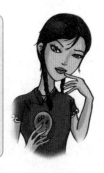

如果你从没整理过你鼻头上的黑点，或你最近皮肤特糟糕，可以天天做，慢慢地，你就会发觉间隔时间可以拉长了，最后可能变成一个星期做一次，或者两个星期做一次。

不化妆也要卸妆

很多女士喜欢素面朝天，因此"卸妆"这个词对于她们来说也很陌生：既然都不化妆，当然用不着卸妆，每天只是把脸洗干净，搽上护肤品就可以了。

其实，即使不化妆也要卸"妆"。

举个简单的例子：当你的手碰到机油或油漆的时候，光用肥皂清洗，油污仍然无法完全脱落；但如果先用松香油清洗双手，再用肥皂洗一次的话，就很容易将油分都洗干净了。

同样的道理，脸上的污垢除了肌肤主要的分泌物——油脂、汗液之外，还有灰尘、粉底，等等。现在的环境污染很厉害，空气中的脏物很多，这些东西会直接附着于你的皮肤上，所以，建议你先用卸妆品溶解它们，让它们浮出肌肤表面，然后以面纸拭净或以水冲洗，最后再用洁面乳洗脸，以达到彻底清洁的目的。

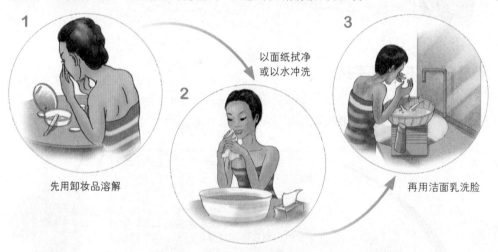

先用卸妆品溶解　　以面纸拭净或以水冲洗　　再用洁面乳洗脸

懒惰是美丽最大的敌人，为此奉劝所有爱美的女同胞们，千万不要怕麻烦，不要不"卸妆"。

痤疮不仅妨碍容貌，也是健康问题

痤疮即暗疮，名称较多，"青青痘""粉刺""面疮"均是。中医原称作"肺风粉刺"。痤疮是一种毛囊皮脂腺的慢性炎症性疾患。

本病的发生和雄激素关系密切，乃由雄激素分泌过多，令皮肤的皮脂腺肥大，皮脂分泌增加，堵塞毛囊所引起。预防痤疮要注意以下问题：

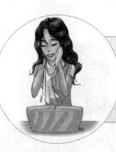

预防一定要注意脸部的清洁：常用热水肥皂洗涤患处

注意多吃含维生素 A、维生素 B_1、维生素 B_2、维生素 B_6 等的食品，或者吃维生素丸

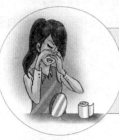

尽量不使用油脂类化妆品，避免用手挤捏患部；不用手抓，避免合并感染；不要随意使用外用药品涂搽

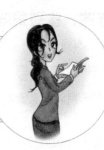

便秘时，肠内粪块会使皮肤新陈代谢衰退，令表皮角质层增加而引起炎症。因此，必须保持每天大便通畅

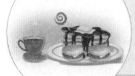

尽量减少脂肪、糖果、巧克力、咖啡、花生和含糖多的食物的摄入，避免饮酒及食用辛辣刺激性食品，少吃姜，因其能增加雄激素分泌；忌吃虾、蟹等物

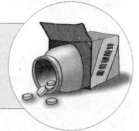

锌治此病效果颇佳，可口服葡萄糖酸锌，每次 20 毫克，每日两次，至少连续服用 1 ~ 2 月。还可以中药补充，麦冬 15 克、玄参 15 克、丹参 20 克、白花蛇舌草 30 克，水煎两次，每日分两次服，持续服用 1 个月以上

刚洗完澡后不宜立即化妆

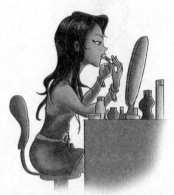

沐浴可以美肤，可以给我们带来清洁和轻松，许多女性朋友更是会乘兴给自己化妆，这看似小事，实际上对肌肤的伤害却很大。

洗澡不单是一个去除皮肤外层老化表皮以及洗去灰尘的过程，它对人体的自律神经、内分泌系统、皮肤的酸碱度、皮肤温度、酸化还原能力以及皮肤的水分量和发汗量等都有影响。在洗澡的时候，水的温度和湿度会改变正常皮肤的酸碱度，同时由于人为的反复清洗使表面老化的死皮及表面保护性的油脂层消失，皮肤几乎处于不设防的状态。

沐浴会使毛细血管扩张，洗澡后立即化妆，化妆品中的细菌或化学物质极易侵入皮肤，造成感染

洗澡后立即化妆不仅起不到及时补充水分、滋润皮肤的效果，相反地，由于沐浴会使毛细血管扩张，化妆品中的细菌或化学物质极易侵入皮肤，造成感染。所以，女性朋友千万不要在洗澡后马上化妆。

即使洗澡后需要化妆，也应在 1 小时后进行。这个时候，皮肤的酸碱度恢复到了原来的状态，化妆品对皮肤的伤害不会太大。

选购、鉴别护肤类产品要注意哪些事项

面对市场上众多的化妆品品牌，消费者选购、鉴别护肤类产品时应注意以下几方面：

在选用润肤乳液时要注意

外观洁白美观，或浅色的天然色调，富有光泽，质地细腻。手感良好，体质均匀，黏度合适，膏体易于挑出，乳液易于倾倒或挤出。易于在皮肤上铺展和分散，肤感润滑。使用后能保持一段时间持续湿润而无黏腻感，具有清新怡人的香气

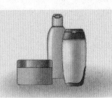

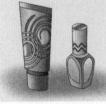

在选用洗面奶时要注意

质地细腻均匀，色调自然。涂在皮肤上，应融化或变软。在皮肤上易于分散，不会过于拖沓，不应感到油腻。水分蒸发后，残留物不应变黏。对皮肤和毛孔的作用应是将其污垢乳化或溶解，而不是被皮肤所吸收。使用后在皮肤上留下一层薄的护肤膜，不会造成脱脂。对皮肤作用温和，不会引起刺激和致敏作用，可长期安全使用

另外，在购买化妆品时一定要选择具有合法经营资格的商场、超市、市场、化妆品店、美容美发店，并且索取购物发票或有效凭证。还要仔细辨认外包装上的标志（生产日期、产地、产品名称、厂址、卫生许可证号等）是否完整；凡用于育发、染发、烫发、脱毛、美乳、健美、除臭、祛斑、防晒的特殊用途化妆品，在产品上必须标注特殊用途化妆品卫生批准文号。

使用化妆品时有哪八忌

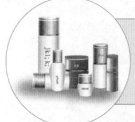

一忌使用多厂家的化妆品

擦抹不同厂家生产的化妆品，容易引起化学反应。一般说来，基础化妆品最好选择同一厂家生产的系列化妆品。尤其是夏秋季节，由于汗腺、皮脂腺的分泌功能旺盛，皮肤处于易起斑疹的状态中，再加上受强烈紫外线的照射，极易因使用化妆品不当而引发皮炎等病症

二忌使用过期的化妆品

护肤型化妆品多含脂肪、蛋白质、维生素等营养素，放置时间过久，可因日晒、氧化而变色、变味，使用这类化妆品且可使皮肤发生过敏反应。粉底霜、色粉、唇膏、胭脂、指甲油、眼影等装饰性化妆品，也可因时间过久而影响美容效果

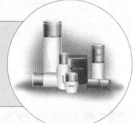

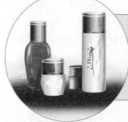

三忌使用劣质化妆品

为防止化妆品中的有毒物质如水银及致癌物质的危害，应选用经卫生部批准的优质产品

四忌用手指直接挑用化妆品

化妆品是非常精细的东西，如果不注意卫生，就会引起化学反应而导致化妆品的变质。用手指直接勾取化妆品，不管是乳液，还是面脂，都会把细菌带入化妆品中。因此，使用时宜用竹签挑出来。化妆品一旦沾手，绝对不要再送回瓶内，尤其是液态化妆品

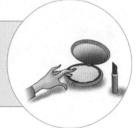

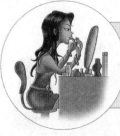

五忌过量使用化妆品

过量使用化妆品，会影响皮肤的呼吸、排泄功能，特别是过量擦用粉质、霜类化妆品，易堵塞皮脂腺与毛孔，降低皮肤的代谢与吸收功能，甚至诱发色斑。大多数化妆品都含有防腐剂、香精、色素等人工合成添加剂，过量使用不利皮肤防护

六忌迷信进口化妆品

有人迷信西方进口化妆品，殊不知化妆品上市前需要经过人体皮肤试验，确认其是否安全可靠。西方国家的化妆品是在白种人身上做试验，适合白种人皮肤。而东方人与西方人的肤质不同，相比之下，东方人的皮肤对某些化妆品易于过敏，所以不能不加选择地使用进口化妆品

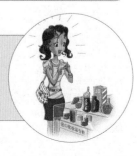

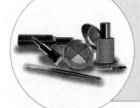

七忌化妆工具久用不换

粉扑、海绵等使用一次后，会沾染上皮脂、汗液和细菌。因此，化妆用的工具应经常更新。两用型的粉底和水粉饼，假如用浸过水的海绵蘸拭，用毕应洗干净，完全甩干后放于阴凉处，以防长霉斑。海绵稍微变色或变硬，就要换新的。此外，化妆用的狼毫笔、牙签、眉笔等，用后都应及时清洗干净，并注意定期及时更换

八忌常用药效化妆品

药效化妆品处于医药品与化妆品之间。它在化妆品中加入了药剂，以使之作用于皮肤。由于人的皮肤上有许多种类的常在菌，起着防止其他细菌和霉菌繁殖侵入的作用，如果常用药效化妆品，就会杀灭这些常在菌，并致使病菌产生抗药性，给治疗疾病增加难度。因此，药效化妆品不可乱用常用

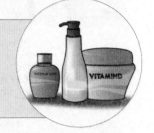

孕妇禁用哪些化妆品

　　爱美的女性都喜欢化妆，因为装扮以后，显得更加年轻漂亮，容光焕发。可是，当你怀孕之后，就要警惕某些化妆品中包含的有害化学成分。孕妇应该禁用哪些化妆品呢？

染发剂

据国外医学专家调查，染发剂不仅会引起皮肤癌，而且还会引起乳腺癌，导致胎儿畸形。所以孕妇不宜使用染发剂

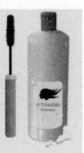

冷烫精

据法国医学专家多年研究，妇女怀孕后，头发不但非常脆弱，而且极易脱落。若是再用化学冷烫精烫发，更会加剧头发脱落。此外，化学冷烫精还会影响孕妇体内胎儿的正常生长发育，少数妇女还会对其产生过敏反应。因此，孕妇也不宜使用化学冷烫精

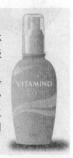

口红

口红由各种油脂、蜡质、颜料和香料等成分组成。其中，油脂通常采用羊毛脂，羊毛脂除了会吸附空气中各种对人体有害的重金属微量元素，还可能吸附大肠杆菌进入胎儿体内，而且还有一定的渗透性。孕妇涂抹口红以后，空气中的一些有害物质就容易被吸附在嘴唇上，并随着唾液侵入体内，使孕妇腹中的胎儿受害。鉴于此，孕妇最好不涂口红，尤其是不要长期抹口红

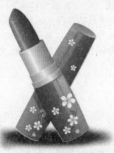

指甲油

孕妇也不应涂指甲油，以免伤害胎儿。目前市场上销售的指甲油大多是以硝化纤维为基料，配以丙酮、乙酯、丁酯、苯二甲酸等化学溶剂和增塑及各色染料制成的，这些化学物质对人体有一定的毒害作用。孕妇在用手吃东西时，指甲油中的有毒化学物质很容易随食物进入体内，并能通过胎盘和血液进入胎儿体内，日积月累，就会影响胎儿健康。此外，有的孕妇指甲脆而易折断，往往也是涂指甲油造成的

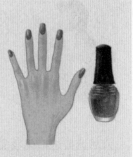

孕妇去医院做产前检查时，尤应注意不要涂指甲油，因为指甲的颜色有时需要作为医生诊断参考的资料，如贫血、心脏病等，涂了指甲油就无法作出正确的判断了。

洗头发还是要水洗

干洗头发是发廊流行的洗头方式，直接将洗发产品挤在头发上，然后喷少许水揉出泡沫，按摩十几分钟后冲洗掉。边享受舒服的按摩边看着满头丰富的泡沫，很是惬意。其实这是一种错误的做法。

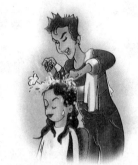

干燥的头发有极强的吸水性，直接使用洗发剂会使其表面活性剂渗入发质，而这一活性剂只经过一两次简单的冲洗是不可能去除干净的，它们残留在头发中，反而会破坏头发角蛋白，使头发失去光泽。

干发直接使用洗发剂会使其表面活性剂渗入发质，破坏头发角蛋白，使头发失去光泽

另外，中医认为洗头发的时候做按摩很容易使寒气入侵。理发师在头发上倒上洗发水，就开始搓揉头发，再按摩头部、颈部。按摩使头部的皮肤松弛、毛孔开放，并加速血液循环，而此时头上全是冰凉的化学洗发水，按摩的直接后果就是吸收化学洗发水的时间大大延长，张开的毛孔也使头皮吸收化学洗发水的能力大大增强，同时寒气、湿气也通过大开的毛孔和快速的血液循环进入头部。

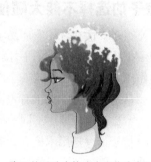

张开的毛孔也使头皮吸收洗发剂

由此可见，洗头发还是要水洗，同时在洗头时不要做按摩。

常喷发胶会给健康带来危害

发胶是一种能起到固定和美化发型的美容化学用品，但是不合理使用，或缺乏自我保健意识，也会给健康带来危害。

发胶大多含有酒精溶剂和具有致癌作用的乳胶微粒，并以氟利昂、二氯甲烷为助喷剂。而发胶在使用过程中，有害化学物质会产生大量微细颗粒浮游于空气中，对眼睛、鼻腔、咽部、气管产生很强的刺激，不仅能引起眼睛畏光、流泪、疼痛、充血等角膜刺激症状，还可破坏呼吸系统，使黏膜组织发生炎症和反应，削弱局部抵抗力，诱发或加重过敏性鼻炎、咽炎、气管炎和哮喘。一些发胶中所含的有机溶剂还具有麻醉效果和较强的致癌作用，长期习惯性吸入其溶剂或气体，有可能导致成瘾或引发肺癌。

因此，在使用发胶时要尽量减少使用次数，缩短喷射时间；避免喷射到眼睛、鼻子、嘴唇等处；患过敏性疾病和呼吸道疾病的患者不要使用。

此外，有的染发剂也是潜在的致癌物，经常使用染发剂可以加大女性患乳腺

癌、子宫颈癌、皮肤癌、肾脏癌的概率，甚至使胎儿的大脑发育不全，所以要少用染发剂。

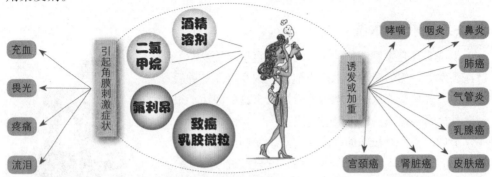

发胶含有大量有害化学物质，会对眼睛、鼻腔、咽部、气管产生很强的刺激，诱发或加重过敏性鼻炎、咽炎、气管炎和哮喘。经常使用染发剂会加重或引发各种癌症

梳子的选择不能太随便

很多女性在洗护发产品上很讲究，而对梳子的选择则很随便，往往是一年到头使用一把梳子，只要梳子不坏就从来不换。我们知道，梳子在头发护理中具有举足轻重的作用，所以千万不能一"梳"到底。

从造型上分，梳子有宽齿梳、密齿梳、圆筒梳、鬃毛梳等；从材质上分，有塑胶梳、木梳、角梳等，不同的梳子有不同的用途。

梳子最好选用木梳和猪鬃头刷，因为这类梳头用具不产生静电，既能去头屑，又能增加头发光泽，还能按摩头皮，促进血液循环。

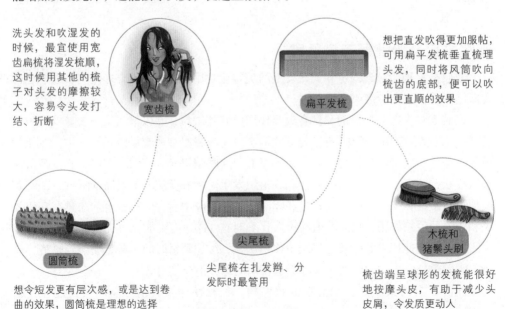

洗头发和吹湿发的时候，最宜使用宽齿扁梳将湿发梳顺，这时候用其他的梳子对头发的摩擦较大，容易令头发打结、折断

宽齿梳

想把直发吹得更加服帖，可用扁平发梳垂直梳理头发，同时将风筒吹向梳齿的底部，便可以吹出更直顺的效果

扁平发梳

圆筒梳

想令短发更有层次感，或是达到卷曲的效果，圆筒梳是理想的选择

尖尾梳

尖尾梳在扎发辫、分发际时最管用

木梳和猪鬃头刷

梳齿端呈球形的发梳能很好地按摩头皮，有助于减少头皮屑，令发质更动人

护发素要彻底冲净

很多人认为，自己的头发开叉或过度蓬松等都是因其干枯而产生的，他们坚信，如果能在头发上保留大约25%的护发素，就可以对头发起到保养作用。

其实这种想法完全是错误的，护发素一定要冲洗干净，因为它只能在一定时间内对头发进行养分补给，一旦超过有效的时间，非但不能滋养秀发，还容易使其打绺，造成分叉、干燥。所以，洗完头发后，一定要将护发素冲干净。

另外，还要注意，一种牌子的护发素，在成分、配方上往往比较固定、单一，所以使用护发素不要总是局限在一种品牌、一种功效上，应该在使用3~6个月后，适当更换其他品牌或具有其他功效的护发素。

护发素只能在一定时间内对头发进行养分补给，一旦超过有效的时间，非但不能滋养秀发，还容易使其打绺，造成分叉、干燥。所以，洗完头发后，一定要将护发素冲干净

最后，油性头发使用护发素时，一定要当心，过多使用，会滋生头皮屑。使用时，只要涂抹在较为干燥的发梢处即可，头皮部分尽量少用护发素。

适量的油脂可以给头发必要的滋养，让头发柔顺。而头发和肌肤一样，健康的前提是水油平衡。如果含水质不足，便不会饱满柔润，所以"保湿"才是美发的要诀。因此，除了日常多摄取蔬菜、水果，多喝水外，还要选择具有保湿作用的护发用品，让头发的皮质层中饱含水分，这样头发才可以常葆滋润而富有光泽。

嘴唇脱皮，不要用手撕

由于各种原因，我们的嘴唇会出现脱皮的现象，无论怎么涂口红还是很难看，于是就有很多人用手撕翘起的唇皮。这是个很不好的习惯，手上有很多细菌，唇皮一旦被撕破导致流血，很容易感染细菌。

其实，嘴唇干燥的原因大概有以下几种：暴饮暴食导致胃黏膜状态不好、缺乏维生素E、食用过多辛辣的食物、在太阳下暴晒、长时间待在干燥的环境中，等等。

针对这些情况，推荐大家使用蜂蜜。其实很早以前就有人建议往干燥的嘴唇上涂抹蜂蜜，而且含有蜂蜜成分的唇膏也已经问世。蜂蜜是天然的滋润剂，所以舔进嘴里也不必担心。

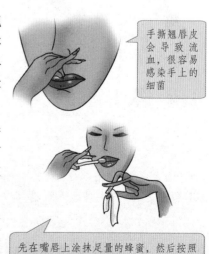

手撕翘唇皮会导致流血，很容易感染手上的细菌

先在嘴唇上涂抹足量的蜂蜜，然后按照嘴唇的大小剪一块保鲜膜盖在唇上，保持约5分钟，嘴唇就会变得很滋润

错误走姿让你变成大象腿

走路的姿势不好，会导致腿部的肥胖，这里介绍几种容易使腿肥胖的错误走路姿势。

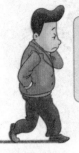

压脚走。这种走路的方式是双脚着地的时间比较长。走路的时候身体重量会整个压在脚尖上，然后再抬起来。时间长了，会导致腿肚的肌肉越来越发达，产生萝卜腿

踢着走。有些人因为怕地上的脏水或脏东西弄脏鞋子或裤子，常常踢着走。踢着走的时候身体会向前倾，走路时只有脚尖踢到地面，然后膝盖一弯，脚跟就往上一提。所以，走路的时候腰部很少出力，容易使整条腿都变胖

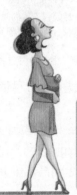

踮脚尖走。有的人踮着脚尖走，本意是想让使步伐更美妙。但由于过于在脚尖上用力，会使膝盖因为脚尖用力的关系而太用力于腿肚上，很容易导致萝卜腿

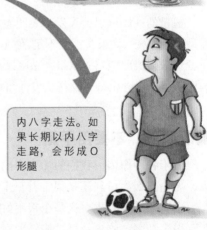

内八字走法。如果长期以内八字走路，会形成 O 形腿

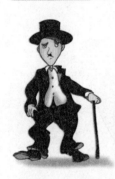

外八字走法。外八字走法会使膝盖外向，破坏气质，腿形也会变丑，甚至产生 X 形腿

细节提醒

如果你想拥有一双健美的腿，可以试试这个方法：仰卧在床，双手左右伸直，右腿伸直高举，然后向左边伸直压下。左腿再绕过右腿向右边伸直压下。左右腿反复做 10 次。

四个要点，轻松缔造完美胸部

在生活中，只要注意以下几点，就可以轻松缔造完美胸部：

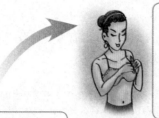

正确穿戴胸罩。胸罩不可过松或过紧，胸罩如果太大，起不到支撑乳房的作用，太小则会妨碍乳房的发育。胸罩夏天应每天换洗，冬天每周至少换两次，以保持乳房的清洁

适当运动。驼背或姿势不好最容易影响乳房的正常发育。矫正方法是：腰、背挺直贴在墙上，双手置于膝盖上；然后，举起双手到垂直位置，头、手尽量向上伸，但腰部必须保持直立

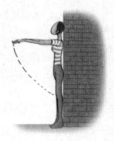

定期使用丰胸产品。使用丰胸产品时，配合由上往下、由外往内的正确按摩，植物精华能快速渗透表皮，促进乳腺发育，增加脂肪体积存量使胸部丰满。停经5天后，荷尔蒙分泌比较旺盛，胸腺细胞也比较活跃，这时用一些丰胸的产品，能起到很好效果

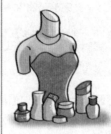

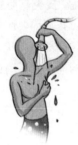

沐浴健胸按摩。沐浴时以莲蓬头冲洗胸部，使用温水，每次至少冲洗1分钟，能促进胸腺发育，刺激血液循环。这样不仅能保持清洁，还能增强乳房的柔韧性，预防乳房下垂

剔牙不当损害健康

　　有些人有这样一种习惯，饱餐之后，就拿起牙签，在牙缝间这里剔剔，那里剔剔。殊不知，使用错误的剔牙方式或每天无故乱剔牙，牙缝会越剔越大，也很容易导致牙周疾病。饭后最好的牙齿保健方法是刷牙或漱口，既能清除食物残渣，又能清洁口腔。

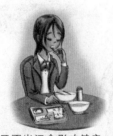

剔牙不当还会影响健康。首先，消毒不彻底的牙签易引起疾病。任人抓取的牙签上附带的各种各样的细菌、病毒会通过牙签进入人体内

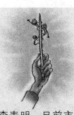

消协调查表明，目前市场上的牙签多为"三无产品"，根本没有卫生许可证号，牙签包装和消毒也达不到要求，有的放在盘中，人人随手取用，曾有化验表明，一根小小的牙签上竟"藏"着几万个细菌

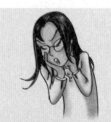

无塞牙现象而乱剔牙，或牙签使用不当，极易引发牙龈炎、牙龈萎缩而导致牙周疾病，切不可将牙签用力压入牙间乳头区，因为这样会使本来没有间隙的牙齿间隙增大造成牙周病

常拔眉毛害处多

眉毛不仅能表情达意，还能让人显得面容清秀，在面部占有重要位置。不过，常用眉钳拔眉毛会刺激眼部皮肤，引起不必要的麻烦。

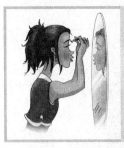

首先，拔眉时一般都是连根拔起，毛囊必然遭到破坏，不仅不会再生，还会使细菌乘虚而入，使毛囊感染，甚至发生蜂窝组织炎，或导致疖疮

其次，拔眉毛要频繁牵动眼睑，会使皮肤皱纹增多、加深，还会引起眼肌运动失调，使眼睑周围的皮肤松弛，容易出现皱纹和眼睑下垂

另外，眉毛还是身体健康的标志，观察眉毛的变化可以诊断某些疾病，如甲状腺机能减退的人，眉毛的外侧脱落；有白癜风的人，眉毛的根毛首先变白；斑秃的病人，眉毛常在一夜之间突然脱落

由此可见，拔眉毛对身体健康是不利的，不仅能使眼睛失去屏障作用和表情作用，而且因眉毛周围的神经、血管很丰富，拔眉毛时对神经、血管产生一种损害，会引起面部的感觉运动失调，产生疼痛、视力模糊、出血、皮炎、毛囊炎等一些不良症状。

如果要拔眉毛，最好顺着眉毛的生长方向拔除。拔眉前要用温水敷眉，让毛孔张开。拔的时候不要太用力，可以用另一只手稍微固定住局部的皮肤，不要过度牵拉。如果能用透明眉毛定型液或者睫毛膏给眉毛定型，也同样可以不用拔眉毛，减少对眼部皮肤的损害。

香水不宜直接洒在皮肤上

香水可以使女人更具魅力，然而，你知道吗？香水并不是胡乱用的，使用香水也颇有讲究。一旦你不注意，不但会落入俗套，还可能对人体健康造成伤害。

很多人喜欢将香水直接喷在皮肤上，觉得这样香气会更加浓郁，其实这种使用方法是完全错误的。

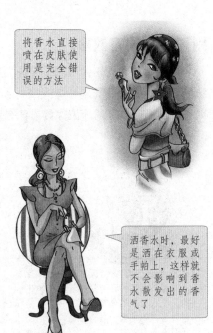

将香水直接喷在皮肤使用是完全错误的方法

香水直接与皮肤接触时，当人出汗后，香水会与皮肤上的汗液起化合作用，不仅会使香气大打折扣，还容易使皮肤受到刺激而感到不适。

香水宜淡不宜浓，使用太浓的香水会令人难以接受，产生反感，这就失去了用香水的意义了，尤其是工作时间或参加重要会议的时候，更忌用过浓的香水，而清新淡雅的香水会给人一种舒适的美感。

洒香水时，最好是洒在衣服或手帕上，这样就不会影响到香水散发出的香气了

仰卧可以减少皱纹

专家认为，真正能减少皱纹甚至消除面部皱纹的不是种类繁多的化妆品，而是正确的睡眠姿势。

当一个人仰面睡觉时，面部肌肉是松弛的，侧着睡或趴着睡时，面部自然会绷紧。

去除眼睛四周皱纹必须戒除日常的不良行为习惯。诸如：不要眯眼看东西；不要经常刻意眨眼；减肥要采用渐进式，因为体重骤然下降，皮肤没有足够时间适应体内脂肪的减少，也会造成皱纹；在干燥环境中应及时补充水分，否则皱纹会增多。

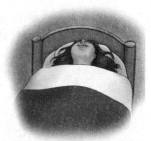

坚持仰面睡觉，面部皱纹就会逐渐消失。如果不用枕头，效果会更佳。如果枕头太高，头部会下滑，时间长了就会出现双下巴

随便除痣不可取

大多数人的身上或脸上都或多或少地长有几颗痣。痣是皮肤中的色素细胞在表皮与真皮交界处不断地增殖形成的。据统计，平均每个人身上有大约 40 个色素痣。有些人担心身上的痣会发生癌变，或者觉得痣长在脸上影响美观，或听别人说自己长的是"克夫痣"或"克妻痣""丧门痣"等，于是就想方设法要将脸上的痣除掉。其实，这样做大可不必。

痣可在人体任何部位的皮肤上出现，绝大部分是先天性的，也有少数是在后天发育过程中逐渐形成的。绝大多数痣对人体健康没有影响，色素痣变成癌的概率非常小。据专家估计，大约 100 万个痣中才有 1 个会转变成癌。而"克夫痣"或"克妻痣"的说法更是无稽之谈，完全没必要理会。如果自己除痣心切，随便用手抠、掐、抓，或用针挑来除痣，则有可能引起出血、感染、溃烂等，既受痛苦，又影响美观。也不要听信江湖游医的所谓"祖传秘方"，否则可能因清除不彻底而使痣比原来的更大更黑，若伤口感染化脓，则会造成瘢痕增生等，还可能诱发黑色素瘤，严重危害身体健康。

> 自己手抠、掐、抓，或用针挑来除痣，可能会引起出血、感染、溃烂等。清除不彻底会使痣比原来的更大更黑，易引起化脓，造成瘢痕增生等，还可能诱发黑色素瘤，严重危害身体健康

自己除痣 → 出血 → 感染 / 溃烂

清除不彻底 → 化脓 → 瘢痕增生 / 黑色素瘤

用淘米水洗脸洗出雪白肌肤

每天早晚用淘米水洗脸，可达到脸部肌肤水润嫩滑的效果。但要注意淘米水应冷藏存放使用，且在冰箱冷藏的时间不能超过两天。

留下第2次淘米水备用。将留下的淘米水经过一夜沉淀后，取乳白色状的淘米水，倒入洗脸盆中。加入量约为淘米水1.5倍的温水

淘米水还可以做成面膜，即运用淘米水的沉淀物敷脸，每周一次，效果也不错

如果在第二次淘米时，以"白酒"取代清水，得到的"白酒淘米水"更有营养

水润

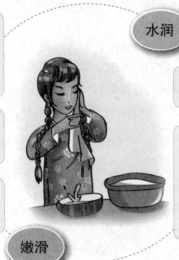

如果要增加这种面膜的黏稠度，可在沉淀物中加一点点面粉

第二次的淘米水进行一晚沉淀后留下底部的沉淀物。洗脸前，以按摩的方式将沉淀物涂在脸上，沉淀物变干时，再涂上一层。等所有的淘米水沉淀物都用完以后，等它慢慢风干，用温水洗净。最后用冷水冲一下以使皮肤收紧

嫩滑

盲目瘦身苦身体

有些体重正常的人一味追求体型，盲目加入"减肥"行列，这可能会严重损害健康，甚至危及生命。

（1）缩短寿命。肥胖症虽有增加早逝的危险，但不适当的减肥会带来更多危险。科学家发现那些减体重的男性早逝危险性比无体重改变的男性增加很多。

（2）严重损害健康。减肥最常见的方法是限制饮食。但是膳食中蛋白质、脂肪、糖类三大营养之间的比例在1:1:4时吸收效果最好，如果单纯采用大幅度减少饮食的办法，会使机体代谢紊乱，引起其他疾病。

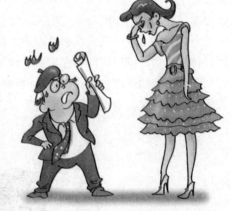

很多模特为了达到最佳的上镜效果而拼命减肥，导致身体严重营养不良，气色很差，皮肤暗淡无光，常常头晕目眩

（3）长期盲目节食，会产生神经性厌食症。这是一种自我饥饿的心理疾病。这类人总以为自己太胖，所以通常一连几天或几周不好好进食，致使营养中断，体内代谢障碍，引起脑水肿、脑萎缩，最终出现心力衰竭而死亡。

第九章

穿衣细节

——注重穿衣细节，为健康多加一层保护膜

文胸还是纯棉的好

市场上式样讲究、颜色鲜亮的化纤文胸品种繁多，但是选择文胸还是选择纯棉的好。因为穿文胸处是人体汗液排泄旺盛的地方，化纤文胸不吸汗、不透气，特别是炎热的盛夏，汗液排不出，细菌滋生，不仅体味不好，也不利于个人的健康，久之，会引起痱子、瘙痒等皮肤病，而纯棉织物可以排汗，夏日穿用十分舒适。

此外，值得一提的是，研究表明，每天戴文胸的时间超过 12 小时，乳腺癌的诱发率可达 75%。所以女性选择文胸时，一定要注意大小适中，穿戴文胸不宜过紧，睡觉时不要戴着文胸。

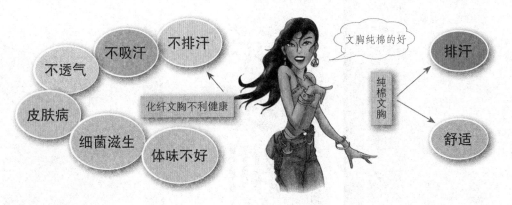

不透气　不吸汗　不排汗

皮肤病　细菌滋生　体味不好

化纤文胸不利健康

文胸纯棉的好

纯棉文胸　排汗　舒适

睡裤比睡裙更好

如果你晚上睡不踏实，有没有想过，可能是你的睡衣出了问题？依照人体的需要，人在白天和晚上的穿着应该是不一样的。实验已经证明，人体交感神经和副交感神经的活跃程度受许多因素影响，其中就包括睡觉时睡衣的柔软程度——人的身体在休息时需要柔软衣服的包裹，而柔软的睡衣可以促进副交感神经的活动，二者相辅相成。专家说，比起容易在翻身时卷上身体的睡袍，上下分开的睡衣其实更利于睡眠。至于睡裙，专家则指出裙摆不宜太大，因为大裙摆容易往上翻卷，影响睡眠。

巧的是，日前日本某内衣公司针对女性睡衣做了一项抽样调查：什么样的睡衣更有益于睡眠？半数女性都回答：怎样翻身也不会到处乱卷的、柔软吸汗的睡裤更舒适，更有利于睡眠，这正和专家研究的结果一致。

丝绸和棉布质的睡衣有助于睡眠，而麻质睡衣则影响睡眠。所以，为了保证睡眠质量和身体的舒适，最好不要选择麻质睡衣。

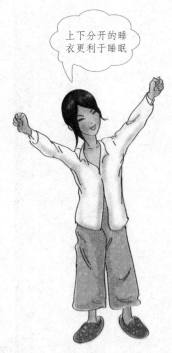

上下分开的睡衣更利于睡眠

纯棉内裤未必好

一般人认为，纯棉质地的内裤比较舒服，就只愿意选择纯棉的，特别是一些容易出汗的人，更是非纯棉内裤不买。但是，有人指出，纯棉内裤未必是最好的选择，因为纯棉内裤虽然吸汗，但并不透气，所吸的汗水并不能很快散发，从而造成湿内裤黏附在皮肤上，这样很不舒服。如果工作

纯棉内裤并不透气，所吸的汗水并不能很快散发，从而造成湿内裤黏附在皮肤上

出汗较多，可以选择易干的丝面料，吸水力不错，质感也滑爽。另外，也可以选择其他易吸汗、也比较容易干的面料。如果自己不了解，在购买的时候可以询问身边的朋友或者店员来帮助自己挑选。

小心丁字裤

专家发现，不少年轻女性患上阴道炎等妇科感染的原因，竟然是所穿的时髦丁字裤！

丁字裤又称 T 形裤，就是在会阴等皮肤娇嫩处，它也只有一条绳子粗的布带，很容易与皮肤发生摩擦，引起局部皮肤充血、红肿、破损、溃疡、感染。更有一些丁字裤为了有贴身效果，由透气性较差的化纤材料制成，容易引起皮肤过敏。除了诱发阴道炎等妇科病，过紧的丁字性感内裤还会压迫肛门周围血管，使女性患痔疮的机会增加。

因此，专家建议，年轻女性最好不要长期穿丁字裤，如果白天穿，晚上回家后应换上棉质、宽松的内裤，让局部得到休息；穿丁字裤时最好穿宽松一些的外裤，不要穿同样紧绷的牛仔裤；所穿的丁字裤每天要更换，以减少发炎的机会；局部有病症时、月经期以及月经前两周的排卵期都不要穿丁字裤。

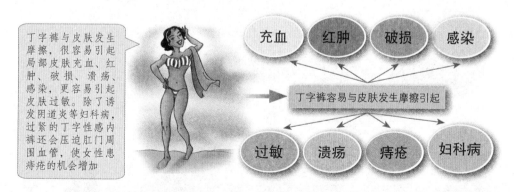

丁字裤与皮肤发生摩擦，很容易引起局部皮肤充血、红肿、破损、溃疡、感染，更容易引起皮肤过敏。除了诱发阴道炎等妇科病，过紧的丁字性感内裤还会压迫肛门周围血管，使女性患痔疮的机会增加

充血　红肿　破损　感染

丁字裤容易与皮肤发生摩擦引起

过敏　溃疡　痔疮　妇科病

细节提醒

洗内衣不要用肥皂，肥皂碱性较高，而人的私处皮肤较为娇嫩，会有过敏不适。最好用碱性较低的洗衣皂或中性的洗衣粉、洗衣液。

穿露脐装，注意保护肚脐眼

穿露脐装，腰部和腹部裸露在外，受到冷风吹或夏季室内空调的冷气侵入，就会刺激腰部和肚脐眼，不但会使皮肤、肌肉受到侵害，还会因受冷热变化的刺激引起胃肠功能的紊乱，使消化系统功能受损，甚至病菌也会侵入，此时人就会出现呕吐、腹痛、腹泻等胃肠系统疾病。此外，脐部肌肉比较娇嫩，很易受损，脐眼袒露于外，容易汇集污垢，如不小心，就会引起感染，发生脐炎。因此，人们在穿露脐装时，必须注意对脐部的保护。

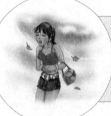

穿露脐装一定要在夏季天热时穿，不可因为急于展示魅力在天还有些寒冷时就穿上露脐装。深秋和初冬气温变化很大，也不适合穿露脐装，不要因为追求美丽而损害了健康

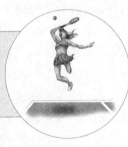

要防止脐部意外损伤。肚脐周围部裸露，缺少衣着的保护，往往容易遭到意外损伤，如划伤、擦伤等，因而日常起居工作中要小心，动作幅度不宜过大、过猛

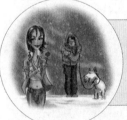

要注意防"风"。脐周是胃肠部位，容易受凉，除不要在天寒冷时穿露脐装外，就是在夏季天热的时候，早、晚天气也较凉或者阴雨天温度也较低时也不宜穿露脐装。电扇、空调的凉风不要正对着脐部吹，晚间睡眠时不要让脐部当风而吹，必要时可在腹部盖上小被子

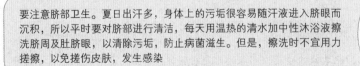

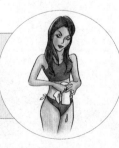

要注意脐部卫生。夏日出汗多，身体上的污垢很容易随汗液进入脐眼而沉积，所以平时要对脐部进行清洁，每天用温热的清水加中性沐浴液擦洗脐周及肚脐眼，以清除污垢，防止病菌滋生。但是，擦洗时不宜用力搓擦，以免搓伤皮肤，发生感染

贴身衣物要勤换洗

人的皮肤每平方厘米有 1000 多条汗腺，全身表皮分布着几百万个汗孔，它们存在于表皮细胞间隙中，从体内通过汗孔不断排汗。汗中含有尿素、盐分等废物，留在衣服上的"汗渍"就是这些废物的痕迹。特别在夏天，因为出汗多，衣服更容易脏。

另外，紧挨在毛囊附近的皮脂腺，分泌油腻状物质，每天分泌 20 ~ 40 克皮脂，均匀地在全身表面形成薄薄的一层，起着滋润、保温、护肤的作用。但这些皮脂分泌物是高级脂肪酸和胆固醇酯，它们可以和汗液、表皮脱屑、灰尘等同时混合附着在衣服纤维里，如果不及时清除，可使衣服逐渐被酸化而变黄。

夏天出汗后要勤换衣服

皮肤的表皮细胞在不断新陈代谢过程中，衰亡细胞与角质皮层，经常从表皮脱落下来，加上身上汗毛脱落，两者与皮脂、污垢，黏附于贴身的衣服上，会使衣服变脏。

因此，必须经常换洗衣服。

被汗液浸渍的衣物夏天如果不及时更换或清洗，就会造成霉菌滋生，从而导致人得花斑癣。

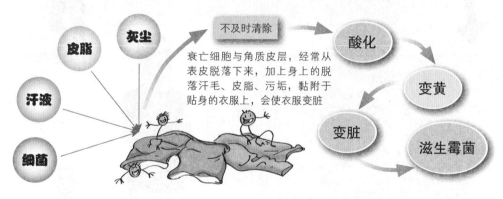

女性谨防瘦身衣的危害

为了能塑造出苗条的身段，现在的一些女性都很偏爱穿瘦身衣，但是，你是否知道，当你穿起美丽的瘦身衣服，骄傲地挺起胸膛时，疾病也正在慢慢地靠近你。

阻碍皮肤呼吸。因为瘦身衣是紧身的，穿瘦身衣会导致人们的皮肤无法自由呼吸，容易发生微循环障碍，使皮肤失去弹性和应有的光泽。

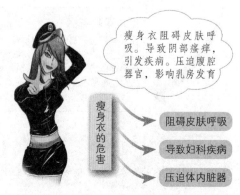

瘦身衣阻碍皮肤呼吸。导致阴部瘙痒，引发疾病。压迫腹腔器官，影响乳房发育

瘦身衣的危害

阻碍皮肤呼吸

导致妇科疾病

压迫体内脏器

导致妇科疾病。女性的阴道经常分泌酸性液体，这种液体能防止细菌的侵入与生存。但紧身内裤过紧，不利于阴部的湿气蒸发，会给细菌繁殖创造条件，引起发生炎症，导致阴部瘙痒，甚至还会引发尿道感染，发生膀胱炎、肾炎等疾病。

压迫体内脏器。瘦身衣会将腹部紧紧包裹住，腹腔内的各个器官就会受到压迫，使内脏及其神经系统长期处于紧张状态。这种状态还会影响肠胃蠕动，容易导致胃肠功能降低，消化系统功能减弱，从而引发便秘。

影响乳房发育。束胸会影响乳房的血液循环，使乳房下部血液瘀滞，引起乳房肿胀、疼痛，这对处在青春期发育阶段的少女影响最大，会直接影响乳房发育。

男性不宜穿过紧的衣裤

紧身裤虽好看，但从生殖健康的角度来说是不科学的。男士在买牛仔裤时，应选择稍大、透气性好、棉布质量的裤子为宜。

少穿牛仔裤
常穿牛仔裤容易引起阴部发炎。牛仔裤面料厚实，透气性很差，又紧紧裹着阴部，散湿散热性很差，易使病菌大量生长繁殖，引起阴部瘙痒、刺痛，容易并发阴囊和股部发炎、湿疹、毛囊炎、癣症、尿道炎、膀胱炎、肾炎、盆腔炎和附件炎等，且难以治愈，也会导致不育症

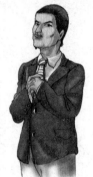
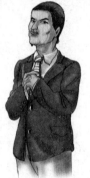

不穿过紧笔挺的西装
西装再配上一条得体的领带，显得男人们庄重而潇洒，大方而文雅。但在选择衬衣时，领口一定不要过小，领带也不要系得过紧。衣领过紧会影响颈椎的正常活动，容易引发颈椎病，还会使颈部血管受到压迫，使输送到大脑和眼部的营养物质减少，进而影响视力。衣领过紧还可诱发颈动脉窦综合征（俗称"衣领病"），这是由于过紧的衣领压迫颈动脉窦，进而通过神经反射，引起心动过缓甚至暂停、血压下降、脑部供血减少、头晕乏力，严重者还可出现晕厥

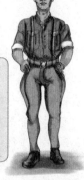

少穿紧身裤
有些男士，喜欢穿紧身裤，特别是透气性差、散热不好的化纤类"兜裆裤"包裹着阴囊，让阴囊处于密闭状态，空气不流通，使细菌滋生，引起生殖道的炎症；同时也阻碍阴囊皮肤散热降温，限制血液循环，妨碍精索静脉回流，对精子的产生和营养很不利。长此以往，容易造成今后不育的不良后果

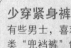
细节提醒
男士在买裤子时，选择稍大、透气性好、棉布质地的裤子为宜。

情绪低落时如何穿衣服

美国著名心理学家杰克·布朗提出衣服能改善情绪，并根据有关"试验"和跟踪调查的结果，证实了其理论是正确的。在情绪不佳时在穿衣服上面应该注意四个"不"：

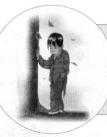

不穿易皱的麻质衣服

不少专家认为，在情绪欠佳的日子里，不应穿容易皱的麻质衣服。易皱的衣服使人看起来一团糟，心理上会产生一种很不舒服的感觉

不穿硬质衣料衣服

硬质衣料衣服会让你感到僵硬和不快。此时最好是穿质地柔软的材料如针织、棉布、羊毛等做的服装

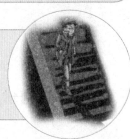

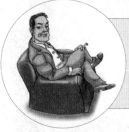

不系领带

不系领带能减轻束缚的感觉

不要穿过分紧身而狭窄的衣服

在衣服的款式方面，不要穿过分紧身而狭窄的衣服，如果太狭窄了，会造成压迫感。对于女性来说，一定要避免穿窄裙、连裤袜和束腰的服装，尤其不要穿紧身牛仔装，否则会加重情绪上的压抑感。而穿宽松的服装会令你呼吸轻松，血液循环畅通，不良情绪得到缓解

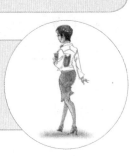

冬天戴棉帽胜过穿棉袄

寒冷的冬天，人们一般都会穿上暖和的衣服来抵御严寒，但是却很少有人重视头部的保暖。人的头部是大脑神经中枢的所在地，头为诸阳之会，因为头部的皮肤很薄，但血管粗、汗毛多，所以体内热能的散发量也很大。静止状态下不戴帽子的人，在环境温度为15℃时，从头部散失的热量约占人体总产热量的30%，4℃时约占50%，零下15℃时可高达75%，所以在寒冬季节如果一个人只是穿了保暖的衣服，却不戴帽子，那就好比热水瓶里灌满了热水，但不塞住瓶口一样，热气会源源不断地向外散发。

体热从头部散发出去后，就会损害人的阳气，消耗机体的能量。头部长期暴露在

外面接受寒冷的刺激，还会使头部血管收缩，头部肌肉紧张，引起高血压、脑出血、血管神经性头痛、伤风感冒、面神经麻痹等病症。

俗话说"冬天戴帽子，胜过穿棉袄"，在寒冷的冬季，戴一顶保暖性能良好的帽子是非常必要的，尤其是体弱多病的人和老人，更要采取必要的头部防寒保暖措施，以预防风寒侵袭头部。

只穿保暖的衣服，却不戴帽子，热气会源源不断地向外散发。头部长期暴露在外面接受寒冷的刺激，还会使头部血管收缩，头部肌肉紧张，引起高血压、脑出血、血管神经性头痛、伤风感冒、面神经麻痹等病症

头部长期暴露在外面接受寒冷的刺激 →

- 头痛
- 感冒
- 高血压
- 脑出血
- 血管收缩
- 面神经麻痹
- 肌肉紧张

冬季穿衣保暖有讲究

冬季天气寒冷，在穿衣选择上，保暖是首位。但是，冬季穿衣切忌忽增忽减，"温足冻脑"。这是经验。俗话说："寒从脚下起。"下肢受寒，容易引起全身性疾病。尤其是老年人，下肢保暖甚为重要。但穿衣过厚，会抑制体温调节机能的适应性，减弱御寒能力。

其次，高领毛衣、长筒皮靴由于能有效地抵御冷风侵袭，成了不少时髦女性过冬衣服的首选。但是这些衣物紧紧地"捆"在身上却会对人体健康造成不良影响。

衣领过紧会使颈部血管受到压迫，进而影响视力，导致颈椎病，甚至会诱发心动过缓、心脏骤停以及低血压。

靴腰过紧易得"皮靴病"，造成足部、踝部和小腿处的部分组织血液循环不良，易患足癣、甲癣。建议高筒皮靴的靴腰不宜过紧，要适时地脱掉皮靴或用热水洗脚。

另外，要注意根据室温控制穿衣。冬季室内的温度不宜过高，室内外温差太大，人体就会因难以适应而容易产生感冒等病症。据专家研究，令人体感觉舒服的空气温度有个范围，气温过高，不仅造成体感不适，易致疾病，而且还影响高级神经活动和自主神经机能。

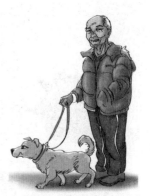

冬季的衣服宜选用质轻又保暖的羽绒制品和冷空气不宜透过的皮装

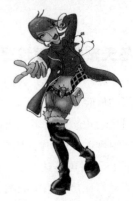

高领毛衣、长筒皮靴能有效地抵御冷风侵袭

细节提醒

天气转冷时，一些爱美女性为了不至于穿得太臃肿，只是重点给身体一些部位加衣。对此专家提醒：全身穿暖才能保健康。

老年人穿衣要注意的事项

对老年人来讲，要挑选适合自己颜色的衣服

如果渴求稳定的情绪，希望减少因紧张而产生的压力，就要选择暗色衣服；在精神上想充分发挥创造力，则要选择明朗色衣服。色彩对人的视神经产生刺激和冲动，这种冲动又传到大脑皮层，进而有效地控制和调整人的情绪和内分泌系统

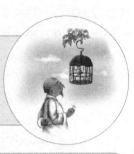

老年人不宜穿紧身衣服

特别是夏天，如果常穿紧身衣服，就会因排汗不畅而引发湿疹、皮疹等。老年妇女常穿紧身内裤，容易受到霉菌感染并引起炎症

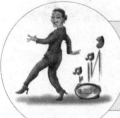

老年人在健身时一定要注意着装

特别是脚下的鞋要选择好。应穿合脚的、弹性较好的鞋。运动时，尤其是在跑跳时，地面对人体的反作用力会通过脚上的鞋向上传导，对踝关节、膝关节、脊柱、大脑及内脏等都有不同程度的冲击。质量较好的鞋可以缓冲地面的冲击力，减少人体受伤的可能

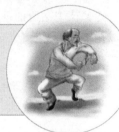

老年人要注意衣服的静电

老年人特别易受静电的影响，这与老年人皮肤相对比年轻人干燥以及老年人心血管系统老化、抗干扰能力减弱等有关。心血管系统有各种病变的老年人，静电干扰会使其病情加重或诱发心律失常。所以，专家告诫，老年人特别是有心血管疾患的老年人，尽量不要穿化纤类衣物，应选择柔软、光滑的丝织物、棉衣，同时避免在静电场合多停留

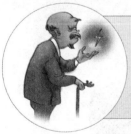

服装的色彩会影响人的健康

古老的东方医学认为，颜色具有治疗人体和精神的独特能力。古代东方国家的医学都有一种借助彩虹的颜色来为人体治病的疗法。

同样，服装的首要功能是遮体、御寒，但服装的色彩对人的心理情绪和健康有着微妙的影响。不同的颜色会给大脑不同的刺激，从而产生不同的心理感受。有的色彩悦目，使人愉快；有的色彩刺眼，使人烦躁；有的色彩热烈，使人兴奋；有的色彩柔和，使人安静。因此，我们选择服装时，除款式外，最主要的就是挑选它的颜色了。

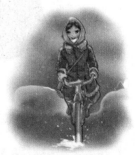

红、黄、橙及相近的色彩为暖色，给人以热的感觉

完美的颜色搭配，使人产生愉快的情绪并充满自信。色彩对人的视神经产生刺激

和冲动，这种冲动又通过神经渠道，传到大脑皮层，进而有效地控制和调整影响人的情绪和内分泌系统。所以，服装的色彩用得调和，整个人也会显得大方端庄。红、黄、橙及相近的色彩为暖色，给人以热的感觉；青、蓝色是冷色，给人以寒冷的感觉；绿、紫色是中间色。冬选暖色，夏选冷色是选择服装色彩的原则。

清晨，你选择的衣服的颜色取决于你这一天所从事的活动以及今天的健康状况。当你感觉有些焦虑时，不一定要穿绿色的毛衫来抑制这种心情，穿上绿色的内衣裤就够了。我们每天都换衣服，所以有很多试验的机会。

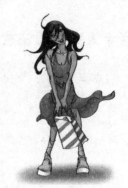

青、蓝色是冷色，给人以寒冷的感觉

怎样的鞋才算理想的鞋

专家认为：所谓理想的鞋子，应该有坚硬而柔软的根部支撑鞋底，10 个脚趾肚可以在鞋里面灵活地活动，并有舒服的衬垫和足够的内部空间。

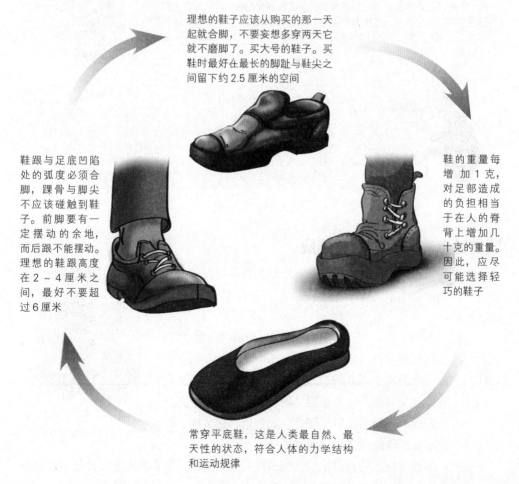

理想的鞋子应该从购买的那一天起就合脚，不要妄想多穿两天它就不磨脚了。买大号的鞋子。买鞋时最好在最长的脚趾与鞋尖之间留下约 2.5 厘米的空间

鞋跟与足底凹陷处的弧度必须合脚，踝骨与脚尖不应该碰触到鞋子。前脚要有一定摆动的余地，而后跟不能摆动。理想的鞋跟高度在 2～4 厘米之间，最好不要超过 6 厘米

鞋的重量每增加 1 克，对足部造成的负担相当于在人的脊背上增加几十克的重量。因此，应尽可能选择轻巧的鞋子

常穿平底鞋，这是人类最自然、最天性的状态，符合人体的力学结构和运动规律

高跟鞋也不是谁都能穿

穿高跟鞋能使女性增添风韵，矮个子女性尤其喜欢穿高跟鞋，但有些女士则不宜穿高跟鞋：

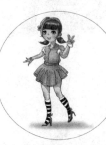

妙龄少女

妙龄少女正处在身体发育的良好时期，穿高跟鞋会使腰骶骨曲度加大，骨盆变窄变小，严重的还有可能造成今后的生育困难

从事站立工作的女性

这类人上班时整个身体的重量都集中在脚掌上，如穿高跟鞋上班，整天站立，就会将脚趾的顶端挤向鞋头，引起足趾损伤或炎症，甚至还会因局部血液循环受阻，造成脚趾坏死

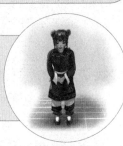

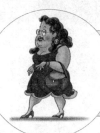

体态肥胖的女性

体态肥胖，腰围一般都要增大，身体就会向前倾，如果再穿上高跟鞋，身体前倾得就更加厉害。这样容易站立不稳，一不小心就会摔倒

孕妇

孕妇除腰围增大外，还由于体内内分泌激素的变化，全身骨骼会发生不同程度的骨质疏松，各部位的肌肉和关节韧带也会相应松弛，如果穿高跟鞋，容易站立不稳，万一摔跤，既会造成骨折，又会造成流产

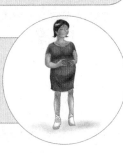

不适宜穿高跟鞋的妇女数量不少，她们应改穿后跟高 3 ~ 4 厘米的中跟皮鞋。

值得注意的是，常穿高跟鞋会使人的小腿肌肉处于紧张状态而阻止多巴胺（一种有助于舒缓脑神经的物质）的分泌。因此，穿高跟鞋容易造成人精神紊乱。

常穿硬底皮鞋，有害脑健康

有很多青年女性，很喜欢穿硬底皮鞋，觉得有风度、有气派，长精神，这也是女性追求美的一种方式。其实，常穿硬底皮鞋是不利的，有害于脑的健康。这是因为，人的骨骼中所有的关节，都有软骨衬垫或有关节囊，它们像弹簧一样，在人体的运动中起着缓冲作用，可大大减少人体由于运动所产生的震动力，使从地面传到人体脑部的震动力降低90%以上。所以，人体虽有几十千克重，走起路来并不显得震动。此防震动的作用，对保护人的大脑有利。

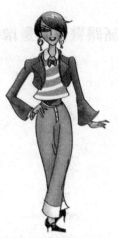

人的大脑是半凝固状态的软体，很怕震动，这无疑对大脑会造成较大的伤害。人的脚虽然没有软骨，但有一层厚厚的皮肤和皮下软组织形成的软垫，也可以起到防震动作用。

人若穿硬底皮鞋，就等于去掉了脚上的软垫，在走路或上下楼梯时，脑部就会受到较大的震动力，等于不断地敲击颅骨，这对脑健康非常不利。所以，女性多穿柔软的布鞋、胶鞋、旅游鞋或胶底皮鞋要比穿硬底皮鞋好得多。

穿硬底皮鞋对健康不利

常换洗鞋袜，有效预防足癣

常换洗鞋袜是预防足癣的措施之一。一般而言，袜子要争取一天一换，对于汗脚的人尤其如此。脏鞋袜可能带有致病的丝状真菌，脚出汗后，鞋袜潮湿，真菌更容易传播繁殖。为了防止已有足癣的人把足癣传染给家人，病人的袜子最好单独洗，并时常在阳光下晾晒。即便冬天光线不足，也要争取用风干或在暖气上烘干等方式让袜子干透。

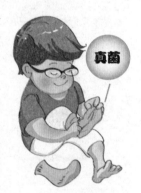

有不少男性朋友冬天只备一双鞋，一上脚就穿很长时间，这种做法需要改。只要条件允许，就应该准备两双以上的鞋调换着穿，好让鞋有充分干燥的机会。冬天人们以穿保暖皮鞋为主，皮鞋不能刷洗，所以，就要尽量勤换洗鞋垫。另外，还可以到各大商场买专用的去鞋臭消毒剂，杀灭鞋中的细菌。

常换洗鞋袜，保证足部清洁卫生能够预防足癣

穿袜子也需要讲科学

在生活中，穿袜子也是要讲科学的，平时最好穿吸湿性、透气性和舒适性好的麻袜、棉袜和真丝袜子，睡觉时不要穿袜子，否则会影响静脉回流，如果天气太冷，或睡觉时容易着凉，或需要做脚部护理，可穿上宽松点的棉质袜子。

对老年人来说，袜口太紧，容易使脚踝部勒出红痕，还会导致静脉血液瘀滞在脚踝附近，造成"堵车"，致使心脏负担加重，长久下去可引发高血压。脚部长期血液循环不良还会使脚板发凉，诱发鸡眼。因此，适合老人穿的应该是松口的羊毛袜、棉纱袜或真丝袜子。

糖尿病人要少穿全棉袜子。全棉的袜子最容易引起水泡，尼龙袜最好，棉与尼龙混织的袜子居中。

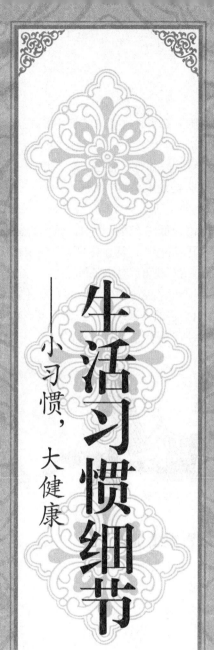

第十章

生活习惯细节

——小习惯，大健康

崴脚当天切忌按摩

踝关节扭伤，俗称"崴脚"，是一种常见的关节外伤：在运动时，跳起落地没有站稳，或者是急停急转，容易扭伤脚脖子；走在不平整的道路上，或者是下台阶没有踩实，甚至穿不合适的高跟鞋也会崴脚；而且，有些人会出现同一只脚反复的扭伤。据统计，在美国，每天大约有 2.5 万人会发生踝关节扭伤。

一旦崴了脚，应该立刻停止活动，马上开始冰敷，以抑制局部韧带损伤后组织出血肿胀。在伤后的 24 小时内，都应该进行冰敷，而且切忌按摩，24 小时以后才可以开始采取热敷以及理疗等手段治疗，以活血化瘀，促进瘀血吸收。同时，要经常抬高患肢，例如在睡觉时踝部垫高一些可以帮助消肿。

此外，脚崴了以后，早期的固定非常重要，可以防止损伤部位的被动活动，减轻局部的损伤和出血。但，由于普通人缺乏对于损伤程度判断的专业知识，还是要去医院进行检查后，由医生根据损伤的严重程度进行固定。

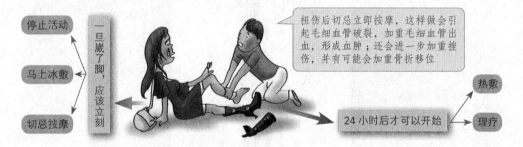

感冒初期吃西瓜，感冒重上加重

许多人都认为感冒与"上火"有关，而西瓜具有清热解暑、除烦止渴、泻火的功效，所以在感冒的时候会大吃特吃西瓜。其实，在感冒初期千万不要吃西瓜，否则会使感冒加重或延长治愈的时间。

中医认为，无论是风寒感冒还是风热感冒，在其初期都属于表征，所以应采用使病邪从表而解的发散法来治疗。如果表邪未解，千万不能攻里，否则会使表邪入里，导致病情加重。在感冒初期，病邪在表之际，吃西瓜就相当于服用清内热的药物，会引邪入里，使感冒加重。不过，当感冒加重，并且出现口渴、咽痛、尿黄赤等热证时，在正常用药的同时，是可以吃些西瓜的，这也有助于感冒的痊愈。

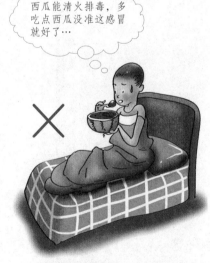

感冒初期吃西瓜相当于服用清内热的药物，会引邪入内，使感冒加重或延长病程

车上吃东西害处多

在车上吃随身携带的东西容易导致病从口入，给身体健康带来危害。

公路上，车辆来来往往，灰尘不断地吹进客车中，灰尘中含有许多细菌、病毒和寄生虫卵等，会对手中食品造成污染。汽车上的车门和车椅扶手，都可能被带菌者抓握过，因而自己的双手也难免沾染上大量细菌和病毒。如用手拿食品吃，细菌、病毒就会随食物进入人体。此外，汽车尾气中有部分铅尘悬浮在大气中，它们能随气流、飘尘进入车厢，沾染食品，吃了被污染的食品后，会对人的神经系统功能造成损害。

乘车时进食还会发生呛食、咬舌，甚至使食物误入气管，尤其是乘车时吃带核的食物，更易发生上述情况。

还要注意，走路时同样不能吃东西，后果同乘车吃东西一样对健康极为不利。

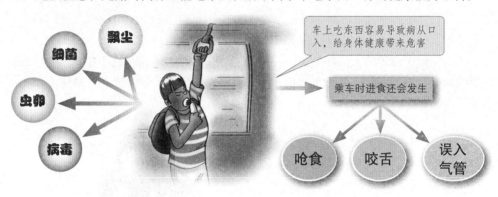

你刷牙的方法科学吗

生活中，每个人都要刷牙。据报道，勤刷牙不仅对牙齿有益，还可有效维持心血管系统的健康。但，并非所有人都了解如何正确地刷牙。

（1）牙膏首选含氟牙膏，兼用其他牙膏。过冷或过热的水，都会使牙齿受到刺激，不仅容易引起牙龈出血和痉挛，而且会直接影响牙齿的正常代谢

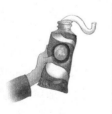

（2）刷牙不可用力过大。用力过大会造成牙釉质与牙本质之间的薄弱部位过分磨耗，形成缺损，危害牙齿。用力过大的标志是刚使用1～2个月的牙刷即出现刷毛弯曲（在没接触热水的情况下）

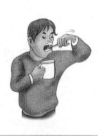

（3）过冷或过热的水，都会使牙齿受到刺激，不仅容易引起牙龈出血和痉挛，而且会直接影响牙齿的正常代谢。正确的方法是使用温水刷牙

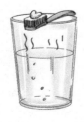

（4）有资料表明，科学刷牙的最佳次数和时间是"三、三、三"。就是每天刷3次，每次都在饭后30分钟后刷，同时每次刷牙3分钟。这是因为饭后30分钟正是口腔齿缝中细菌开始活动并对牙齿产生危害的时刻

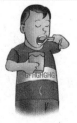

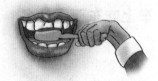

（5）有些人习惯采用的横刷法弊病较多，对牙体硬组织（牙釉质、牙本质）有损害，而且对牙周软组织（牙龈、牙周）也有伤害。应采取不损伤牙齿及牙周组织的竖刷法

饭后马上刷牙有损牙齿健康

爱护牙齿的人，每天早晚两次刷牙已成习惯，有些人还习惯饭后马上刷牙。可是，研究认为，饭后马上刷牙不利于牙齿健康。人们用餐时吃的大量酸性食物会附着在牙齿上，与牙齿釉层中的钙、磷分子发生反应，将钙、磷分离出来，这时牙齿会变得软而脆。如果此时刷牙，会把部分釉质划掉，有损牙齿的健康。餐后半小时再刷牙，游离出牙齿釉质中的钙、磷等元素已经重新归队，也就是说，在牙齿的保护层恢复后再刷牙，就不会损伤牙齿了。牙医建议，饭后喝一小杯牛奶或用牛奶像漱口一样与牙齿亲密接触，可以加速牙齿钙质的恢复。

还有，每次刷牙的水最好是 30 ～ 36℃的温水，因为牙齿如果长时间受到骤冷或骤热的刺激，不但容易引起牙龈出血，而且直接影响牙齿的正常代谢，易诱发牙病，影响牙齿的寿命。

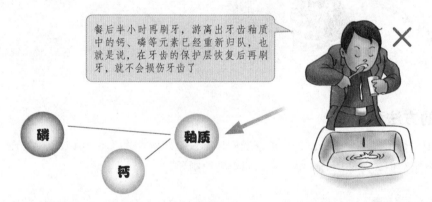

餐后半小时再刷牙，游离出牙齿釉质中的钙、磷等元素已经重新归队，也就是说，在牙齿的保护层恢复后再刷牙，就不会损伤牙齿了

磷　　钙　　釉质

这些不良习惯会损害我们的牙齿

能够拥有一口洁白的牙齿是让人羡慕的。今天，牙齿的功能不仅是用来咀嚼食物这么简单，它还能展示人美丽的一面。牙齿好，你才能口气清新，笑得更灿烂。

日常生活中，我们就要好好保护我们的牙齿。

常咬指甲、咬唇
这些多是青少年的一些不良习惯，影响了面部及牙颌的正常发育，造成牙列畸形

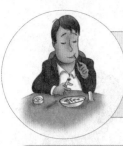

剔牙

剔牙就像搔痒，会剔出瘾来，越来越用力，牙缝会越来越大，而牙龈只能不断退缩，使牙颈甚至牙根暴露，造成牙齿敏感且增加患龋齿和牙周炎的机会

偏侧咀嚼

有些人经常用一侧牙齿来咀嚼，这样不仅会造成肌肉关节及颌骨发育的不平衡，出现两侧面颊不对称，严重者还会造成单侧牙齿的过度磨损及颌关节的功能紊乱；而另一侧则失用性退化。所以，若患牙病，应及时治疗，牙齿缺失更要及时镶复

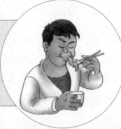

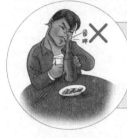

咬硬物

有些人经常会咬一些坚果、硬物、开瓶盖、咬缝线等。殊不知，牙齿内存在一些纵贯牙体的发育沟、融合线，在过多咀嚼硬物后牙齿会出现类似金属疲劳的现象，从这些薄弱部位裂开，导致牙齿磨耗、折裂，严重者则需拔除。咀嚼过硬食物也会造成颞颌关节功能紊乱

起床后先刷牙后喝水

早晨起床后，先喝一杯白开水已经成了大多数人都认可的常识，人们觉得这样既清肠，又能将唾液中的消化酶带进肠胃，吃东西时，可以更充分地分解食物。但实际上，不少人都忽视了一点，那就是喝水前最好先刷牙。

不可否认，早晨起来喝白开水是一种健康的生活习惯，但是，喝水之前，我们要做的第一件事应该是刷牙。因为夜晚睡觉时，牙齿上容易残存一些食物残渣或污垢，它们与唾液的钙盐结合、沉积，就容易形成菌斑及牙石。如果直接喝水，会把这些细菌和污物带入人体。

不过，有些人可能会说，如果先刷牙，就会把唾液里的消化酶刷走，岂不可惜？

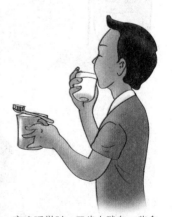

夜晚睡觉时，牙齿上残存一些食物残渣或污垢，当它们与唾液的钙盐结合、沉积，就容易形成菌斑及牙石。直接喝水，会把这些细菌和污物带入人体

其实，唾液里的消化酶只有在吃东西的时候，才有分解消化食物的作用，不吃东西时，它处于"休息"状态。而人们在睡觉时，唾液分泌本就很少，因此产生的消化酶也很少。并且，人体的肠胃道里本身就有消化酶，唾液产生的只是很少一部分，它的消化作用微乎其微，即使在刷牙时被刷去，也不会影响人体对食物的消化。

每次刷牙后必须用清水把牙刷清洗干净并甩干，将刷头朝上置于通风干燥处。

凉水澡给健康埋下隐患

夏季大汗淋漓时，拧开自来水龙头冲洗的降温方法是不可取的。多数人都认为此法爽心健体，殊不知，这种"快速冷却"的冷水浴，常常会"快活一时，难受几天"。因为夏季人们外出活动时吸收了大量的热量，人体肌肤的毛孔都处于张开的状态，而冲凉会使全身毛孔迅速闭合，使得热量不能散发而滞留体内，从而引起各种疾病。正确做法是选择温水浴，那样你才会真正感觉到通体清爽。劳动后不宜洗澡。无论是体力劳动还是脑力劳动后，均应休息片刻再洗澡，否则容易引起心脏、脑部供血不足，甚至发生晕厥。

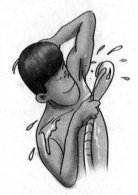

劳动后洗澡，容易引起心脏、脑部供血不足，甚至发生晕厥

巧制洗澡水，健体又护肤

想要自己在洗澡中，做好身体肌肤的全面护理吗？其实不用很麻烦，只要改变你的洗澡水，你的身体肌肤就会得到全方位的护理：

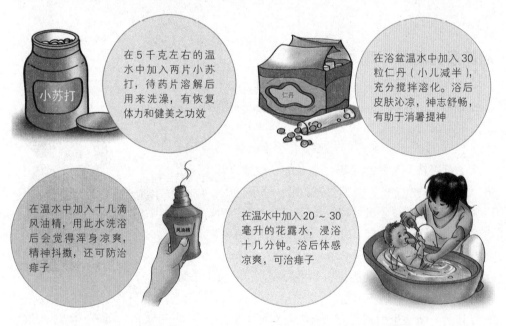

在 5 千克左右的温水中加入两片小苏打，待药片溶解后用来洗澡，有恢复体力和健美之功效

在浴盆温水中加入 30 粒仁丹（小儿减半），充分搅拌溶化。浴后皮肤沁凉，神志舒畅，有助于消暑提神

在温水中加入十几滴风油精，用此水洗浴后会觉得浑身凉爽，精神抖擞，还可防治痱子

在温水中加入 20 ~ 30 毫升的花露水，浸浴十几分钟。浴后体感凉爽，可治痱子

洗脸时要注意"四不该"

洗脸是保养皮肤的第一步。洗脸时皮肤最外一层的角质层细胞胀大，于是沉积在皮肤上的灰尘、泥垢、油渍和汗渍等就被洗掉。日常生活中人们常做些"无效劳动"，洗脸时有四件不该做的事，既耗时耗物，又无益于皮肤健美。

不该用热水

热水能彻底清除面部的防护膜，所以用热水加肥皂洗脸之后，人的皮肤会感到非常紧绷难受。其实，即便是在严冬也用不着热水洗脸，只用冷水就能把脸上的浮尘洗去，同时还锻炼了面部血管和神经，清醒了大脑

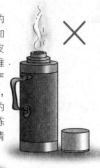

不该用肥皂

面部皮肤有大量的皮脂腺和汗腺，每时每刻都在合成一种天然的"高级美容霜"，在皮肤上形成一层看不见的防护膜。偏碱性的肥皂不但破坏了它的保护作用，而且会刺激皮脂腺多多"产油"。你越是用肥皂"除油"，皮脂腺产油就越多，最后难以收拾

不该用脸盆

且不说脸盆是否清洁，单说其中的洗脸水，在手脸互动之后，越来越浑，最后以不洁告终，远不如用手捧流水洗脸：先把手搓洗干净，再用手洗脸，一把比一把干净，用不了几把，就全干净了

四不该

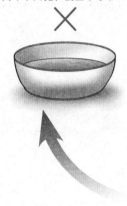

不该用湿毛巾

久湿不干的毛巾有利于各种微生物滋生，用湿毛巾洗脸擦脸无异于向脸上涂抹各种细菌。毛巾应该经常保持清洁干燥，用手洗脸之后用干毛巾擦干，又快又卫生

太累了喝点酸梅汤

从营养成分上来说，酸梅中的有机酸如柠檬酸、苹果酸等，含量非常丰富。其中，有一种特殊的枸橼酸，它能有效地抑制乳酸，并驱除使血管老化的有害物质。身体内乳酸含量过高，是人疲劳的重要原因。因此，当熬夜工作或觉得精神疲惫时，喝杯酸梅汤可以起到很好的提神作用，让肌肉和血管组织恢复活力。另外，酸性物质还可以促进唾液腺与胃液腺的分泌，不仅生津止渴，出外游玩时也能避免晕车，或者在喝酒过多后，起到醒酒的作用。

酸梅中含有多种维生素，尤其是维生

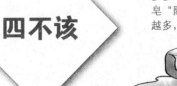

酸梅汤含有机酸非常丰富，能有效地抑制乳酸，并驱除使血管老化的有害物质。可以起到很好的提神作用，让肌肉和血管组织恢复活力

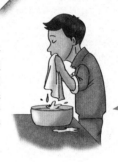

有机酸

多种维生素

醒酒

生津止渴

避免晕车

素 B_2 含量极高，是其他水果的数百倍。虽然味道酸，但它属于碱性食物，肉类等酸性食物吃多了，喝点酸梅汤更有助于体内血液酸碱值趋于平衡。

从中医学上来讲，肝火旺的人更宜多吃酸梅。它不但能平降肝火，还能帮助脾胃消化，滋养肝脏。另外，酸梅还是天然的润喉药，可以温和滋润咽喉发炎的部位，缓解疼痛。

值得注意的是儿童最好少吃酸梅类食品。因为他们的胃黏膜结构薄弱，抵抗不了酸性物质的持续侵蚀，时间久了，容易引发胃和十二指肠溃疡。

别让大脑长期负重

工作强度大，经常加班加点，大脑就容易产生疲劳，就会对工作产生抵触，这时应该停止工作，此时，若强制大脑继续工作，则会加重心理疲劳，造成脑细胞的损伤，或使脑功能恢复发生障碍。

那么如何科学用脑呢？

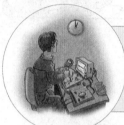

不要在饥饿时和饭后工作
人处于饥饿状态下工作，脑细胞正常活动所需的能量不能得到满足，大脑的神经细胞就逐渐走向抑制，再加上空腹造成的饥饿刺激不断地作用于大脑，使注意力分散，工作效率会受到影响。一般说来，饭后半个小时左右再工作为好

要保持良好的工作情绪
工作时精神过度紧张、忧郁、焦躁，会引起脑细胞能量的过度消耗，并且使注意力无法集中、工作活动被抑制。所以，在工作时，要调节好自己的情绪，以最佳的状态投入到用脑工作的活动中去

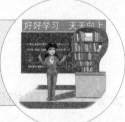

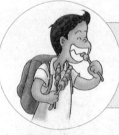

保证大脑的营养需求
大脑的神经细胞在进行工作时，要消耗大量的能量，除需要大量的氧气外，还需要大量的葡萄糖、蛋白质等营养成分。可多吃一些坚果，如松子、核桃等，多吃鱼、动物肝脏、深色的蔬菜等

多活动
我们的脑袋只占体重的 2%，但是却要消耗摄入氧气的 20%。这就是长时间坐办公室用脑过度的人，会觉得特别容易疲倦的原因。要改善这种长期坐姿带来的慢性疲倦，除了增加身体的摄氧能力，做到每周至少30 分钟的运动之外，还可以每 15～20 分钟小小伸展 15～30 秒，或者让眼睛离开电脑，全身放松，看着远处做几个深呼吸也很好

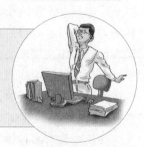

长期饱食损害大脑

日本专家发现，有 30% ~ 40% 的老年性痴呆病人，在青壮年时期都有身体肥胖或长期饱食的习惯。下面我们来看看长期饱食的坏处和如何做出改变：

经常饱食，尤其是晚餐吃得过饱，或喜爱吃过甜、过咸、过腻食品的人，因摄入的总热量远远超过机体的需要，致使机体脂肪过剩，血脂增高，脑动脉容易硬化，引起"纤维芽细胞因子"明显增加，这种物质能使毛细血管内皮细胞的脂肪细胞增生，促使动脉粥样硬化的发生

长期进食过量，使体内的血液，包括大脑的血液大部分调集到胃肠道，以供胃肠蠕动和分泌消化液的需要，而人的大脑活动方式是兴奋与抑制相互诱导的，若主管胃肠消化的神经中枢——自主神经长时间兴奋，其大脑的相应区域也就会出现兴奋，这就必然引起语言、思维、记忆、想象等区域的抑制，就会出现肥胖和"大脑不管用"现象

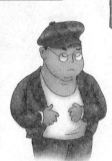

目前，还没有有效的药物来控制长期饱食对"纤维芽细胞生长因子"的增加，但通过调节饮食，可减少"纤维芽细胞生长因子"在大脑中的分泌，所以古人说的"人带三分饥和寒，岁岁保平安"也就是这个道理

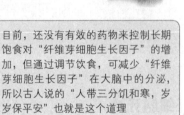

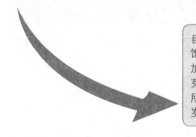

消除脑疲劳不能靠睡觉

很多上班族在一天劳累的工作后，常挂在嘴边的一句话就是："回家好好地睡上一觉。"

睡觉看似是最能让人快速解除疲劳的好方法，但仍然有不少人在醒来后还是犯困，甚至觉得更累。脑力工作者长时间用脑，容易引起脑的血液和氧气供应不足而使大脑出现疲劳感，这种疲劳为脑疲劳，常表现为头昏脑涨、食欲不振、记忆力下降等。此时，消除疲劳的最好方法不是睡觉，而是适当地参加一些体育活动，如打球、做操、散步等强度不大的有氧运动，以增加血液中的含氧量，使大脑的氧气供应充足，疲

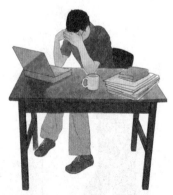

现代人工作紧张压力大，常常会感到非常疲劳

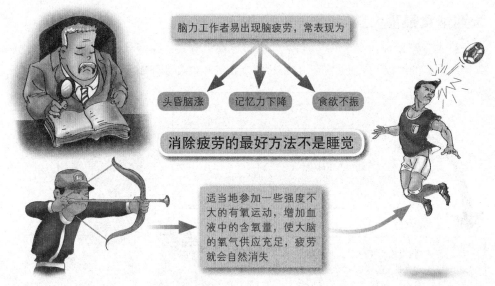

劳就会自然消失。

同样，对于心理疲劳，靠单纯的睡眠休息也解决不了问题，这时应及时宣泄自己的不良情绪，可以找朋友聊聊天或参加一些文体娱乐活动，将不良情绪释放出来，不要一个人独处。

体力疲劳是因为代谢产物在血液和肌肉里堆积过多，影响肌肉正常的功能信息传到中枢神经，就产生了疲劳感。主要表现为四肢乏力、肌肉酸疼，但精神尚好，此时消除疲劳的最佳方法才是睡眠。

一次醉酒，数万肝细胞死亡

酒的代谢是在肝脏中进行的，健康成年人的肝脏，每天可以代谢50～60毫升酒精，当饮酒量超过肝脏代谢酒精的能力时，就会引起肝脏损害，导致酒精性肝病的发生。

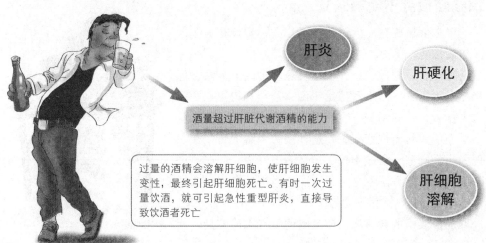

40 岁以后，人的肝细胞数量开始减少，老年人的肝细胞数量比年轻人减少 20% ～ 30%。因此，老年人的肝脏对酒精的代谢能力明显下降，一次过量饮酒可使数万个肝细胞死亡。当肝细胞死亡数量超过肝细胞总数的 15% 时，就会发生脂肪肝，进而出现酒精性肝炎和肝硬化。

饮酒过量大脑易萎缩

曾有不少科学研究结果表明，一天喝上一两杯酒或许能对心脏产生一些有益的作用。然而，美国科学家最近公布的一项研究结果则表明，即使适量饮酒也会对大脑产生不利影响。

研究人员介绍说，长期酗酒会降低人的脑量，这已是一个不争的事实，即使适量饮酒都会引起某些人发生中风。此外，长期酗酒还会导致人的大脑萎缩。

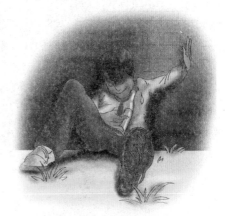

研究发现，无论是轻度还是中度饮酒都不能避免酒精对人的大脑产生不利的影响。一周饮酒量在 1 ～ 6 杯之间的人被视为轻度饮酒者，中度饮酒者则是一周饮用 7 杯以上酒的人。根据磁共振成像检查的结果，轻度和中度饮酒者在饮酒后的确会引起脑量的萎缩。研究还发现，这种情况不分男女，也不分种族。

长期酗酒会降低人的脑量，引起大脑的萎缩

还要注意，酒后不要服用安眠药，这是因为酒里的酒精有麻痹和镇静作用，使人的血压降低，使人的心、脑血含量下降，产生低氧，严重者可能导致死亡。

不要用浓茶解酒

人们通常认为，醉酒后饮浓茶有利于解酒，而医学专家指出，用浓茶解酒等于火上浇油。

酒精进入人体内对神经系统有兴奋作用，会使心跳加快，血管扩张，血液流动加速。当人醉酒时，这种兴奋作用会加剧转变为一种不良刺激。而茶叶中所含茶碱、咖啡因同样具有兴奋作用，这对醉酒人的心脏来说，等于火上浇油，更加重了心脏负担。

专家还指出，酒后喝茶，特别是醉酒后

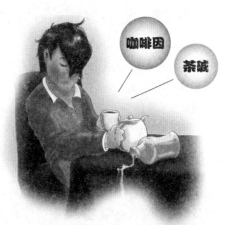

醉酒后饮茶，人体内的酒精会在尚未被分解为二氧化碳和水时，过早进入肾脏，危害人体健康

饮浓茶，茶叶中的茶碱等会迅速通过肾脏产生强烈的利尿作用，这样一来，人体内的酒精会在尚未被分解为二氧化碳和水时，过早进入肾脏，对人的健康产生危害。

饮酒过量者，立即吃香蕉 3～5 个，可清热凉血，润肺解酒。另外。喝点蜂蜜效果也比较好，因为在蜂蜜成分中，含有一种大多数水果中不含有的果糖，其主要作用是促进酒精的分解和吸收，因此，它有利于快速醒酒，并解除饮酒后的头痛感。

喝酒时吸烟毒害大

喝酒的同时又吸烟，对身体的危害更大，会使毒性加重。烟草含有多种致癌物质，这种物质被吸入口腔、鼻、咽喉、气管及肺内，以焦油形式沉积在器官表面，而酒是良好的有机溶剂，可以将沉积的焦油充分溶解，有利于其穿过黏膜，扩散到体内，因此烟的毒害增强了。此外，烟草毒还能使肝脏无法及时对酒精进行分解代谢，而加重酒精中毒。所以，有抽烟习惯的人，不宜饮酒时又抽烟。

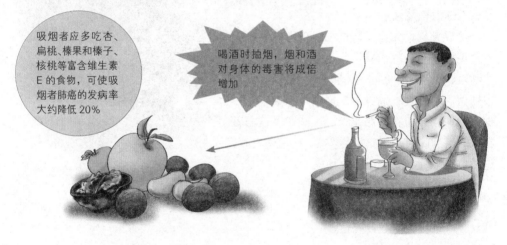

吸烟者应多吃杏、扁桃、榛果和榛子、核桃等富含维生素 E 的食物，可使吸烟者肺癌的发病率大约降低 20%

喝酒时抽烟，烟和酒对身体的毒害将成倍增加

正确呼吸，强身健体的好方式

我们每天都在不断地呼吸，呼吸的次数达到了一天大约 2 万次。假设一个人的寿命是 80 岁，那么他在活着的时候将呼吸 60 亿次以上。

呼吸对于生命来说至关重要。当我们呼吸时，吸入的氧气可以为身体内的每一个细胞提供营养，从而有助于维持我们的健康。

不正确的呼吸方式典型表现为：呼吸太短促——往往在吸入的新鲜空气尚未深入肺叶下端时，就匆匆呼气了。

现在很多办公环境的通风条件不太好，人员密度大，如果长时间处于这种工作环境里，再加上呼吸方法不正确，随着呼吸效率的降低，呼吸器官的功能会慢慢衰退，全身组织器官也会随之产生退行性改变，易引发动脉硬化、高血压、冠心病、充血性心力衰竭、大脑供血不足等多种疾病。

下面介绍一些健康呼吸的好习惯：

深呼吸

先慢慢地由鼻孔吸气，使肺的下部充满空气。继续吸气，使肺的上部也充满空气，最后屏住呼吸5秒钟。经过一段时间的练习，可以将屏气时间增加到10秒钟。肺部充满氧气后，慢慢吐气，肋骨和胸腔渐渐回到原位。停顿1～2秒钟后，再从头开始，这样反复10分钟

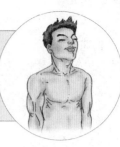

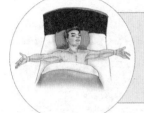

睡前呼吸

临睡前做这一呼吸，对失眠者特别有效。躺在床上，仰面朝上，两手平放在身体两侧，闭上眼睛，然后开始做深呼吸，同时慢慢抬起双臂，举过头部，紧贴两耳。这一过程约10秒钟。双臂还原，反复10次。睡前呼吸有助于消除一天的疲劳，并使自己渐入梦境，安然入睡

腹式呼吸

腹式呼吸法是指吸气时让腹部凸起，吐气时压缩腹部使之凹入的呼吸法。正确的腹式呼吸法为：开始吸气时全身用力，此时肺部及腹部会充满空气而鼓起，然后屏住气息4秒，此时身体会感到紧张，接着利用8秒的时间缓缓地将气吐出。吐气时宜慢且长而且不要中断

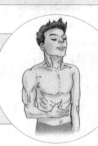

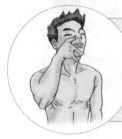

静呼吸

将右手大拇指按住右鼻孔，慢慢地由左鼻孔深呼吸，有意识地让空气朝前额流去。可闭上眼睛，想象吸进的空气流入身体各部，这样会使人感到全身放松，重新恢复精力。当肺部空气饱和时，用右手的示指和中指把左鼻孔按住，屏气10秒钟，然后吐气，想象把体内充满的种种烦恼一起吐出，做5遍为止

研究认为，正常的胸式呼吸一次约5秒钟，吸入约500毫升空气；而平卧状态时做腹式呼吸，一次为10～15秒钟，吸入1000～1500毫升空气。而腹式呼吸可最大限度地利用肺组织，充分进行气体交换，使肺组织得到健康的锻炼。腹式呼吸时胸腔容积扩大还能使心脏得到充分舒张，使大肠的功能增强。

体育锻炼是保持和增进呼吸系统健康的根本方法。它能改善血液循环和心肺功能，提高机体抵抗力，减少呼吸道疾病。

过度节俭不利健康

节俭作为中华民族的一种传统美德纵贯中华上下五千年的沧桑历史，它传承着一代又一代的文明，支撑起一个地广物博的泱泱大国。然而，我们在充分肯定这一消费观的同时，也不能不看到它在现代家庭生活中的负面影响。有些人过度节俭，从而为疾病埋下了隐患。

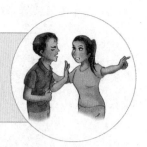

省药费

有的人患了病，为节省医药费，硬撑着不去看病，结果耽误了治疗时机，不但身体吃亏，还增加了后期的治疗费用。还有人生病后，不去正规医院治疗，而是找"收费便宜"的江湖游医。钱花了，病却没治好，还可能染上其他的疾病，甚至为此搭上了性命

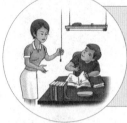

省电

有的人家为了省电，灯泡的瓦数太小，使得房间里照明度很低。这样虽然节省了电费，但却对人的视力，尤其是儿童的视力造成伤害。老年人还会因照明不好而容易发生磕磕碰碰的事故。有的人家做饭时舍不得开抽油烟机，殊不知，油烟气的长期刺激会损害人的呼吸道黏膜，导致疾病的发生，得不偿失

服用过期药品

有的人家里备用的药物过了期也舍不得丢掉，生病时吃了反而误事，因小失大。比如，硝酸甘油片是冠心病人防治心绞痛的常备药，该药很容易因保管不当或贮藏时间过长而受潮变质，如不及时更换，一旦急需服用，就会误事

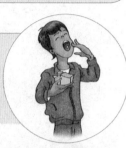

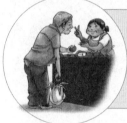

专买次品

有的人买东西专挑便宜货，其实便宜没好货，吃亏的还是自己。就拿配老花镜为例，有人图便宜随便在地摊上买一副了事，殊不知，老年人配花镜也要经过医生验光，确定度数，要是度数不对，越戴视力越差。再比如，谁家都需要用插头、插座，要是贪便宜，买回假冒伪劣品，在安全方面就会留下很大的隐患，甚至引起火灾，后果不堪设想

老人更应该适度关注自己的生活、身体，增强自我保护意识，千万不要过度节俭，这样也会减少子女们的忧虑。

目常运，近视花眼远离身

眼睛是五官之首、心灵之窗。现代信息社会，健康的眼睛对于人们越来越重要，但与此同时，长时间注视电脑、电视，忽视眼睛卫生，让越来越多的都市人的眼睛处于疲劳状态。视觉模糊、视力下降、眼睛干涩、发痒等状况，几乎人尽有之。

为了生你的眼更加明亮，请您在日常生活中养成善待眼睛好习惯。

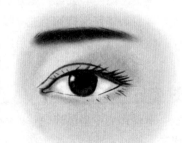

拥有明亮的眼睛和良好的视力是健康的重要标准

**日常护眼
要诀**

改正皱眉、眯眼等不良习惯

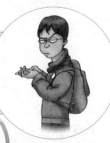

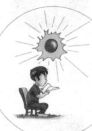

不要让眼睛长时间在阳光照射下工作

小憩或午休时不要把眼睛直接压在手臂上

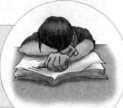

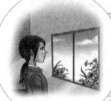

不连续长时间用眼，阅读或看荧光屏时每隔一段时间向远处眺望或闭目数秒休息一下

洗头和洗脸时不用为了怕水和泡沫进到眼睛里而用力闭眼

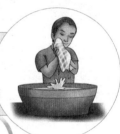

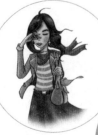

避免用力揉眼睛，化妆或佩戴隐形眼镜时动作要轻柔，不要过于剧烈地拉扯眼部皮肤

在阳光充足时外出要戴太阳眼镜，尤其是沙滩、雪地、水面等反射强烈的地方

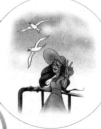

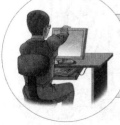

注意调节日常使用的荧幕光度与清晰度，以及桌椅的高度及舒适度，让荧光屏处于视平线下方

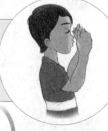

看电视和使用电脑时最好能保持柔和的光线，避免完全黑暗或强光直射

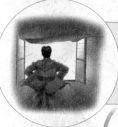

注意多通风，让室内空气流通，避免污浊空气对眼睛的伤害；如有条件，可到户外稍作活动，让眼睛得到充分的调节和休息

使用眼药水最好选择不含激素成分的，以免导致高眼压，形成激素性青光眼。如确实需要使用激素类眼药水，一定要在医生指导下使用

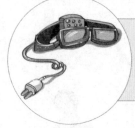

目前，市场上不少眼睛按摩仪器、护眼营养品等，都没有经过确切的临床验证，我们在购买时应慎重

对抗眼睛疲劳 4 妙招

视疲劳是一种眼科常见病，它所引起的眼干、眼涩、眼酸胀、视物模糊甚至视力下降直接影响着人的工作与生活。视疲劳主要是由于我们平时全神贯注看电脑屏幕时，眼睛眨眼次数减少，造成眼泪分泌相应减少，同时闪烁荧屏强烈刺激眼睛而产生的。它会导致人的颈、肩等相应部位出现疼痛，还会引发和加重各种眼病。缓解和治疗眼睛疲劳，不妨试试下面的四个方法。

眼睛体操

中指指向眼窝和鼻梁间，手掌盖脸来回摩擦 5 分钟。然后脖子左右慢慢移动，接着闭上双眼，握拳轻敲后颈部 10 下

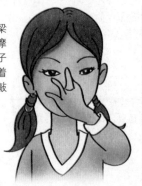

热冷敷交替法

一条毛巾浸入比洗澡水还要热一点的热水，另一条毛巾浸入加了冰块的冷水，先把热毛巾放在眼睛上约 5 分钟，然后再放冷毛巾 5 分钟

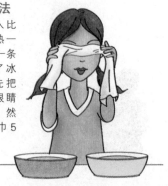

眼珠运动
头向上下左右扭转时，眼珠也跟着一起移动。每天分时间段做此动作10次

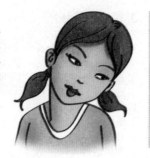

看远看近
看远方3分钟，再看手掌1～2分钟，然后再看远方。这样远近交换几次，可以有效消除眼睛疲劳

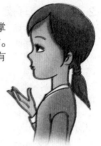

不要随便挖耳屎

很多人有挖耳朵的习惯，有的甚至拿木柴梗或其他又细又硬的东西，伸到耳朵里，七掏八掏，非把耳屎全部掏出来才感到满足。其实，耳屎对人的健康并没坏处，有时候还会对耳朵起到保护作用呢。

适量的耳屎在耳道中，有时还会带来意想不到的好处。例如，一只小虫子钻进耳道，如果让它长驱直入，进入到中耳地区，可能对耳膜造成伤害，一旦耳膜被损害，还会发生中耳炎，引起听力减退。但是，耳道中有了耳屎，就能防止这种意外发生，因为耳屎带有特殊的苦味，小虫子遇到后会自动退出。

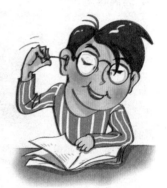

挖耳朵带来的最大危害是容易损伤耳道

耳道里的皮肤非常娇嫩，一不留神就会碰破，容易使耳道感染上细菌，发炎化脓。当然，若是戳破了鼓膜，问题就更严重了。

有时因为耳屎积得太多，确实痒得难受，听声音不大灵便，当然也可以挖一挖。但是，用干净的棉花签伸进去卷几下就行了，千万不要用树枝或带尖的东西去挖。

耳常弹，耳聪目明精神健

耳朵像眼睛一样，是人体与外界保持联系的最重要的门户。中医学认为耳朵是人体重要经脉和神经的汇聚之地，堪称"微型人体健康图""健康晴雨表"。一旦受损，会造成各种耳疾。因此，我们要格外爱护耳朵。

1. 少掏耳

许多人耳朵痒了，爱用指甲或火柴棍挖耳朵。事实上，挖耳容易将耳道深处的鼓膜刺破，从而造成外耳腔和中耳腔之间相通，导致病原菌乘虚而入，在中耳腔内引起感染，严重的甚至会造成鼓膜穿孔，耳道内感染、流脓，势必影响听力，严重的甚至导致耳聋。清洁耳道时，应该用消毒棉签，并且避免过分用力。"耳不挖不聋"，挖耳的不良习惯一定要改掉

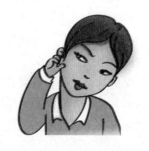

2. 及时治疗耳疾

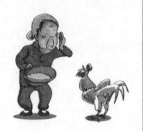

要随时关注耳朵和听力，因为耳部任何部位的病变都可能造成不同程度的耳聋。长期抽烟、酗酒、熬夜及服用某些对听神经有损害的药物等也会导致耳疾，应慎重对待

3. 慎选游泳场所

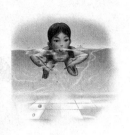

只有选择环境安全、卫生、水质洁净的游泳场所，才会免受细菌感染。患中耳炎者不宜游泳。游泳时最好戴耳套以保持耳朵干燥，避免细菌感染。如耳朵进水，可采用单脚侧跳的方法将水震出，以免引发中耳炎或外耳道炎等疾病

4. 远离噪声

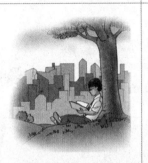

年轻人热衷时尚，喜欢蹦迪、K歌、在嘈杂的游艺厅打游戏……完全是把噪声当享受。人的听觉所能承受的极限是90分贝，而歌厅、迪厅和游艺厅的声音强度却超过了115分贝。不规律、刺激强度高的噪声，不但会引起人心理不适，还会伤害听力。因此，不要频繁置身于这种嘈杂的环境里，即便是偶尔，也要隔半小时分钟就到外面透透气，缓解一下耳朵的压力。另外，在噪声中娱乐，特别是工作的人，最好戴上耳塞或耳罩，以起到一定的保护作用

5. 拍耳朵有益处

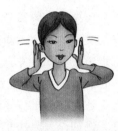

中医学认为，人体耳朵上分布有79个穴位，而人体各部分都通过经络与耳朵有着密切的联系。经常拍打耳朵，可刺激穴位，按摩经络，促使气血运行，保持相对的生理平衡，使耳膜保持良好功能；还能消除疲劳、振奋精神、促进思维、清神醒脑；活跃肾脏内气，抗衰防老；促进胆汁分泌，有利于胆管的通畅，防治胆囊炎、胆石症等疾病的发生、发展；能促进血液循环，防止动脉硬化，抑制高血压形成。拍打时掌距10～15厘米，每次拍打100次，注意不可用力过猛

耳洞太多，有了个性伤了健康

如今，有的年轻人喜欢在一个耳朵上扎七八个耳洞，再穿上各色各样的耳钉、耳环、耳线，看起来真有个性，但是，也因此产生了一些健康隐患。

一些耳钉、耳环都是长期暴露在空气中的，这样的饰品不经过消毒直接戴在破损、流血的耳洞上，病毒和细菌自然容易侵入，极有可能造成感染，甚至引发传染性疾病。

另外，过多地扎耳洞危险性非常大。软骨非常脆弱，一旦刺破软骨，造成其血液循环和免疫系统出现问题，细菌极易侵入造成发炎、感染，使软骨的伤口溃烂，很难治疗。而且，一旦造成发炎，发炎的软骨就会被炎症侵蚀掉，整个耳郭就会出现畸形，在发炎的部位凹进去一块。

因此，扎耳洞一定要选择在耳垂上扎，并到正规的医院用高压消毒的器具，由专业的医生来扎。

保护耳朵，还要远离ＣＤ、ＭＤ、ＭＰ３、ＭＰ４，长时间戴耳机都会对听力造成伤害。专家告诫，选择耳机时要挑质量好、杂音少的。戴耳机时切不可大音量，耳朵毫无不适的感觉最好，尤其是在公交车或大街上，别为了盖过噪声就开更大的音量。

同时，不要长时间用耳机听音乐，最好每次不超过一小时，一天不要超过两小时，尤其是睡觉时一定要把耳机摘掉。

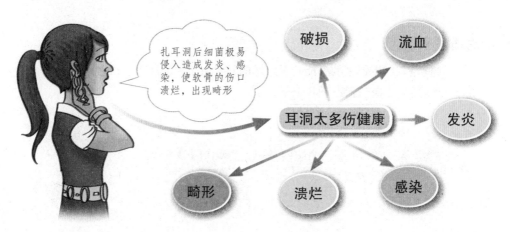

保护健康从保养鼻子开始

鼻子是具有多种功能的调节器，对吸入的空气起到净化、调温、湿润的作用。当人体的抵抗力下降时，聚集在鼻腔的细菌就会通过鼻腔入侵身体各个部位，导致多种疾病产生，因此鼻子的保健就显得十分重要。

浴鼻保健法

鼻腔黏膜具有一定的过滤、清洁作用，平时经常洗鼻，就会使鼻腔更好地发挥过滤、清洁功能。洗鼻的方法是：用掌心盛温水或浓度适当的温盐水，低头用鼻将水轻轻吸入，再经鼻擤出，反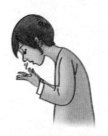复数次，长期坚持可有效地改善鼻腔内黏膜的血液循环，增强鼻腔对天气的适应能力，能很好地预防感冒和其他呼吸道疾病

气功健鼻法

晚上睡觉前，先将两手拇指擦热，揩擦鼻头36次；然后排除杂念，二目注视鼻端，默数呼吸次数3～5分钟；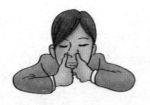俯卧于床上，两膝弯曲使足心向上，用鼻子深吸气4次，呼气4次，然后恢复正常呼吸。这种方法可润肺健鼻，预防感冒和呼吸道疾病

药物健鼻法

鼻腔内应尽量保持适当湿度，过于干燥会使鼻内黏膜破裂出血，在气候干燥的季节，可以根据自己的情况，配合药物保健，如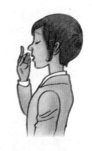使用复方薄荷油或服用维生素A、维生素D等。中药也有很好的效果，下面健鼻汤可参考：

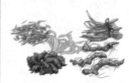

润鼻汤：天冬、沙参、麦冬、黄精、玉竹、生地、川贝母各9克，黑芝麻15克。此方有润肺、养脾、护鼻的功效

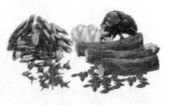

健鼻汤：苍耳子27克，蝉衣6克，炙甘草4.5克，薏苡仁12克，防风、玉竹、百合、白蒺藜各9克。本方使人肺气和，脾气充，御风健鼻，有良好的保健作用

另外，还应纠正用手挖鼻孔、拔鼻毛或剪鼻毛等不良习惯。因为损害鼻毛和鼻黏膜不但会影响鼻的过滤功能，引起鼻腔内细菌感染，还可能引起颅内和耳的疾病。

正确排便可防病

虽然排便是人与生俱来的本能，但遗憾的是，由于种种原因，很多人不会正确排便。正确的排便方法应包括以下几个要点：

一天大便掌握在 1 ~ 2 次。排便时用力最小，持续时间最短，排出通畅，便后有轻松感为最佳

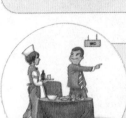

早餐前后是排大便的最佳时间，因为符合人体的生理规律。比如食物的刺激可加速胃肠蠕动，这种胃肠反射性的蠕动容易产生便意感，故早餐后20分钟左右排便最适宜。另外，早上起床后的直立也可出现结肠运动，故不少人起床后就要上厕所，对肛门保健和增强体质有一定意义

按照大便过程的规律性进行排便，即在前一个排便动作完成后安静休息一会儿，待粪便从直肠上部下移产生第二次排便感时，再做第二个排便动作，慢慢增加力度，顺势排出大便。不要在两次排便动作的间歇期间过分用力强行排便，否则容易造成肛门损伤、松弛或直肠脱出等不良后果

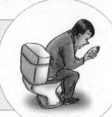

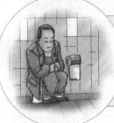

宜打速决战。实际排便动作所需时间极短，每一个排便动作只有几秒钟，2~3 个排便动作的时间加起来也不过 1 分钟左右。如果蹲厕时间超过3~5 分钟仍无便意感，就应结束。蹲厕过久容易诱发痔疮

细节提醒

在解大便时常常看书或看报，会使大脑皮质对排便动作产生影响，从而抑制排便。时间久了，就会使直肠对粪便的压力刺激渐渐失去正常的敏感性，造成粪便在大肠内停留过久，水分吸收过多，粪便变得干燥而使排便发生困难。

而且，解大便时看书、看报后，会使大便时间延长，坐或蹲的姿势会导致盆腔瘀血，痔静脉曲张，最后形成痔疮。

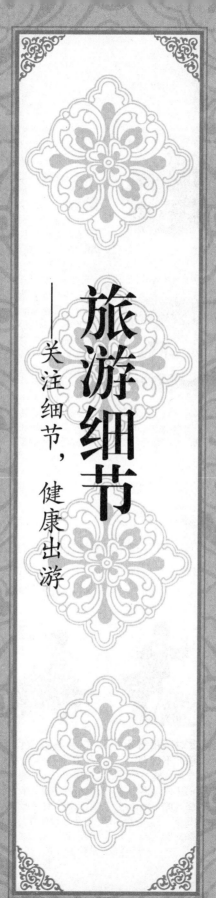

第十一章

旅游细节

——关注细节，健康出游

旅游，重在放松心情

（1）出游之前，不仅要对路线行程作大体安排，随身必备的物品、药物准备好，最重要的还是要做好充分的心理准备。相由心生，心情好了，一切烦恼和不适就会烟消云散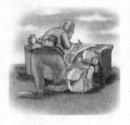

（2）旅游最重要的好处是可以丢开平时工作的压力，彻底疏解身心疲劳，放松心情。有的人出门旅游，是想把当地的所有景观尽收眼底，于是将把日程安排得满满的，马不停蹄，不到返程时就早已疲惫不堪。这种为了旅游而旅游，身心俱累的做法，实在得不偿失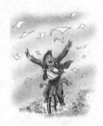

（3）旅游的核心，在于欣赏。而无论欣赏天然美景还是人文景观，都要有一种闲散的心境、良好的兴致。宋代文豪苏东坡说得好："江山风月，本无常主，闲者便是主人。"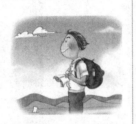
倘若没有闲散的心境，没有浓厚的兴致，而是杂事缠心，有说不尽的后顾之忧，很难成为江山风月的主人，即使是面对秀丽美景、千古奇观，那份感受也必然大为逊色

（4）旅游还要做好吃苦的心理准备。旅游虽美好，旅途却艰难。出门在外，很难做到像在家中那样方便，更难事事符合自己的习惯。若没有这种思想准备，本来不难也会觉得难，最易产生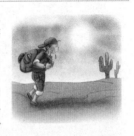
"花钱买罪受"的感叹。如果心中早有迎接困难的准备，便能随遇而安，处之泰然。小小不便不算难，遇到困难，当作锻炼，既长见识，又添才干

旅行途中"吃"的要领

"病从口入"，这话是一点也不假，饮食健康无论何时对我们来说都是十分重要的。尽管出门在外一切都不可能像在家里那么讲究，但在吃方面绝对马虎不得，片刻的放松造成的损失却可能是巨大的，下面就介绍一些旅行中"吃"的要领：

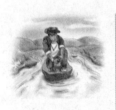

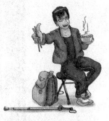

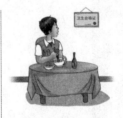

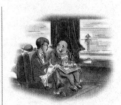

瓜果一定要洗净或去皮吃
吃瓜果一定要去皮，否则瓜果皮上的细菌残留的农药会导致肠胃不适甚至严重危害身体健康

慎重对待每餐不可饥不择食
高中档的饮食店一般可放心去吃；大排档有选择地去吃；摊位或沿街摆卖（推车卖）的不要去吃

学会鉴别饮食店卫生是否合格
合格的标准应是：有卫生许可证，有清洁的水源，有消毒设备，食品原料新鲜，无蚊蝇，有防尘设备，周围环境干净

在车船或飞机上要节制饮食
乘行时，由于没有运动条件，食物的消化过程延长，速度减慢，如果不节制饮食，必然增加肠胃的负担，引起肠胃不适

旅行途中喝水"六诀"

从某种意义上讲，喝水对于人来说也许比吃饭更重要，因为人体中的水分约占总体的 60%，在外旅行难免遇见前不着村后不着店的情况，没有水喝对人的健康影响绝对是很大的，严重时还会造成脱水现象。就算是有水喝，也要做到健康饮用，现在就介绍一下每天喝水的"六诀"：

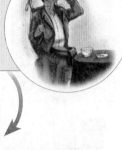

未渴先饮
早晨出游前尽量多喝水，包括早餐的牛奶和稀饭

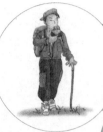

小口慢饮
旅途中口渴时只能间歇含饮几小口清水或茶水，切忌"牛饮"，以免破坏体内水盐平衡

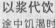

以浆代饮
途中饥渴时不妨以绿豆汤、八宝粥之类浆液代替喝水，这较符合生理要求

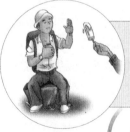

不贪冷饮
身热口渴时勿贪冰淇淋、冰汽水之类冷饮，否则越吃越渴，还易伤脾胃

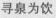

寻泉为饮
尽量不喝野外自然水，万不得已时只喝山林间的泉水，勿饮河水、融雪水、路边溪水

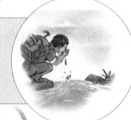

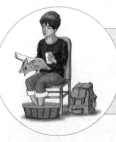

归来畅饮
傍晚回宿地洗澡前先静心慢饮茶水，晚饭后继续喝到排尿为止

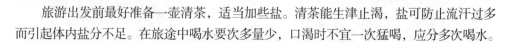

旅游出发前最好准备一壶清茶，适当加些盐。清茶能生津止渴，盐可防止流汗过多而引起体内盐分不足。在旅途中喝水要次多量少，口渴时不宜一次猛喝，应分多次喝水。

舒服不要忘了卫生

在旅游住店时，不但自己不能患病，更要积极做好预防措施，以免把病菌带回家。

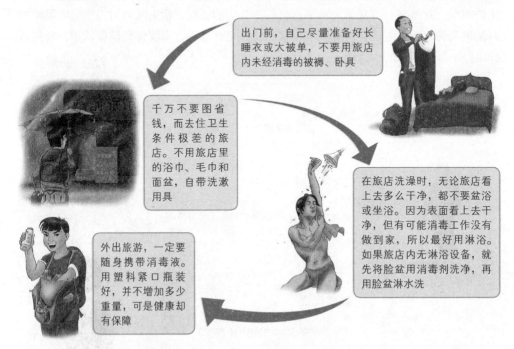

出门前，自己尽量准备好长睡衣或大被单，不要用旅店内未经消毒的被褥、卧具

千万不要图省钱，而去住卫生条件极差的旅店。不用旅店里的浴巾、毛巾和面盆，自带洗漱用具

在旅店洗澡时，无论旅店看上去多么干净，都不要盆浴或坐浴。因为表面看上去干净，但有可能消毒工作没有做到家，所以最好用淋浴。如果旅店内无淋浴设备，就先将脸盆用消毒剂洗净，再用脸盆淋水洗

外出旅游，一定要随身携带消毒液。用塑料紧口瓶装好，并不增加多少重量，可是健康却有保障

如果是郊游爬山，要注意山上的气温变化大，山风也大，因此，上山时应带足衣服，就算山下是烈日炎炎，也一定要带风衣或薄毛衣。南方的山区时晴时雨，因此携带雨具也是必不可少的。还要带一些外伤药，如：创可贴、紫药水等。蛇虫出没的季节还要带上蛇药。

出游中易引发哪些疾病

面对日益火暴的旅游热，健康专家提醒出游者，由于旅途劳顿加上气候、饮食习惯的改变，稍不注意，极易引发疾病，人们在亲近自然的同时一定要注意身心健康，切莫让疾病入侵。

防治晕车晕船

首先要保证睡眠充足，饮食宜清淡，不要过饥或过饱，不要喝酒，同时要保持良好的精神状态。晕车晕船时，患者最好平卧休息。如无条件平卧，可将头靠在椅背上，闭目休息，最好能换坐在近窗的位置上，空气清新有利于缓解、减轻症状。同时，可用清凉油或风油精等涂擦额头部位，或在肚脐上直接贴上伤湿止痛膏

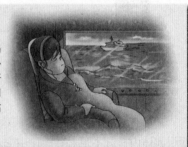

感冒

旅行在异地，气候温差较大，忽冷忽热，容易感冒，但只要注意，就可以防治。即使感冒，早些吃药，就可痊愈

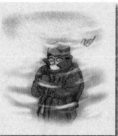

水土不服

旅游在外，气候、水质、饮食等条件都有变化，一些人往往不习惯，会出现头昏无力、胃口不好、睡眠不佳等现象，这是水土不服的表现。水土不服，需要多食水果，少吃油腻，还可服用一些多酶片和维生素 B_2

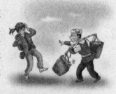

肠胃病

旅游当中，游客不适应新环境，新、旧两地饮水和食物中元素不同，易得腹胀和腹泻。如果再暴饮暴食，还易得胃肠炎。患了这些病，需及时治疗，服用抗生素等药物

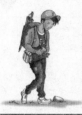

晕车晕船

原因主要在于车船颠簸、摆动或旋转时造成神经系统敏感的人的身体局部功能紊乱，这种情况多见于体质虚弱者，以女性为多。睡眠不足、饮食不当、精神紧张、某种气味的不良刺激，均可诱发或加重症状

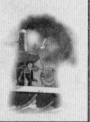

中暑

主要症状是大汗、口渴、头昏、耳鸣、眼花、胸闷、恶心、呕吐、发热；若有中暑，可将患者放于阴凉通风处，平躺，解开衣领，放松裤带；可能时让其饮用含盐饮料，发热者要用冷水或酒精擦身散热，服用必要的防暑药物；缓解后让其静坐（卧）休息，并服用仁丹、十滴水，在太阳穴、人中处涂风油精。最好充分休息，不要勉强旅行

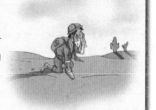

高山反应

表现为呕吐、耳鸣、头痛、发热，严重者会出现感觉迟钝、情绪不宁、产生幻觉等症状，也可能产生水肿、休克或痉挛等症状。不是任何人都可以登山旅游。如心脏病、高血压、急慢性支气管炎、肺气肿、肾炎、贫血、肺结核、发热、急性感染、结石活动期等病人就不得登山。出游者登山上升的速度不宜太快，最好步调平稳并配合呼吸，同时要视坡度的急缓作调整，使运动量和呼吸成正比，尤其避免急促的呼吸。上升的高度应逐渐增加，每次攀爬的高度应适当控制，以适应气压降低、空气稀薄的环境。行程不宜太紧迫，睡眠、饮食要充足正常，经常性地作短时间的休息，休息时可作柔软操及深呼吸来强化循环功能及高度适应，平常应多作体能训练以加强摄氧功能

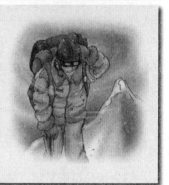

细节提醒

出游中，人们要格外注意预防各种传染病。准备外出旅行的人们，最好注射流感疫苗。外出旅行期间要注意减少触碰车、船、飞机、商场、旅游景点、厕所等公共场所内的拉手、椅背扶手，养成勤洗手的卫生习惯。如果出国旅行，最好留心目的地国家疾病流行情况。

为防患肝吸虫病、乙型肝炎、霍乱、肠炎，不要生吃或吃未煮熟的海鲜，避免饮用不洁的饮水，不要在不洁的水中游泳。

良好睡眠为出行加足动力

在旅游生活中，睡眠是一个非常重要的方面。懂得正确的睡眠方式，了解睡眠禁忌，能使我们得到更好的休息。

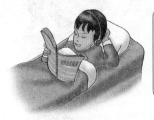

忌睡前思绪万千
睡前必须静心似水，不可过于兴奋、忧虑烦恼，否则会导致失眠。睡前可翻翻画报，听听轻音乐

忌饮酒饱食
出游中会遍尝美食，但睡前饮食过多，肠胃撑胀，将会引起消化障碍，影响睡眠。睡眠时血液流动缓慢，过多摄入高脂肪、高胆固醇食物，容易发生动脉硬化、高血压、冠心病和肥胖症

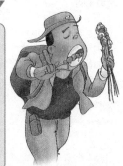

忌睡中忍便
憋尿忍便对人体有害，也影响睡眠。睡前排空大小便，减少粪便的刺激，有预防疾病、延年益寿的作用

睡眠充足，保持旅游好体力，走太多路可热水浸泡双脚减缓酸痛
出门旅游难免多多走路，因此让自己有充足的睡眠是很重要的，尤其是心血管疾病患者，务必有充足的睡眠与良好的饮食，以避免血压突然升高的问题。在环境的改变下，充分的睡眠可减少皮肤长痘痘及出现黑眼圈的概率。如果你实在走得腿酸脚痛，建议浸泡热水或按摩以舒缓酸痛

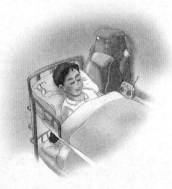

失眠的原因主要是神经系统的活动规律被打乱。外出旅游，夜晚失眠，怎么办？教你几招"催眠"方法。

（1）避免过度紧张。旅游时，不宜把行程安排过紧，情绪紧张的人容易在夜间失眠。正确的做法是自我放松，临睡前喝一杯稀释的醋。

（2）保持睡眠环境的舒适。出游也应维持原本上床睡觉时间，并保持平时睡觉方向；有人喜欢临睡前吃一些面包，喝牛奶，这是很好的催眠夜宵。

（3）温水洗澡。晚上用温水洗澡可使劳累的肌肉和神经放松。按摩疲劳的四肢、足底的涌泉穴和头部、颈部的一些穴位能起到意想不到的催眠作用。

（4）服用镇定药。如果上述办法都不能使你入睡，可以服用舒乐安定、枣仁丸，一般在临睡前服 1 粒即可。

掌握"走路经"，让你玩得轻松

在青山绿水间旅游要学会走路。掌握"走路经"会玩得轻松、愉快又安全，反之则劳累、紧张，甚至受伤。"走路经"包括以下几点内容：

长时间走路，最好是匀速行走，这样走最省体力，而且有利于保持良好心态

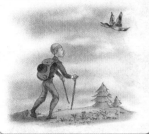

通过吊桥时，吊桥很容易摇荡，最好一个一个地过。如有恐高症，应注意眼睛向前看，注意保持节奏

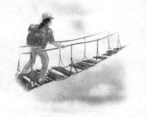

在水泥、沥青、石板等硬地上行走比在草地、河滩、湿地等轻地面行走更省劲，更安全

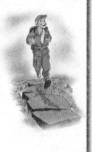

长途跋涉需适当休息。一般行走 1 小时左右，休息 5 ~ 10 分钟。由于每个人的体能不同，休息要视个人情况而定。休息时不要待着不动，应做些放松运动

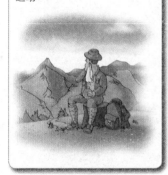

过独木桥时，将脚步变为外"八"字，眼睛看着前方一两米处。通过速度的快慢要根据独木桥的长短、宽窄而定。如独木桥又窄又长，要小心慢行，注意保持平衡

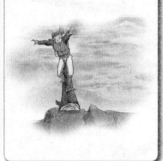

渡河时，最好结伴而行。要先了解河水的深浅，河水较深时，应选择其他路线，河水没有没过大腿时，可以涉水过河，但赤脚不安全，当然这只适合在夏季或春秋两季。天冷时，要选择河中干燥的石头通过，注意石头的稳固性和自身的平衡性

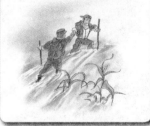

还要注意在旅游行走时首先要穿软底平跟鞋，如旅游鞋、登山鞋，切勿穿高跟鞋、松糕鞋；其次，用腰包携物最省力，双肩式背包次之，单肩挎包及手提物品最费力。

🔲 细节提醒

脚被称为我们的第二心脏，走累了一定不要硬撑，最好脱下鞋袜放松脚部。

长假出国游备忘录

出国工作、旅行要想带着快乐、健康而归，出行者就有必要对威胁健康的因素有清醒的认识，养成健康好习惯。

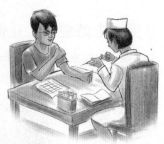

（1）在确定出国旅游目的地后，出发前要事先了解该地卫生及传染病情况，注射相关疫苗，如：流感疫苗、A 型及 B 型肝炎疫苗、破伤风疫苗、白喉疫苗等。准备肠胃药、抗生素以及外伤用药等必备药物，特别是到非洲等地，一定要带上抗疟药

（2）常备衣物：携带轻棉质衣物和快干的合成纤维衣物；额外带一双鞋；如需前往气候严寒的地区，则须带暖和的内衣和衣物；携带一件雨衣和一些充气式衣架以晾干快干衣物；携带小包装的洗衣精，以及小型的晒衣绳和夹子；带一些塑料袋作为隔开湿衣物或脏衣物之用

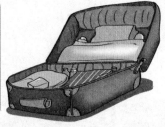

（3）购买交通工具意外伤害保险时要看清赔付范围。可以向保险销售点索取保单详细条款；最好告知销售人员联系电话，并在保单上注明；保单随身携带时最好将有关保单的保险公司名称、保单号、密码告知有关人员，以便索赔

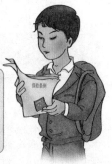

（4）合理安排行程，注意休息，避免因为疲劳、时差、温差、睡眠不足以及饮食不习惯或不卫生等原因，产生腹泻、感冒等疾病或发生意外伤害事件

（5）在境外要特别加强自我保护意识。不要随身带大量现款，也不要在旅馆等住处存放大量现金；外出时要随身少带电器；在公共场合要保持安定，避免与别人发生冲突

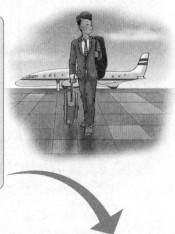

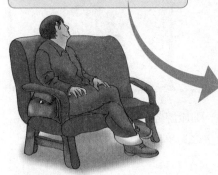

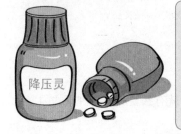

（6）旅途中有各式各样的健康问题，尤其是本身有心血管疾病、慢性病或过敏等身体问题者，一定要在出门前准备好足够的药物，患者可凭机票影本向医生预拿最多两个月的药物随身携带，出国前最好找医生谈一谈，做好预防措施。而原本有筋骨方面疾病的患者，应准备内服及外用药，并准备护膝等复健用品。基本上，有急性病、严重心脏病、肺病、气喘、癫痫病或手术尚在恢复中或处于怀孕初期的人及待产孕妇和经医生诊断不宜出国者，最好不出国旅游

自驾游，健康习惯为伴

作为一种新的出游方式，自驾车出游日益受到人们的青睐。但是，不同于其他出游方式，自驾车出游必须作更加充分的准备，才能充分享受其中的无限乐趣。出游中要注意以下事项：

（1）防患于未然。短途旅行出发前对车辆进行简单检查，看是否漏油、缺不缺水等；远途旅行出发前详细检查车辆的所有部件，尤其是发动机。不要个人租车旅行，尤其是刚学会开车的司机，不要拿旅行练车。远途开车，最好选一个懂得车辆基本维修技术的人同行。另外，最好按额定座位坐人。开车外出旅行最好有两辆以上的车同行，可以互相照应。几辆车同行，车与车之间的距离不要太远

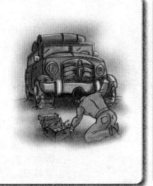

（2）在进入景色宜人、充满驾驶乐趣的山路时，必须谨慎驾驶

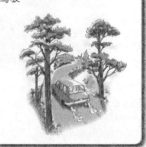

（3）开车不要用手机。开车时使用手机比酒后驾车危险性更大！有关数字显示，70%的致命交通事故是司机注意力不集中所造成的，而手机是造成司机注意力分散的最主要原因

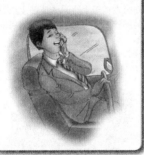

（4）开车时，请系好安全带，在高速公路上行驶时更是如此。如有儿童同车，一定要锁上儿童安全门锁。如果车内没有小孩，最好不要将车门锁死。这样的好处是万一发生了交通事故，车门容易开启，如果锁死车门，由于碰撞使车门变形打不开，延误抢救时间，后果会更加严重

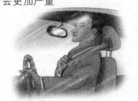

（5）保证通讯工具的畅通。准备一张全国漫游的电话卡和充电器，以备在发生紧急情况时呼救使用

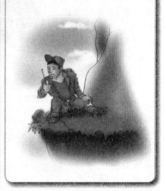

（6）准备好零钱、地图、指南针、急救及常用药箱等物品也是必备之物。出门在外，车子难免有个万一，"四大法宝"随车携带，有备无患。这些法宝是：拖车绳、蓄电池连接线、三角停车警告牌、备用轮胎

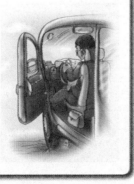

（7）控制行车速度，注意随时会有人或牲畜出现。汽车旅游是非竞速性活动，无论是在高速公路还是其他道路，都不要高速行驶，通过集镇和村庄时，更要小心。可适当开窗，但不要将头伸出窗外。尽量不要长时间使用空调的车内循环功能，防止因低氧加速疲劳

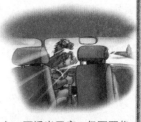

充分准备，尽享飞行愉悦

飞机是当今较理想的交通工具，如今，因为出差、旅游、探亲、访友等而乘飞机的人越来越多。但有些人在乘机时，往往会头晕、胸闷、恶心、胃肠胀气，甚至呕吐。飞机旅行健康问题值得每一位"空中飞人"密切留意。为飞行旅途做好以下准备。

（1）出发时穿着要合身、轻松。一旦登上飞机，可以解开衣服，脱掉鞋子，扭动你的脚趾，尽可能放松全身肌肉

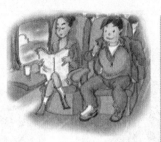

（2）动身前，你应戴眼镜而不要戴隐形眼镜。飞行中，可以喝些水和果汁

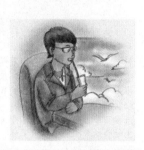

（3）晕机是最常见的一种航空病，晕机的发生往往是由于平衡器官紊乱，身体适应能力较差，旅客只要保持镇静，服些防晕机的药物，就会平安无事。如果知道自己可能会晕机，最好在登机前15分钟服药，各大机场的候机楼一般都备有预防晕机的药物

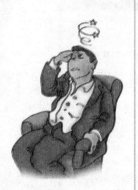

（4）长久乘坐飞机，抵达目的地后常会全身酸痛，下肢水肿，可每隔1小时起身，做做简单的伸展操，并替小腿、颈部及腰背轻压按摩，减少久坐后酸痛与下肢水肿等现象，并可预防静脉栓塞。特别提醒患有缺血性心脏病及高血压患者，长时间坐在椅子上，易造成腿上血管栓塞，进而演变为肺栓塞而猝死，因此务必每隔一段时间起身走走

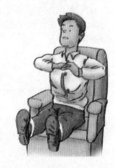

（5）每当飞机起降时，常会有耳鸣、耳痛、耳塞或晕眩感的人，可随身带一包口香糖，让嘴部咀嚼可减缓此现象。若感觉症状仍未消除，可用拇指和示指捏住鼻子，闭紧嘴巴，用力呼气，让气流冲开咽鼓管进入中耳空气腔而消除耳闷、耳重、耳痛等症状

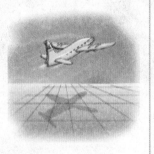

（6）呼吸系统疾病患者、脑血管病人、做过胃肠手术的病人、心血管疾病患者、严重贫血的病人、精神病患者、耳鼻疾病患者、传染性疾病患者不宜乘坐飞机，如果乘坐，需要和乘务员事先沟通，否则将会给自己和他人带来极大的安全隐患

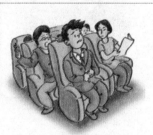

细节提醒

临近产期的孕妇由于空气中气压的变化，可能遭遇胎儿提早分娩，尤其是妊娠3~5周后的孕妇，更不宜乘坐飞机。

如患有重感冒、慢性听力障碍或耳咽管功能不良等症，应于搭机前先找医生治疗，否则会加重不舒服的情况。

乘机前饮食三忌

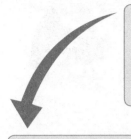

一忌吃得过饱。高空的条件可以使食物在体内产生大量气体。吃得过饱，一方面加重心脏和血液循环的负担，另一方面可引起恶心、呕吐、晕机等"飞行病"

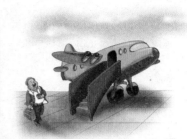

二忌食用多纤维和容易产生气体的食物。人体在5000米高空，体内的气体较地面时增加两倍，如果进食此类食物，飞行时就会加重胸闷腹胀的感觉

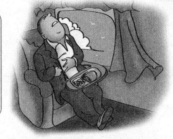

三忌进食太油腻且含大量动物蛋白质的食物。因为这些食物尽管进食不多，但在胃内难以排空，飞行在空中，同样会使胃肠膨胀

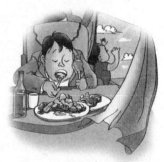

乘车需防意外事故

旅游中各种意外事件难免发生，其中以汽车事故的发生率为较高。所以，乘车时应提高警惕，尽量减少损害。

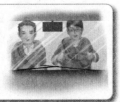

（1）系好安全带，这样能大幅度降低碰撞时造成的损伤

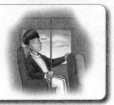

（2）行驶中最好用一只手握住固定的物品

（3）坐在椅子上，手对前排座椅要保持推的动作，而不是用力向自己的方向拉，两腿应前伸，这样在紧急刹车时可减少前冲

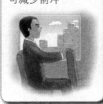

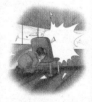

（4）如看到事故已不可避免，应迅速用手抱头、贴胸，靠近固定物处，避免在碰撞或翻滚中伤及头部。
当事故发生后，自己清醒时，应迅速辨别当时的处境，看是否在水内、山下、路边，自己能否移动，受伤程度如何。如有可能，要从窗或门等出口迅速逃出。如果事故情况复杂，尽可能迅速脱离车厢，避得远一些

旅游登山六注意

有些人喜欢在旅游时登山，当你选择旅游登山后，一定要注意以下六点。

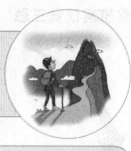

登山前尽量做到轻装上山，要少带杂物，以减轻负荷；鞋子要选用平底鞋，忌穿高跟鞋，以免造成登山不便和有碍安全；借助拐杖要注意选择长短、轻重合适且结实的拐杖

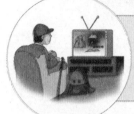

登山前应注意天气预报，适时增减衣服。在山上遇雨时不能用雨伞而要用雨披，这是为避雷电，并防止山上风大连人带伞给吹跑

登山前应预先规划旅游路线，充分了解交通路况，进入山区应注意塌方落石

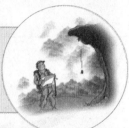

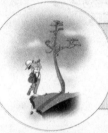

登山时不要一边观景一边走路，照相时要注意安全，选择能保障安全的地点和角度，尤其要注意岩石有无风化

注意自身旅游安全，不要擅自到未开放的旅游山区和危险山区游玩；尽量避免在无人管理的山区游玩；不在无救生人员管理的深潭、溪流水域游泳及戏水

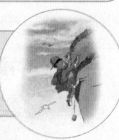

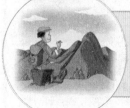

登山时要注意林区防火，观光沿途不要吸烟。爱护自然环境，不破坏景观资源；维护风景区环境整洁，不任意丢弃垃圾

野外旅游莫露宿

旅游会消耗很多体力，而只有充分休息才能够尽快消除疲劳，恢复体力，因此，在旅游途中住宿也就显得十分重要。

很多人夏季旅游时喜欢在野外露宿，可能是贪图凉快，或追求情趣，但是这种方式却对健康不利。如果在野外露宿，第二天醒来后，就会感到头晕、头痛，或者出现腹痛、腹泻、四肢酸痛、周身不适等症状，不仅会影响旅游的兴致，还可能会引起其他疾病。这是因为人体在睡眠时，整个机体都处于松弛状态，身体的新陈代谢作用也有所减弱，抗病能力下降。而深夜里，气温较低，人体和外界的温差也就较大，再加上"贼风"侵袭，很容易引发以上症状。

蚊虫不仅妨碍人体休息，还会传染疟疾、流脑等病症。如果不慎被蛇蝎咬伤，还会引起中毒，甚至有生命危险。因此，野外旅游最好不要露宿。如果在山上露宿，最好选在南山坡，因为那里不仅避风，而且早上能最早看见太阳，这样可以感到舒适。

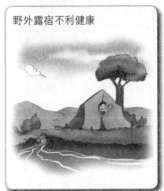

野外露宿不利健康

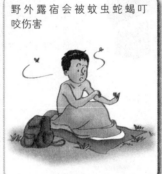

野外露宿会被蚊虫蛇蝎叮咬伤害

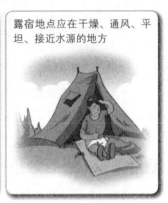

露宿地点应在干燥、通风、平坦、接近水源的地方

出外"踏青"要防花粉过敏

每到春暖花开时节，大家都喜欢和父母到郊外踏青，但是这个时候，有一些人会出现一些不适症状，如打喷嚏、头疼、流眼泪、胸闷、哮喘等，这是一种季节性的流行病——花粉症，也叫花粉过敏。所以，大家去郊外踏青、赏花、沐浴春天温暖阳光时，千万要警惕花粉、尘埃等过敏原，以免给自己带来不必要的痛苦和不适。

如果大家出现没有原因的干咳、胸闷，继而出现典型的喘鸣，持续数分钟到数小时，随后咳出少许痰液，哮喘迅速缓解，和正常人一样，就很可能是患了花粉性哮喘。

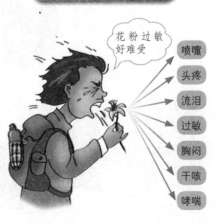

警防花粉过敏花粉

花粉过敏好难受

喷嚏
头疼
流泪
过敏
胸闷
干咳
哮喘

皮肤晒伤治疗法

夏天出去旅游，难免被日晒，有时候还可能出现比较严重的晒伤，当你被晒伤时，可以采取以下几种方法进行急救。

皮肤晒红的急救

用蘸了化妆水的化妆棉敷面，最好是不断交替敷面，直至皮肤感到冰凉为止

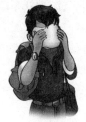

皮肤灼伤的急救

这时可将化妆水放入冰箱冷却，然后取出已凝结的冰块敷之。如果条件允许，还可用富含水分的面膜来缓解

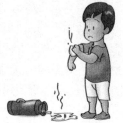

皮肤疼痛的急救

这种情况差不多已达到烫伤的地步，唯一的急救办法是冰敷，不要擦任何护肤用品。如果手部和足部被晒伤，可用蘸过冰水的毛巾包起冰块敷之，直到肌肤感觉舒服为止

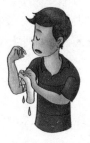

及时补水

晒伤的皮肤伤势得到缓解之后，应补充水分。在沐浴时用泡沫式敷面霜进行保湿，经过一段时间再冲洗掉。然后，用含保湿成分的润肤乳涂在面部，用手掌轻轻按压面部，以促进皮肤对水分的吸收

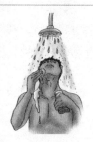

注意，不要将太阳油、药膏或牛油涂在晒伤的地方。因为这些东西会令晒伤的部位伤情更加严重，并会阻碍皮肤在空气中冷却。

防治晕车、晕船妙招

晕车、晕船不算大病，但给人带来的痛苦却令人难以忍受，严重影响旅游活动的进行，除服用晕车、晕船药物外，这里再介绍几种防治方法。

伤湿止痛膏贴脐法

乘车船前取伤湿止痛膏贴于肚脐眼处，疗效显著

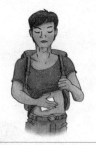

搽风油精法

途中将风油精擦于太阳穴或风池穴，也可滴两滴风油精于肚脐眼处

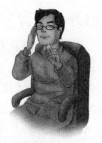

掐内关穴法

乘车船中发生眩晕症状时，用大拇指掐内关穴也可以防治晕车、晕船

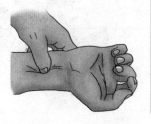

闻鲜姜片法

途中将鲜姜片放在鼻孔下面闻，将辛辣味吸入鼻中；也可将鲜姜片贴在肚脐上，用伤湿止痛膏固定好

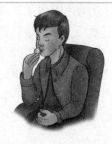

第十二章

孕产细节

——为拥有健康聪明的宝宝做好准备

避开八大黑色受孕时间

一般来说，这八个时期不宜受孕：

情绪压抑时不要受孕

因为不良的情绪刺激会影响母体激素分泌，使胎儿不安，躁动而影响生长发育，甚至造成流产

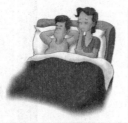

蜜月

因为新婚前后，男女奔走劳累会降低精子和卵子的质量，不利于优生

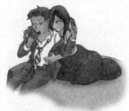

患病期间

疾病会影响体质、受精卵的质量、宫内着床环境等，此时受孕不利优生

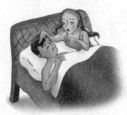

旅行途中

旅游途中往往起居没有规律、饮食失调、饥饿无常，加上过度劳累，可影响孕卵生长或造成子宫收缩，易导致流产

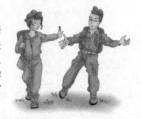

高龄

高龄妇女的并发症，如心脏病、高血压等，可能增多，会对胎儿产生一定影响。而且高龄孕妇在整个孕期更易发生妊娠并发症，容易造成复杂的高危状况

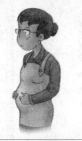

饮酒后

在孕前如果饮酒过量，会影响胎儿的正常发育，出生的婴儿多发畸形的智力低下

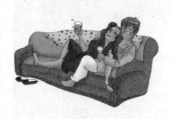

炎热和严冬季节

苦夏高温，孕妇妊娠反应重，营养摄入量减少，会影响胎儿的大脑发育，严冬季节孕妇在室内活动，新鲜空气少，容易感冒而影响胎儿

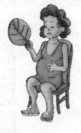

停用避孕药后

避孕药有抑制排卵的作用，并干扰子宫内膜生长发育，长期口服避孕药的妇女，最好停药后六个月再怀孕为好

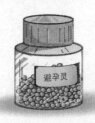

择时怀孕保证后代更健康

许多青年夫妇结婚以后不采取避孕措施，往往在不知不觉中怀孕。因为事先毫无计划和准备，结果有的自然流产，有的感染了病毒性疾病，有的使用了孕期禁用的药物……

另外，很多夫妇婚后房事频繁。而房事过频，可能导致老化精子与卵细胞结合。有可能造成流产，所以，当夫妻双方决定要孩子时，应取得医生的帮助，通过综合检测手段来确定最佳受孕时机并同房受孕，使新鲜的、活性最高的精子和卵子相结合。

有的青年男女喜欢选择在春节结婚。这对婚后不择时怀孕的夫妇，危害尤其大。因为，冬春季节是各种病毒性疾病流行的季节。而且，由于天气寒冷，如果居室用煤取暖又不注意通风换气，就会造成室内空气污染。因此，凡是准备在春节结婚的人，应注意采取有效措施避孕和预防各种病毒性传染病。

有些专家认为，6～7月份比较适合受孕，因为在此期间受孕，受孕早期的八个月是市场上供应蔬菜、瓜果的旺季，且气候宜人，待到来年的春季，又为产妇分娩创造了良好的外部环境条件。

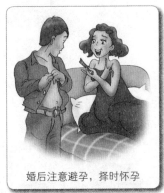
婚后注意避孕，择时怀孕

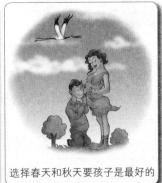
选择春天和秋天要孩子是最好的

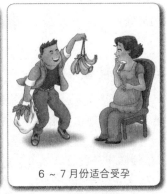
6～7月份适合受孕

准妈妈要防营养不良，更要谨慎营养过剩

孕妇营养不良对胎儿有害，但如果孕妇营养过剩，同样会为孩子的健康埋下隐患。

巨大儿出生后容易出现低血糖、低血钙，而且会增加孩子心脏的负担，成年后容易患肥胖、糖尿病和心血管疾病。

要想让孩子生下来就健健康康的，孕妈妈一定要均衡营养，注意饮食，以控制胎儿的体重。膳食品种要多样化，尽可能食用天然的食品，少食高盐、高糖或刺激性食物，特别是一些高糖水果，最好不要增加饭量，可以多吃些辅食。在孕妇怀孕期间要注意铁、钙、锌的吸收，以确保孕妇和胎儿的健康。

其实，现在的很多疑难杂症都和营养过剩、不注意锻炼有关。平时，我们高营养食物吃得过多，而我们的身体并不具备完全消化和吸收它们的能力，所以即使天天吃海参、鲍鱼，这些东西也只会成为身体内一堆没用的垃圾。如果再不积极锻炼身体，垃圾便堆积成有害物质。假如吃饱了不运

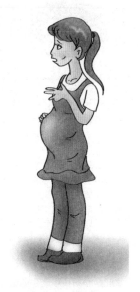
孕妇营养缺乏，也会对胎儿造成危害

动，就算营养到了肌肉也没有用，反而无形中增加了脾的工作量。这些营养如果始终不能消化，慢慢地就会在身体内凝滞成湿气，但人体内并不需要这种湿气，最终人体就要多调一份元气上来把湿气化掉。这就告诉我们：不运动也会耗散元气，营养过剩

是导致现在大多疑难杂症的一大原因。

所以，孕妇要参加适当的运动，以促使体内的新陈代谢，消耗多余的脂肪，维持身体的平衡，这样才有益于孕妇和胎儿的健康。

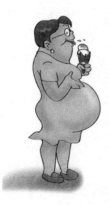

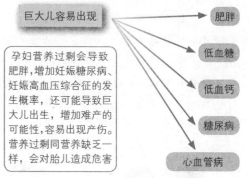

巨大儿容易出现 → 肥胖 → 低血糖 → 低血钙 → 糖尿病 → 心血管病

孕妇营养过剩会导致肥胖，增加妊娠糖尿病、妊娠高血压综合征的发生概率，还可能导致巨大儿出生，增加难产的可能性，容易出现产伤。营养过剩同营养缺乏一样，会对胎儿造成危害

孕妇最佳食物

怀孕是女人一生中的特殊阶段，生一个健康聪明的小宝宝，又是每个孕妇的最大心愿。科学地选择食物不仅有利于母体健康，更有益于胎儿的发育。

最佳防早产食品

丹麦专家研究发现，常吃鱼有防止早产的作用

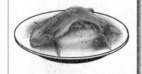

最佳零食

孕妇在正餐之外，吃一点零食可拓宽养分的供给渠道，专家建议嗑一点瓜子，诸如葵花子、西瓜子、南瓜子等。孕妇往往对酸味食品感兴趣，而孕妇吃酸也确有好处。不过孕妇食用酸味食品要注意选择。山楂的营养较丰富，但可加速子宫收缩，有导致流产之嫌，故孕妇最好敬而远之。而西红柿、杨梅、樱桃、葡萄、柑橘、苹果等是补酸佳品，孕妇宜食之

最佳分娩食品

产妇分娩时需要足够的产力，而产力来源于食物，在各种食物中当以巧克力为最佳，美国产科医生称它为最佳分娩食品。巧克力营养丰富、热量高，如100克巧克力含糖50克，且能在短时间内被人体吸收，并迅速转化成热能，巧克力的消化吸收速度为鸡蛋的5倍，对于急需热量的产妇来讲无疑是雪中送炭。故产妇临产时吃几块巧克力，可望缩短产程，顺利分娩

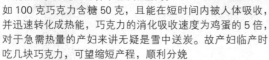

最佳饮料

绿茶乃微量元素的"富矿"，对胎儿发育作用突出的锌元素就是其中一种。

根据测定，在食谱相同的情况下，常饮绿茶的孕妇比不饮者每天多摄取锌达14毫克，此外，绿茶含铁元素也较丰富，故常饮绿茶可防贫血

最佳防吐食物

晨吐是孕妇最难受也最常见的反应之一，会给孕妇带来相当大的痛苦。选择适合孕妇口味的食物有良好的防吐作用，营养学家认为，柠檬和土豆含有多种维生素，对孕妇尤为合适

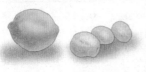

最佳保胎蔬菜

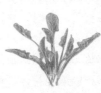

菠菜的叶酸含量高达350微克，名列蔬菜之首。叶酸的最大功能在于保护胎儿免受脊髓分裂、脑积水、无脑等神经系统畸形之害。因此，专家主张怀孕早期的两个月内应多吃菠菜或服用叶酸片。同时，菠菜中的大量B族维生素还可防止孕妇盆腔感染、精神抑郁、失眠等常见的孕期并发症

孕妇不宜多吃的食物

有些食物对孕妇和胎儿有害，妇女孕期最好不吃或尽量少吃。这里面介绍几种孕妇不宜吃的食物：

酒

孕期喝酒会导致胎儿畸形或出生体重低

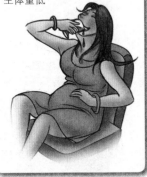

油条

在制作油条时，必须加入一定量含铝的明矾，铝可以通过胎盘使胎儿的大脑受到损害

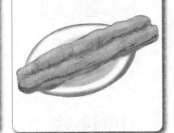

腊味或肉罐头

各种腊味、腌熏肉（鱼）或肉罐头在加工过程中可能添加亚硝基化合物，而亚硝基化合物有较强的致畸性

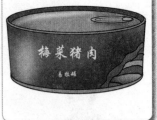

鱼肝油

鱼肝油的成分是维生素A，孕期缺乏维生素A或服用维生素A过多都会导致胎儿畸形。而且服用维生素A过多可引起中毒

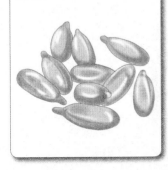

有刺激性的调味品

这类调味品对肠道具有刺激性，很容易消耗肠道水分，造成便秘。这时孕妇在排便时必然用力屏气，这样就会引起腹压增大，压迫子宫内的胎儿，易造成胎动不安，影响胎儿的发育；或造成流产、羊水早破、早产等不良后果

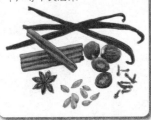

霉变食物

孕期多吃干果有利于胎儿的大脑发育，但这类食物容易霉变，应特别注意。霉变食物含有黄曲霉毒素或其他霉菌毒素，对身体危害极大，也有较强的致畸性

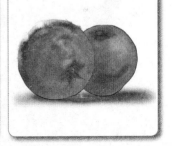

还有，可乐和人工添加甜味果汁饮料里面含有的食用添加剂，对胎儿健康有不利影响，孕妇应避免摄入，可喝百分百的天然果汁和纯净水。

细节提醒

孕妇肥胖，脂肪堆积，会不利于其他营养物质的充分吸收，导致孕妇体内的营养物质的充分吸收，导致孕妇体内营养的不协调，虚胖而非健壮，还会诱发高血压、糖尿病、高脂血症等心脑血管疾病，不但不利于孕妇健康，而且也无法满足胎儿的发育需要。孕妇过度肥胖，还可能造成胎儿过大，这样也容易造成难产等危险。

胎儿期的保健诀窍

小孩在胎儿期的保健诀窍有以下 4 点：

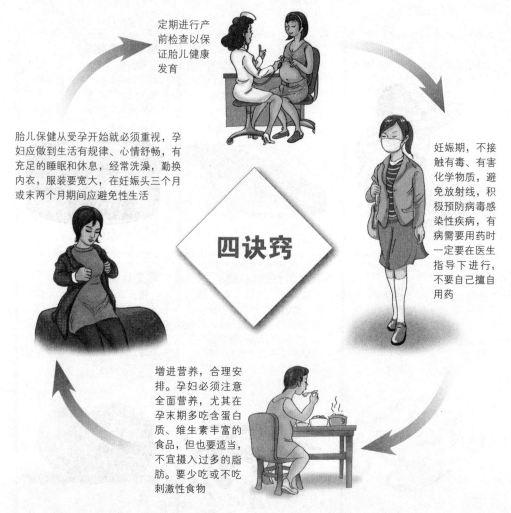

定期进行产前检查以保证胎儿健康发育

胎儿保健从受孕开始就必须重视，孕妇应做到生活有规律、心情舒畅，有充足的睡眠和休息，经常洗澡，勤换内衣，服装要宽大，在妊娠头三个月或末两个月期间应避免性生活

妊娠期，不接触有毒、有害化学物质，避免放射线，积极预防病毒感染性疾病，有病需要用药时一定要在医生指导下进行，不要自己擅自用药

四诀窍

增进营养，合理安排。孕妇必须注意全面营养，尤其在孕末期多吃含蛋白质、维生素丰富的食品，但也要适当，不宜摄入过多的脂肪。要少吃或不吃刺激性食物

除此，孕期还要注意热量的摄取量，孕期如果超热能进食，会导致胎儿的脂肪细胞分裂加速，脂肪转化速度加快，使正常胎儿变成肥胖的巨胎，为孩子健康埋下隐患。

孕期重点补充铜元素

女性体内铜元素不足，会妨碍卵子和受精卵的运动，从而导致不孕。在妊娠期间，如果母体缺铜，胎膜的韧性和弹性就会降低，容易造成胎膜早破而流产或早产，同时还影响胎儿的正常发育，有可能造成胎儿畸形或先天性发育不足，并导致新生儿体重减轻，智力低下及缺铜性贫血。

缺铜会影响大脑中酶的活性，铜是酶的激活剂。然而生活中，孕妇和胎儿却极容

易缺铜。因为胎儿的肝是含铜量极高的器官，从妊娠开始，体内胎儿所需含铜量就急剧增加，约从女性妊娠的第 200 天到孩子出生，胎儿对铜的需求量约增加 4 倍。因此，妊娠后期是胎儿吸收铜最多的时期，这个时期如果不注意补充铜，就容易造成母子双双缺铜。

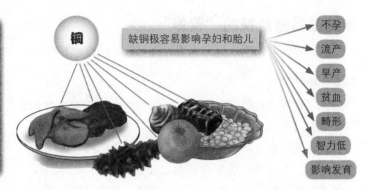

铜在人体内不能储存，所以要每天摄取，特别是孕妇和哺乳期妇女。补铜的途径最好以食为主，富含铜的食物有很多，如动物肝脏、水果、海产品、紫菜、巧克力中都含有较丰富的铜，粗粮、坚果和豆类等也是较好的来源

缺铜极容易影响孕妇和胎儿

不孕
流产
早产
贫血
畸形
智力低
影响发育

准妈妈补维生素 E，宝宝不易患哮喘

研究发现，孕妇在怀孕期间如果适量补充维生素 E，可大大降低幼儿患哮喘的概率。

研究人员在 5 年内对 2000 名孕妇及其婴儿进行了跟踪调查，结果显示维生素 E 有助于胎儿肺部的发育，而且在怀孕 16 周以前是最关键的阶段，因为胎儿在怀孕 16 周时气管已经发育完全。专家因此建议，孕妇应在怀孕前期适量补充维生素 E。

但必须指出的是，孕妇完全没必要摄入太多的维生素 E，只要保持均衡的饮食结构就行了。据介绍，日常生活中，富含维生素 E 的食物包括植物油、坚果和葵花子等。

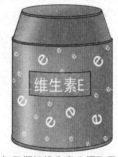

维生素E

在怀孕期间维生素 E 摄取量最低的孕妇所生婴儿患哮喘的比例，是摄取量最高的孕妇所生婴儿的 5 倍

孕期不必担心怀孕发胖

有的孕妇担心怀孕发胖，影响自身的体形，于是经常节制饮食，尽量少吃。这种做法是很不科学的，有害孕妇健康，也不利于胎儿发育。

因为，在怀孕期间，与妊娠有关的机体组织和器官会发生生理性的变化，自动增加重量，子宫、乳房以及周身的脂肪重量都有增加，这是在为胎儿的生长发育做营养上的准备，是女性妊娠所必需的。再加上胎儿与

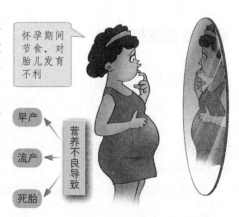

怀孕期间节食，对胎儿发育不利

早产
流产
死胎

营养不良导致

胎盘的重量，孕妇一般要比孕前增重 10 千克左右，因此，孕妇发胖是一种必然的现象。如果孕妇因为看到或担心自己发胖而节食，则会导致营养不良，不但孕妇自身的健康难以保证，而且还容易导致早产、流产、死胎等严重后果。

孕期最易被忽视的"营养"

调查表明，孕期最容易忽视的营养素，一是水和新鲜的空气；二是阳光。

1. 水和新鲜空气

除了必要的食物营养之外，水和空气也是必需的营养物质。但是，这两样营养却经常被人们忽视。

随着近年来机动车辆的增多，空气污染已经成为一种社会公害，而这种公害靠我们自己是无法解决的。但是，有些孕妇因为怕感冒，屋中常年不开窗，影响了新鲜空气的流通，长此以往，会对孕妇的健康带来损失。因此，一定要保持室内空气的清新。

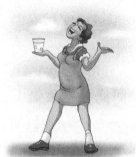

众所周知，水占人体体重的 60%，是人体体液的主要成分，饮水不足不仅仅会造成喉咙的干渴，同时关系到体液的电解质的平衡和养分的运送。调节体内各组织的功能、维持正常的物质代谢都离不开水。所以，在怀孕期间要养成多喝水的习惯。

孕期最容易忽视的营养素是水和新鲜的空气

2. 阳光

阳光中的紫外线具有杀菌消毒的作用，更重要的是，通过阳光对人体皮肤的照射，能够促进人体合成维生素 D，进而促进钙质的吸收和防止胎儿患先天性佝偻病。

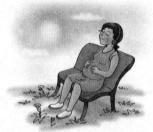

因此，在怀孕期间要多进行一些室外活动，这样既可以提高孕妇的抗病能力，又有益于胎儿的发育。

阳光也是孕期最容易忽视的营养素

孕期要注意抑郁症

大多数人包括孕妇自己都认为怀孕期是女人最幸福的时光，因此，很多人都对孕期抑郁症没有足够的认识，甚至忽视孕期抑郁症，这是一个认识误区。

其实，孕期抑郁症是一种很常见的病症，多数孕妇都或多或少地存在孕期抑郁症的表征，主要表现为易怒、焦躁不安、情绪起伏大、睡眠不好等。究其原因，主要是怀孕期间，女性体内激素分泌水平显著变化，进而影响大脑对情绪神经的调解，也有的是外在刺激的作用。

虽然孕期抑郁症基本上是由于一种正常的生理变化导致的，但是如果不加注意，还是会对母亲和胎儿的健康造成影响，不利于优生。一方面，孕妇由于精神抑郁，内分泌容易出现失调，导致身体功能处于一种非正常状态；另一方面，由于抑郁导致的食欲下降或者暴饮暴食，睡眠质量不高，又会进一步损害孕妇身体健康，不利于营养储备，对胎儿的发育有直接的负面影响。

因此，孕妇自己和家人应当有意识地关注孕期的精神状况，对孕期抑郁症做到及早发现、及早治疗。

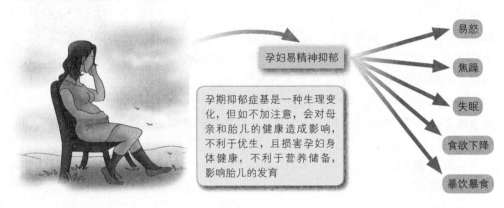

孕妇易精神抑郁

孕期抑郁症基是一种生理变化，但如不加注意，会对母亲和胎儿的健康造成影响，不利于优生，且损害孕妇身体健康，不利于营养储备，影响胎儿的发育

易怒

焦躁

失眠

食欲下降

暴饮暴食

孕妇要防辐射

在日常生活中，家电辐射对孕妇的危害是非常大的。由此孕妇一定要防辐射，具体做法如下：

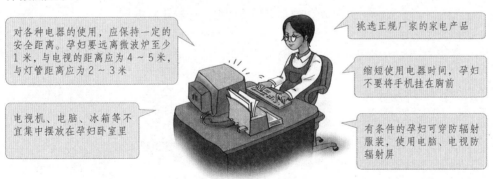

对各种电器的使用，应保持一定的安全距离。孕妇要远离微波炉至少1米，与电视的距离应为4~5米，与灯管距离应为2~3米

挑选正规厂家的家电产品

缩短使用电器时间，孕妇不要将手机挂在胸前

电视机、电脑、冰箱等不宜集中摆放在孕妇卧室里

有条件的孕妇可穿防辐射服装，使用电脑、电视防辐射屏

为了胎儿的健康，怀孕前3~6个月，夫妻均应脱离电磁波辐射环境；怀孕之后的前3个月，孕妇尽量不要接触电脑，因为这3个月是胎儿发育最敏感的阶段，器官发育尚未成形。

> **细节提醒**
>
> 孕妇不宜睡电热毯。电热毯所产生的电磁波会危害到胎儿的生长发育，甚至造成流产或胎儿畸形，而且电热毯的功率越大，产生的电磁波越强，对胎儿的影响也越大。科学家发现，生育畸形儿的女性中有不少都是喜欢睡电热毯的。

孕期要警惕铅污染

铅是一种具有神经毒性的重金属元素，妊娠期如果受到铅污染，就会使胎儿神经系统受到影响，影响孩子的发育。

预防铅的危害，孕妇应注意避免和铅过多地接触，这就要求孕妇防止被动吸烟，少食罐装食品和饮料，妊娠期不要搞室内装修，不宜用含铅化妆品及使用含铅厨具。而且，孕妇在妊娠期要多食含钙食品并适量补充钙剂。因为人体的铅95%蓄积在骨骼中，通过适量地补钙，不仅可减少肠道对铅的吸收，还可抑制骨铅的释放，从而降低铅对胎儿的神经毒性。

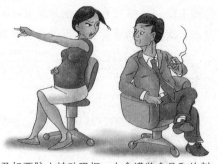

孕妇要防止被动吸烟，少食罐装食品和饮料，妊娠期不要搞室内装修，不宜用含铅化妆品

准备怀孕的女性，最好提前半年到医院查血铅，如果血铅超标，就要及时将血铅降到中毒的标准之下，再考虑要孩子。

孕妇少看电视

孕妇常看电视对自身和胎儿健康都是不利的。

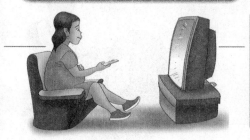

看电视过久，就会减少孕妇活动的机会，久而久之，会导致孕妇身体健康状况的下降，对优生不利。而且，孕妇看电视时，坐得过久，会影响下肢的血液循环，造成对下肢静脉的压迫，会导致下肢静脉曲张和水肿的发生，对健康不利，也可能诱发妊娠期疾病

孕妇常看电视影响自身和胎儿健康

电视中的显像管在工作中会不断发出肉眼看不到的X射线，孕妇如果长时间接受这些射线的照射，则可能造成胎儿的畸形，或者容易出现流产或早产

妊娠期宜侧卧不宜仰卧

小林平素体质尚好，只是血压有点偏低，因没有明显症状便没当回事，怀孕之后，情况就不一样了。怀胎到7个月时，患了一种"怪病"，站起来活动没有什么异常，可一到睡觉病就来了：如果采取仰卧位，不一会就会出现头晕、恶心、呕吐、胸闷、面色苍白、出冷汗、脉搏加快、心悸不安等症状，大有虚脱之势。家人百思不得其解，营养没少一点，活没多干一点，睡觉怎么会出毛病呢？后来被医生诊断为"仰卧位低血压综合征"，看来，怀孕时睡觉姿势也马虎不得。

妊娠期无论是睡眠，还是休息，都应注意卧姿。妊娠早期，躺在床上采取什么卧位都可以，只要觉得舒服就行。但妊娠12周以后，必须采用侧卧位，尤以左侧卧位为好。

妊娠期子宫血管变粗，弹性增强，血容量增加，以保证向胎儿输送氧及营养物质，并替胎儿清除代谢产物及二氧化碳，同时从盆腔流到下腔静脉的血量也随妊娠的进展相应增加，孕妇仰卧，使增大的子宫压迫于脊柱前的下腔静脉，阻碍下半身的血液回流，其后果：一是回心血量减少，一般比侧卧时减少一半，使子宫、胎盘灌流量相应减少，胎盘不能发挥正常功能，不利于胎儿生长发育；二是使下肢和外阴及直肠的静脉压升高，加之孕期静脉壁呈扩张状态，孕妇极易发生下肢和外阴静脉曲张或褥疮。孕妇仰卧时，增大的子宫还会压迫骨盆入口处的输尿管，如果输尿管受压，尿流不畅，排尿量将更加减少而增加水肿程度，另外，孕30周后，部分正常妇女体内有较多的水、钠滞留，加上腹静脉压力增高，下肢更易出现水肿，严重者会并发高血压综合征或低血压综合征，造成水肿延及腹壁甚至全身。

所以，妊娠晚期，下肢水肿的孕妇，尤其是患高血压综合征的孕妇必须侧卧。

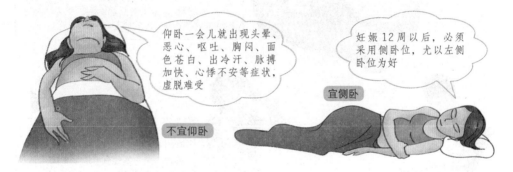

孕妇感冒伤胎儿大脑

孕妇自身健康的好坏直接关系到胎儿能否健康地生长发育，所以，孕妇应该避免感冒。

在目前已经分离出的十几种感冒病毒中，有些病毒对胎儿有明显的致畸作用。感冒多数是由普通感冒病毒引起的，部分是由流感病毒引起的，症状较轻的患者仅有头痛、低热、食欲差、鼻塞、流涕等症状，严重的可引起39℃以上的高热，可持续数天。高热时，产生的毒素可能通过胎盘进入胎儿体内，影响胎儿脑细胞发育，尤其在妊娠早期，危害很大。

为防止感冒，孕妇应该尽量少去各种病毒细菌密度较高的公共场所，以减少感染相关病毒的机会。

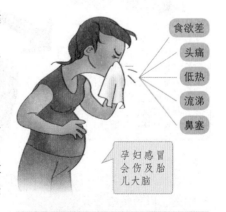

细节提醒

孕妇用药应该相当谨慎，因为很多药物都会危害胎儿的正常发育。

产后五注意

很多女性在生完孩子后都担心落下"月子病",影响自己一生的健康。

这里就介绍五点产后需要注意的事项:

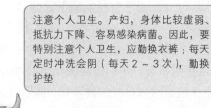

注意个人卫生。产妇,身体比较虚弱、抵抗力下降、容易感染病菌。因此,要特别注意个人卫生,应勤换衣裤;每天定时冲洗会阴(每天 2 ~ 3 次),勤换护垫

劳逸结合。由于分娩大量消耗体能,产妇易感到疲惫和思睡。产后第一天应完全卧床休息,体力的恢复有助于子宫和其他生殖器官的恢复。从产后第二天开始下床在室内活动,每次 10 ~ 20 分钟,保持充足的睡眠,每天的睡眠时间最好不少于 10 小时

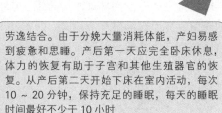

防止便秘。便秘会引起产后腹胀,影响食欲,不利于产妇尽快康复和哺乳。预防便秘先要尽早下床活动,其次是多饮水并多吃蔬菜、水果等高纤维食物

坚持哺乳。母乳中含有婴儿需要的各种营养物质和抗体,对宝宝的健康发育很有益处,新生儿吸奶动作能够促进母乳的分泌,帮助母亲的子宫收缩,使之尽快复原。同时泌乳消耗能量,有助于妈妈减肥

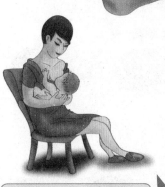

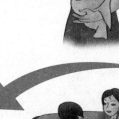

坚持避孕。在哺乳期不来月经,是由于婴儿吸奶引起催乳素分泌,通过一系列的内分泌变化,使卵巢分泌的雌激素减少。但不来月经并不等于没有排卵,因此要注意避孕

还要记住产妇在每一次哺乳前应洗净双手,用湿毛巾擦洗乳头,患感冒时应戴口罩喂奶,以免传染婴儿。

> **细节提醒**
>
> 产妇为了早日康复,保持精神的愉快非常重要,这有利于提高身体机能和恢复速度。

坐月子穿衣要注意

产妇穿衣，首要的一点，就是要符合时令，要随着天气的变化增减衣物，既不能受凉，也不能热着。切不可在夏季穿衣过多，那种所谓的"捂月子"是不可取的。

产妇穿衣要符合这一特殊的生理时期，一些平常的穿衣习惯应当改变。比如平常喜欢束腰和穿比较紧身的衣服的女性，在怀孕期和产后就应当换穿比较宽大的衣服，以避免对身体的压迫。胸罩在进入产褥期后，也尽量不要再戴，即使佩戴，也注意不要过紧。贴身衣物的材料最好是棉麻织品，以防止皮肤的过敏。穿鞋应当选择软料厚底的棉鞋或布鞋，同时鞋帮要高，以保护脚踝，也不可多穿凉鞋或拖鞋，防止脚部受凉。

另外，产妇穿衣虽以舒适符合时令为准。但也应当注意整洁和美观，不能因为出门较少穿着邋遢，这样不但不会干净卫生，不会舒适，而且对产妇的心理也会造成抑制作用，影响情绪，降低生活质量。

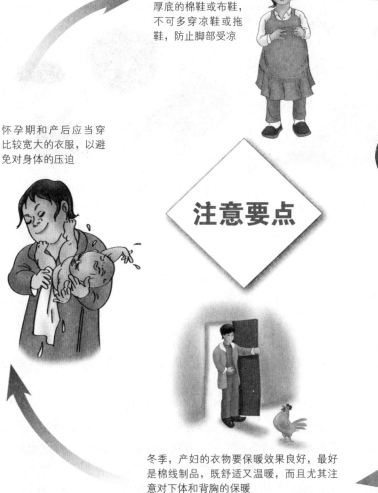

穿鞋应当选择软料厚底的棉鞋或布鞋，不可多穿凉鞋或拖鞋，防止脚部受凉

怀孕期和产后应当穿比较宽大的衣服，以避免对身体的压迫

注意要点

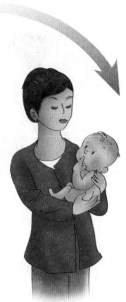

夏季，穿衣应当讲求舒爽，以保持身体的干爽，一般穿棉布的单衣、单袜、单裤即可，又吸汗又避风

冬季，产妇的衣物要保暖效果良好，最好是棉线制品，既舒适又温暖，而且尤其注意对下体和背胸的保暖

产后不宜马上进补营养高汤

许多女性产后为了催奶、补充体力，会喝许多大补的汤水。其实这样不对，刚生完孩子催奶一定要慎重，不应马上进补猪蹄汤、参鸡汤等营养高汤。因为此时初生婴儿吃得较少，如果再服催奶之品，反而会导致乳汁分泌不畅。因此，只需在正常饮食的基础上适量增加汤汁即可，三天后，再加喝滋补汤。在熬炖汤时，应除去汤中浮油，既能避免引起婴儿肠胃不适，也有助于产妇保持身材。

产后煲汤时尽量少用补剂。一般情况下，炖汤讲究药食同源，但药的数量和种类不能过多，也不主张多用参芪当归之类的补剂。相对而言，桂圆、栗子、蘑菇等煲汤更合适。由于产后失血多、体力消耗大，可多吃一些补血活血、补气健脾的食品，如红糖、阿胶枣、枸杞、山药等。

老人们通常会认为，新妈妈产后虚弱，不宜多吃生冷之物。其实，新鲜的蔬菜水果是补充维生素最好的食物，如不充分摄入，会使维生素缺乏，对身体反而不利。

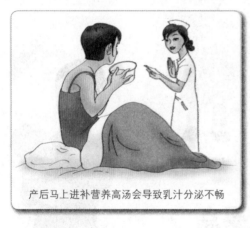

产后马上进补营养高汤会导致乳汁分泌不畅

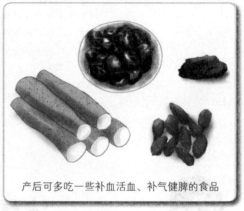

产后可多吃一些补血活血、补气健脾的食品

产后腰腿痛的原因

孕妇产后出现腰腿痛的现象比较常见，要根据自身的情况多方面寻找原因。

产后可能产生腰腿痛，首先是与孕妇腰部及下肢骨骼的骨质疏松症有关，其次是与孕妇睡觉的姿势，以及床垫的软硬程度有关。

骨质疏松症的发生，很大程度上与妊娠过程中钙的不足有关。产后虽然也增加了钙的供给，但仍不能满足需要，这样就会进一步加重钙的缺乏，导致在产后出现腰背酸痛、下肢无力或痉挛等症状。

在怀孕和产前阶段，女性身体会自动为分娩做出一系列相应的身体调整，此时卵巢会分泌一种名为松弛素的激素，能够松弛生殖器官中的韧带和关节组织，并使骨盆组织的稳定性和密合性降低，呈松散状态，以利于分娩。在分娩结束后，骨盆组织还不能立即恢复完整性，仍处在比较松散的状态，如果此时产妇睡席梦思床，身下的支撑力不足，身体的重量就会对骨盆产生压迫，从而易使骨盆受到损伤，甚至变形。

在怀孕期间，女性的腰骶椎也会发生一定的变形，在分娩后不能及时复原，如果睡席梦思床，对其复位也是不利的。产后的一段时间内不能保持正确的坐姿、睡姿，而松弛的关节韧带还没有完全恢复，就会造成关节位置的改变，从而导致腰腿痛。

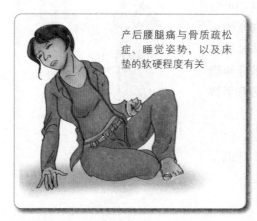

产后腰腿痛与骨质疏松症、睡觉姿势，以及床垫的软硬程度有关

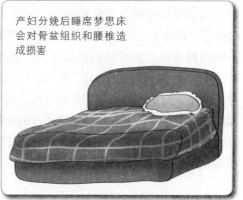

产妇分娩后睡席梦思床会对骨盆组织和腰椎造成损害

产后不宜"捂月子"

产妇要恢复身体健康、增强体质和新生儿健康成长，都必须获得充足的阳光照射，这样也有利于防病。如果将门窗关得严严实实，产妇和新生儿捂在被窝里，得不到阳光的照射，就会处于一种很不健康的状态，产妇体质难以恢复，也容易导致新生儿对钙的吸收能力低下。

捂月子的时候，室内空气不流通，空气污浊，含量少，这也不是一种对人健康有益的生活环境，容易造成对母亲和婴儿的伤害。而且，在这种条件下，更容易滋生细菌和寄生虫，而产妇和新生儿分别处于身体虚弱和柔弱的时期，抵抗力差，极易患病。

室内捂得过于严实，空气不新鲜、阳光不充足，对产妇和新生儿的精神健康也有危害，且能够影响各方面身体功能和食欲，也对健康和婴儿发育不利。

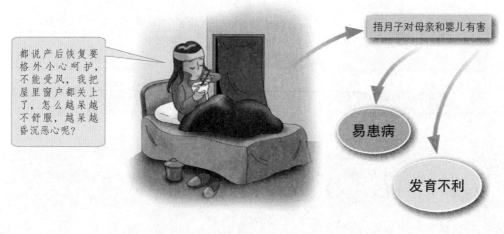

都说产后恢复要格外小心呵护，不能受风，我把屋里窗户都关上了，怎么越呆越不舒服，越呆越昏沉恶心呢？

捂月子对母亲和婴儿有害

易患病

发育不利

产后马上节食减肥伤身体

很多女性在生完孩子后，体重会有所增加，为了快速恢复自己原来苗条的身材，她们便急不可耐地节食减肥。其实这样很伤身体。过了哺乳期可以开始适量节食减肥。如果能够每天吸收 6279 千焦的热量，再加上运动，恢复苗条的身材并非难事。

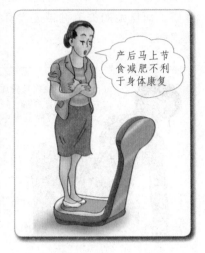

产妇在临产前所增加的体重大多是水分和脂肪，而要在产后给婴儿哺乳，拥有这些水分和脂肪是必不可少的，因此，产妇产后不仅不能马上节食减肥，反而还应该多吃一些钙质丰富的食物，每天最少要吸收 11720 千焦的热量。只有这样，才能保证婴儿和自身身体的健康。

产后运动的注意事项

产后做些适当运动，可以预防或减轻因生产造成的身体不适及功能失调情形，协助骨盆恢复韧带韧性，恢复腹部及骨盆肌肉群功能，并使骨盆内器官位置复原。

产后如果做运动，一定要注意以下几点：

（1）穿宽松或弹性好的衣裤

（2）避免在饭前或饮后一小时内做运动

（3）选择在硬板床或地板上进行运动

（4）注意周围环境的空气流通

（5）运动前要排空膀胱

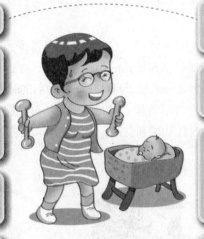

（6）运动时请配合深呼吸，缓慢进行以增加耐力

（7）每天早晚各做 15 分钟，至少坚持两个月

（8）运动次数由少渐多，勿勉强或过累；若有恶露增多或疼痛增加的情况，则需暂停运动，等待恢复正常后再开始

（9）运动后记得补充水分

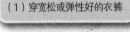

如果产后及早下床活动，则不仅有利于下肢血流增快和恶露排出，也能使腹部肌肉得到锻炼，早日恢复原来的收缩力，从而保护子宫、直肠和膀胱等器官。

第十三章

育儿细节

——让孩子赢在起跑线上

给新生儿冲奶粉不能太浓

新生儿出生后，如果母乳尚未分泌或母乳不足，可用全脂牛（羊）奶粉喂哺，但不要配制得太浓。

目前，全脂奶粉或强化奶粉含有较多钠离子，如不适当稀释，可使钠摄入量增高，给血管增加负担，使血压上升，引发毛细血管破裂出血、抽风、昏迷等危险症状。强化奶粉还补充了加工制作中损失的维生素与牛奶中容易缺少的元素，更应加以稀释，以适用于新生儿。

此外，奶粉中的蛋白质，虽经过高温凝固，比牛奶蛋白质好消化，但新生儿的消化能力差，奶粉如过浓，仍不好消化，所以，必须稀释才可代替母乳。

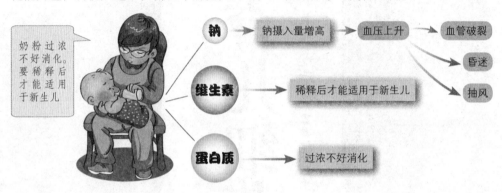

奶粉过浓不好消化。要稀释后才能适用于新生儿

钠 → 钠摄入量增高 → 血压上升 → 血管破裂 / 昏迷 / 抽风

维生素 → 稀释后才能适用于新生儿

蛋白质 → 过浓不好消化

婴儿是否有病可观察其行为来判断

在日常生活中，家长可以通过观察婴儿的行为来判断婴儿是否有病。

哭声

正常婴儿哭声洪亮。如出现过多或持续性的哭吵、异样的哭叫、刺激后哭声延迟甚至不哭，则是有病的表现

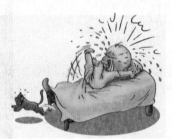

体位

新生儿多采取自然仰卧的体位，刚出生的婴儿，四肢屈肌张力较高，仰卧时四肢屈曲，髋关节屈曲并略外展，双手间歇性放松和握拳，头常转向一侧。婴儿颅内病变可引起双手紧紧握拳，下肢交叉及角弓反张（头极为后仰）；破伤风也可引起角弓反张

自发活动

正常婴儿有不自主和不协调的手足徐动：哭吵时会四肢抖动，但如果四肢频繁抽动，不自主地吸吮和咀嚼，新生儿就可能要发生惊厥了；产伤如果引起臂丛麻痹和各种潜在的骨折，婴儿自发活动会减少，或者完全不活动

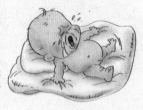

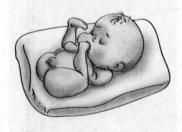

还有，百日咳初时像感冒，但几天之后，咳嗽变成一种特殊的阵发性的痉挛性咳嗽，孩子会咳得喘不过气来，面色青紫，眼部发肿，到最后一声像鸡鸣一样的长吸气后，这一阵咳嗽暂时停止，过不了多久，咳嗽再一次发作。孩子如果出现了以上症状，就是患上了百日咳。

给孩子接种疫苗要慎重

在生活中，如果不是特殊情况，最好不要给孩子接种疫苗，因为一针之痛往往使小儿难以忘怀，导致孩子以后只要看到穿白衣服的医生，就会不安，乱叫乱动，妨碍诊治。而且，有的针药有副作用，如会引起儿童耳聋等，从而影响儿童的正常发育。

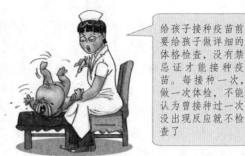

给孩子接种疫苗前要给孩子做详细的体格检查，没有禁忌证才能接种疫苗。每接种一次，做一次体检，不能认为曾接种过一次没出现反应就不检查了

新生儿不宜多大笑

一些大人出于对孩子的喜爱，经常喜欢逗着婴儿玩，让婴儿大笑不止，这虽然能够加深与婴儿之间的感情，但是经常让婴儿大笑，对婴儿的健康成长不利。

这是因为，婴儿的骨骼、肌肉以及呼吸系统的发育都还不成熟，如果过分大笑，时间过长，就有可能导致对呼吸的影响，可能造成婴儿瞬间窒息、低氧，引起暂时性脑缺血，甚至进而损伤大脑，影响智力，还可能导致孩子口吃、痴笑。婴儿过分张口大笑，还容易发生下颌关节脱臼，久而久之会形成习惯性脱臼。另外，在睡前逗笑，会影响婴儿正常入睡；在吃东西时逗笑，会使婴儿咽部的反射机能紊乱，乳汁和食物也会随着气流吸入气管，引起婴儿剧烈呛咳、发喘、憋气，有时还会把婴儿的气管堵住，非常危险；过分张嘴会导致颌关节脱臼等。

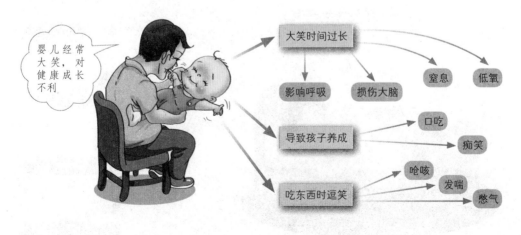

婴儿夜晚啼哭有原因

孩子在夜晚啼哭，既不利于婴儿身体健康，也使父母不能很好地休息和工作，但只要饮食和护理妥当，就能避免这种情况的出现。

如果婴儿喝牛奶过多，牛奶中蛋白和糖分解就会产生酸气，从而引起消化不良、腹胀不适。牛奶摄入量如果太少，婴儿就会感到饥饿，也不能入睡。此外，如果尿布更换不及时，就会造成婴儿皮肤受尿液中尿酸素刺激，引起炎症，或是包裹太紧，从而使婴儿感到燥热，也会引起婴儿啼哭。

为了不让婴儿夜间哭闹，一定要注意婴儿的饮食和护理，喂养适量，勤换尿布，包裹松紧适度，这样就能让婴儿安然入睡。

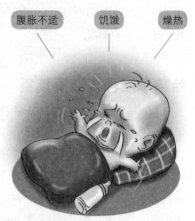

腹胀不适、饥饿、燥热等，都会引起婴儿啼哭，不利于婴儿身体健康

抱着新生儿睡觉，弊大于利

在生活中，有些家长对孩子总是爱不释手，只要孩子哭就抱在怀里哄，尤其在晚上，常常抱着孩子睡熟后才把他放在床上，时间长了，很容易使孩子养成不抱不睡的习惯。

其实，新生儿也需要培养良好的睡眠习惯，让孩子独自躺在舒适的床上睡觉，不仅睡得香甜，也有利于心肺、骨骼的发育和抵抗力的增强。如果经常抱着孩子睡觉，孩子睡得不沉，醒后常常不精神，影响睡眠的质量；抱着孩子睡觉，他的身体不舒张，身体各个部位的活动受到限制，全身肌肉得不到休息；抱着孩子睡觉也不利于孩子呼出二氧化碳和吸进新鲜空气，影响孩子的新陈代谢；同时，抱着孩子睡觉还不利于孩子养成独立生活的习惯。所以，经常抱着孩子睡觉，对孩子来说弊大于利。

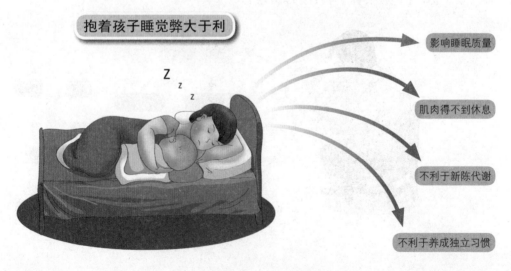

抱着孩子睡觉弊大于利

影响睡眠质量

肌肉得不到休息

不利于新陈代谢

不利于养成独立习惯

冬季带孩子晒太阳有讲究

　　冬季由于臭氧层出现季节性薄弱，太阳光中的紫外线加强，容易给人的身体带来不同的损伤。因此，在冬季带孩子晒太阳也要注意选择时间段。

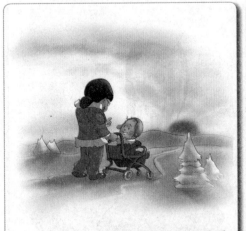

（1）上午6～9时，这一时间段阳光以温暖、柔和的红外线为主，紫外线相对薄弱。红外线温度较高，可使身体发热，促进血液循环和新陈代谢，提高人体活力

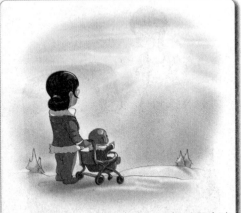

（2）上午9～10时、下午4～5时，这两个时间段的太阳照射特点是紫外线中的A光束成分较多，这两个时间段是储备维生素D的好时间；同时还可以促进肠道钙、磷的吸收，增强体质，有利于促进骨骼正常钙化

　　晒太阳时最好穿红色服装，因为红色服装的辐射长波能迅速消灭杀伤力很强的短波紫外线。

如何判断孩子是否发热

　　其实有时候孩子体温发生变化是生理性的，并不是发热，这些情况是：

　　（1）孩子穿得过多、盖得太厚，都会使体温有所升高，尤其是新生孩子。只要将这些因素排除，小孩子的体温就会恢复正常。

　　（2）剧烈活动、精神紧张、情绪激动、进食、排便等，都可使孩子的体温暂时升高。

　　（3）体质虚弱、饥饿、久不活动或保暖不佳等，则会使孩子的体温暂时偏低。

　　那么，该如何判断孩子是否发热呢？

1. 摸

平时经常摸摸孩子的小手和颈部后面，即可知道孩子体温是否正常，更重要的是可以了解孩子的衣着是否合适。穿得过多或过少都不利孩子的健康和舒适。了解了孩子的正常体温，一旦孩子发热，你就马上能"摸出"。用手大致感觉出了孩子的体温异常时，可用你的额角接触孩子的额角，如果明显感觉孩子的额头比你的热，那么孩子多半是发热了

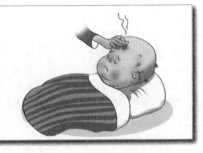

2. 看

孩子如果脸部潮红、嘴唇干热、哭闹不安，或者没有食欲，很可能是发热了。发热时身体的水分消耗较大，如果孩子的小便比平时的尿量少，且小便发黄、颜色较深，孩子也可能体温增高了

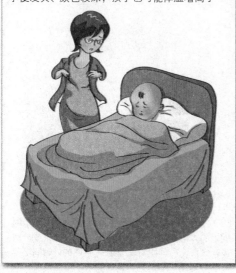

3. 测

用体温计测量体温是最确切的。通常用肛表测量孩子的直肠温度较确切（正常体温为37～38℃），也可测量孩子的腋下或颈部（正常体温为36～37℃），测出的直肠温度需减去0~5℃，腋下和颈部温度应加0~5℃，得出的度数便是孩子的现时体温数，如此可知孩子的准确体温和是否发热。学龄前孩子最好不要用口腔表测量体温，以免发生意外

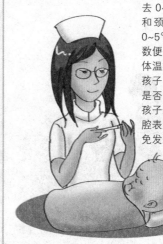

拍背可缓解孩子的咳嗽

有时候，看着孩子咳嗽，做父母的往往不知所措，干巴巴地瞅着心疼。其实在孩子咳嗽时，父母可以帮孩子按摩止咳穴。另外，拍背也可以缓解孩子的咳嗽。

如果父母在孩子咳嗽未愈期间注意饮食宜忌，可以收到事半功倍的效果。一般来说，当孩子咳嗽时，应该注意以下饮食四忌：

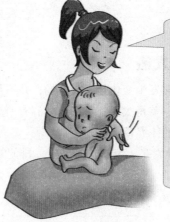

在孩子咳嗽时，父母让孩子坐起，使其上身成45度角，然后轻轻地帮孩子拍背，这样能起到宽胸理气、促进痰液排出的作用。需要注意的是，父母在给孩子拍背时不能集中在一个地方，应该上下左右都拍到，如果拍到孩子的某一部位时孩子就咳嗽，说明孩子的痰液就积在此处，应重点拍

1. 忌吃肥甘厚味

中医认为咳嗽多为肺热引起的，儿童尤其如此。日常饮食中，多吃肥甘厚味会产生内热，加重咳嗽，且痰多黏稠，不易咳出。所以，父母不能给孩子吃肥甘厚味，不能让孩子吃得太咸

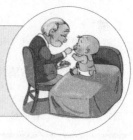

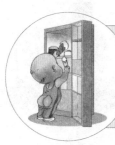

2.忌吃寒凉食物

咳嗽时不宜吃冷冻饮料。中医认为"形寒饮冷则伤肺",咳嗽时如饮食仍过凉,就容易造成肺气闭塞,症状加重,日久不愈。不论是儿童还是成人,咳嗽多伴有痰,痰的多少又跟脾有关。脾是后天之本,主管人体的饮食消化与吸收。如过多进食寒凉食物,就会伤及脾胃,造成脾的功能下降,聚湿生痰

3.忌吃甜酸食物

酸食常敛痰,使痰不易咳出,以致加重病情,使咳嗽难愈。咳嗽严重时连一些酸甜的水果,如苹果、香蕉、橘子、葡萄等也不宜吃,多吃甜食还会助热,使炎症不易治愈。民间有用"生梨炖冰糖"治疗咳嗽的习惯,这种吃法对咳嗽初起(新咳)的孩子是不适宜的

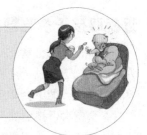

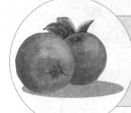

4.忌吃橘子

很多父母认为橘子是止咳化痰的,于是孩子咳嗽时就给其吃橘子。实际上,橘皮确有止咳化痰的功效,但橘肉反而生热生痰,而一般的孩子不可能不吃橘肉只吃橘皮

孩子咳嗽时忌"发物",父母不能给其吃鱼腥,也不能给孩子吃补品。

高热时给孩子"捂汗"的方式不可取

小儿体温超过38℃即为高热。通常人们会在婴儿发热时为他们穿衣服或多盖棉被来"捂汗",让身体多出汗而达到退热的目的,这对婴幼儿来说是很不合适的,因为这样会使孩子感觉很不舒服,哭闹不安而消耗体力,热度反而会上升。高热时只让孩子穿适合的衣服就可以了,但较冷的天气,孩子手、脚发凉时,则要添加衣服。

体温在38～39℃时要注意保证饮水量。高热38.5℃以上时应在医生指导下服用退热药,或采用物理降温的方法为孩子退热。一般情况下可用温水洗浴擦身,用温湿毛巾反复敷前额部或胸腹部,或用凉湿毛巾(尽量拧干)放在前额。如果你想用碎冰块降温,一定要注意不可让冰块直接接触孩子的身体,并严格控制用冰时间,不可大意。

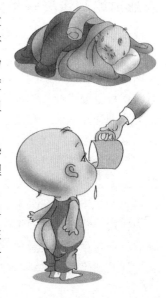

如果你发现你的孩子在发高热时精神不好，脸发红，摸额头感到烫手或是体温在 39℃ 以上，也可用酒精擦浴的方法。擦酒精是一种方便的物理降温方法，可选用市售浓度为 75% 的消毒酒精，加温水 1 倍左右，使浓度降为 30% ~ 40%。你可用纱布或小毛巾蘸上备好的酒精擦小儿身上大血管区域，即腋窝、颈部、大腿根部及外阴部。

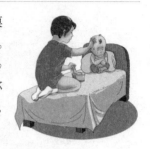

近视眼孩子多吃糖，近视更严重

很多孩子都喜欢吃甜食，这是一种很不好的习惯，因为我们都知道，过量地食用甜食会导致孩子肥胖，产生龋齿。但是你可能不会知道，患近视眼的孩子如果过量食用甜食，会使得近视更加严重。

甜食中含有大量的糖分，而人体摄入糖的含量达到 6 克的时候，就会大量消耗体内存在的维生素 B_1，这是因为过多的糖在体内代谢时必须有一定的维生素 B_1 参与。人体内的维生素 B_1 不足，就会影响机体对眼压的调节，从而助长近视的发展。

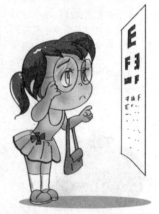

另外，过量地摄入糖分还会使孩子的血液呈酸性，而为了维持体内的酸碱平衡，人体就不得不动用大量的钙质去中和体内的酸性物质，这就会造成血钙不足，减弱眼球壁的弹性，使眼轴伸长，埋下近视的隐患。同时，血糖升高，也会使晶体复凸而形成近视。

过量地食用甜食会导致肥胖，产生龋齿，使眼球壁的弹性减弱，使得近视更加严重

发热时吃鸡蛋羹等于火上浇油

当孩子发热时，父母通常会做鸡蛋羹给他吃，认为这样容易消化，而且鸡蛋有营养，对恢复健康有利，其实这种做法是不科学的，有时候甚至是"火上浇油"。

我们都知道，人在进食后体温会略有升高。这是因为，食物在体内氧化分解时，除了本身释放出热能以外，还会增加人体的基础代谢率，刺激人体产生更多的热量，食物的这种刺激作用，在医学上称为食物的特殊动力作用。然而，这种作用与进食的总热量

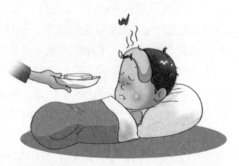

发热时，食用含有大量蛋白质的鸡蛋，不但不会降低体温，反而会使体内热量增加，导致体温升高得更多，不利于早日康复

无关，而与食物种类有关。比如进食碳水化合物，可增加基础代谢率 5%~6%，脂肪会增加基础代谢率 3%~4%，二者持续时间只有 1 小时左右。而进食蛋白质影响最大，

可增加基础代谢率的 15%~30%，持续时间也较长，有的可达 10~12 小时。所以，当孩子发热时，如果父母让孩子食用含有大量蛋白质的鸡蛋，不但不会降低体温，反而会使孩子体内热量增加，导致孩子的体温升高得更多，因此不利于孩子的早日康复。

对于发热的孩子，在饮食方面应力求清淡、易消化，多吃水果、蔬菜以及含蛋白质低的食物，主食应以流质或半流质食物为主，如米汤、稀饭、面条、藕粉等，这有利于孩子早日恢复健康，等身体恢复后再多补充瘦肉、鱼、豆腐等高蛋白食物。

让孩子远离这些日常用品

许多家长都对铅中毒忌惮三分，因此处处提防孩子铅中毒，殊不知，在生活中，有许多日常用品，比含铅物对孩子危害更大。

抗菌皂

为什么能抗菌？因为里面含有少量的有毒物质。这对人体有害，特别是对神经系统正在发育的儿童而言。因此，要避免一切宣称"抗菌"的产品，最好使用自然香皂，让孩子的免疫系统发挥作用，杀死一般细菌

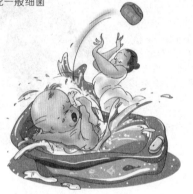

空气清新剂

空气清新剂含有致癌物质，能够导致哮喘和其他呼吸系统疾病。如果你重视孩子的健康，就用橘子皮来代替吧

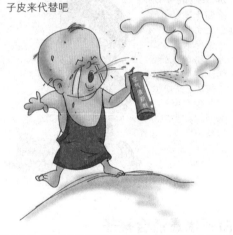

洗衣剂

洗衣剂中含有的有毒物质很多，其中的香味剂就属于致癌物质。它们对环境有害，同样对儿童健康有害

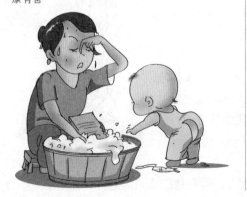

非处方药品

几乎所有的药品都有一定的毒性。许多儿童药品比成人药品毒性更强，因为它们增加了化学甜味剂和人工色素的含量

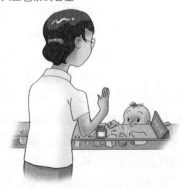

运动饮料

仅仅因为"运动"二字，一些父母便认为这种饮料是健康的，还觉得它能起到补钾的作用。实际上，其中含有的化学甜味剂是有害的。喝水是更聪明的方法

碳酸饮料

它可能导致糖尿病和肥胖，还含有磷酸，会损害牙齿，导致骨质疏松。此外，儿童经常喝碳酸饮料更危险，因为它们含有的化学甜味剂与学习能力低下和神经紊乱都有关系

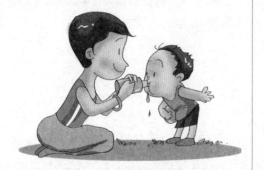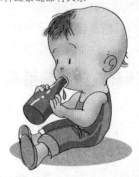

加工过的牛奶

不到十岁的儿童患上心脏病，有一部分原因是跟他们喝的牛奶是加工牛奶。因为这些加工牛奶中，有些会含有杀虫剂和其他化学物质

快餐

快餐极不健康，不仅因为这些食品常常是油炸的，还因为它们含有添加剂、味精、色素等物质。奇怪的是，许多家长对孩子良好表现的奖励，竟然是为他们购买不健康的快餐食品

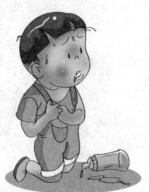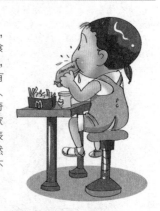

白开水最适合孩子

目前市场上的饮料可谓五花八门，各种各样的饮料吸引着孩子，也让父母挑花了眼。由于大多数的饮料都声称具有诸如保健、益智、营养等功能，许多家长不惜多花钱，也要让孩子喝"有益健康"的东西，有时甚至用饮料取代水。那么，让孩子喝什么好呢？正确的答案是水。

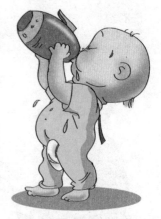

水是人体六大营养素之一，一个人可以数日不吃饭，但不可一日不喝水。水是人体重要的组成成分，占成人体重的60%，儿童则还要多些。水是保持人体内环境稳定的基础，在保持人的体温平衡和维持人体新陈代谢等方面，起着重要的作用。体内如果缺少水，轻则易于疲劳，代谢障碍；重则出现代谢紊乱，甚至危及生命。

孩子喝白开水最好

人体缺水的信号是口渴，但是对孩子而言，等到他们感到渴时再让他喝水就不行

了。因为，孩子的玩心大，玩时常将口渴的信号放置脑后，等到玩累了才想起喝水，就晚了，那样容易使得体内的代谢产物堆积，不利于孩子健康发育。特别是夏天，孩子出汗增多，不及时补充水，还可能出现中暑现象。孩子中暑的表现为体温升高、神志不清，有时还会出现四肢抽搐等情况。

那么孩子究竟应该喝多少水呢？这要视年龄而定，并非越多越好。在新生儿期，喝水量要严格掌握，因为宝宝的肾脏发育尚未完善，一次20毫升即可。随着月龄增长，喝水量也要相应增多。一般而言，吃母乳的孩子需水量相对少，而喝牛奶的孩子需水量就多一些。到了1岁，孩子活动量大了，需水量也更多了。此时，应该让孩子每天至少喝3次水，每次在100～200毫升。天气干燥及夏天时还要相应增加。过了1岁，孩子每天的需水量就应在500毫升以上。

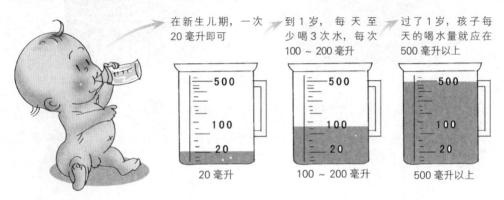

在新生儿期，一次20毫升即可　到1岁，每天至少喝3次水，每次100～200毫升　过了1岁，孩子每天的喝水量就应在500毫升以上

20毫升　　　100～200毫升　　　500毫升以上

有些家长说，孩子不喜欢喝白开水怎么办？这是因为孩子常喝饮料养成了习惯，他们认为甜水好喝。但从健康角度讲，白开水更适宜孩子。

这些食品会让孩子变笨拙

我们都知道，牛奶、胡萝卜、海带等食物对大脑是有好处的，经常吃能起到健脑益智的作用，同样的道理，大脑也会不喜欢某些食物，经常吃它们，我们就会变得迟钝、笨拙，甚至出现记忆力减退的现象。它们包括以下的食品：

含过氧脂质的食品
油温在200℃以上的煎炸类食品及长时间曝晒于阳光下的食物都含有较多的过氧脂质，而过氧脂肪对大脑的危害很大，他们会在人体内积聚，使人体内某些代谢酶系统受到损害，导致大脑早衰，所以孩子还是少吃炸薯条、烧鸭、熏鱼等食物

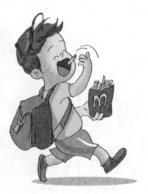

高糖食品
白糖是典型的酸性食品，我们如果经常在饭前吃含糖分高的食物，就容易形成酸性体质，这会严重影响我们的记忆力

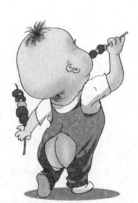

过咸食品

人们对盐的生理需要很低，尤其是儿童，只要保持在每天4克以下就可以，而经常吃过咸食物的人，动脉血管会受到损伤，影响脑组织的血液供应，使脑细胞长期处在缺血、低氧的状态下，从而导致反应迟钝，大脑过早老化

含铅食品

有些孩子在吃早餐时喜欢吃油条，但是油条在制作过程中，须加入一定量的明矾，而明矾正是一种含铝的无机物。当它被人体吸收后，很难被排出，而会逐渐蓄积，长期下去就会导致孩子记忆力下降，思维变得迟钝

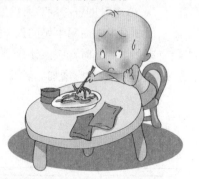
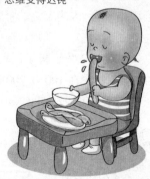

含铅食品

有的小孩爱吃爆米花和皮蛋，但是爆米花在制作过程中，机罐受高压加热后，罐盖内层软垫表面的铅有一部分会变成气态铅，皮蛋的原料中则含有氧化铅和铅盐，而铅能取代其他矿物质铁、钙、锌在神经系统中的活动地位，因此是脑细胞的一大"杀手"。如果长期吃含铅的食物或者食物中含铅量过高，大脑就会遭受损害导致智力低下

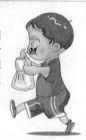

别陷入喂养孩子的误区

鸡蛋代替主食。有的母亲为了使孩子长得健壮，每餐都给孩子吃鸡蛋类食品，结果孩子出现消化不良性腹泻。因为婴幼儿胃肠道消化功能尚未成熟，各种消化酶分泌较少，过多地吃鸡蛋，会增加孩子胃肠负担，甚至引起消化不良性腹泻

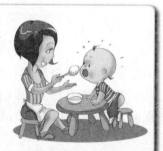

葡萄糖代替白糖。因为各种食物中的淀粉和所含的糖分，在体内均可转化为葡萄糖，所以婴幼儿不宜多补充葡萄糖，更不可用它来代替白糖。如果常用葡萄糖代替其他糖类，肠道中的双糖酶和消化酶就会失去作用，使胃肠懒惰起来，时间长了就会造成消化酶分泌功能低下，消化功能减退，影响婴幼儿的生长发育

果汁代替水果。有些家长经常买果汁制品冲给孩子喝，这种做法不妥。因为新鲜水果不仅含有充足的营养成分，而且在孩子吃水果时，还可锻炼嘴嚼肌和牙齿，刺激唾液分泌，促进孩子的食欲，而各类果汁制品都是经过加工制成的，不仅会损失一些营养素，而且还含有食品添加剂，婴幼儿长期过多地饮用会给健康带来危害

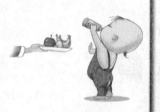
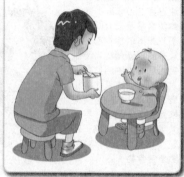

怎样让孩子爱吃蔬菜

我们都知道，蔬菜含有丰富的维生素和矿物质，是我们生命中不能缺少的食物种类。有一些小朋友不爱吃蔬菜，或者不喜欢吃某些种类的蔬菜。这些小朋友很可能会由于维生素摄入量不足而产生营养不良，进而影响身体的健康。

怎么才能让孩子爱吃蔬菜呢？其实，孩子的口味是大人培养出来的。如果一种食物孩子从小没有吃惯，那么他长大后肯定不会接受，所以应该让孩子从小就开始吃蔬菜。

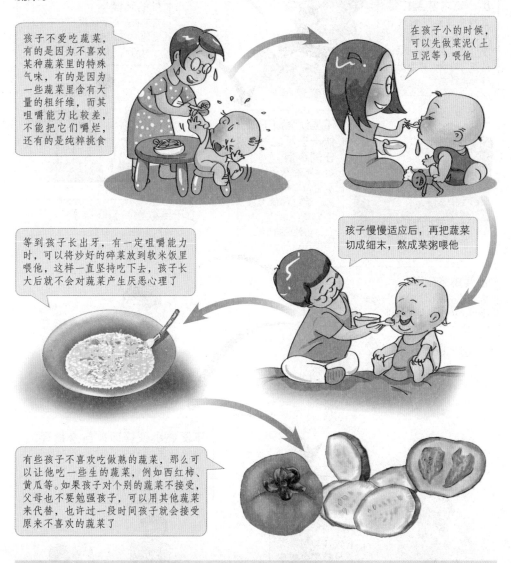

孩子不爱吃蔬菜，有的是因为不喜欢某种蔬菜里的特殊气味，有的是因为一些蔬菜里含有大量的粗纤维，而其咀嚼能力比较差，不能把它们嚼烂，还有的是纯粹挑食

在孩子小的时候，可以先做菜泥(土豆泥等)喂他

等到孩子长出牙，有一定咀嚼能力时，可以将炒好的碎菜放到软米饭里喂他，这样一直坚持吃下去，孩子长大后就不会对蔬菜产生厌恶心理了

孩子慢慢适应后，再把蔬菜切成细末，熬成菜粥喂他

有些孩子不喜欢吃做熟的蔬菜，那么可以让他吃一些生的蔬菜，例如西红柿、黄瓜等。如果孩子对个别的蔬菜不接受，父母也不要勉强孩子，可以用其他蔬菜来代替，也许过一段时间孩子就会接受原来不喜欢的蔬菜了

细节提醒

不要过度迷信小儿滋补品，小儿不宜多进补，很多时候进补反而会危害小儿健康。

培养儿童心理健康的要点

不要太亲近孩子
应该鼓励孩子与同龄人一起生活、学习、玩耍，这样才能使他学会与人相处的方法

不要对孩子太严厉、苛求甚至打骂
这样会使孩子形成自卑、胆怯、逃避等不健康心理，或导致反抗、残暴、说谎、离家出走等异常行为

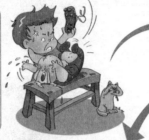

要帮助孩子去分析他所处的环境
帮助孩子解决困难，而不是代替他们解决困难。应教会孩子分析问题、解决问题的方法

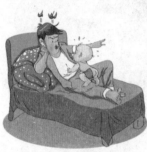

不要勉强孩子做一些不能胜任的事情
孩子的自信心多半是由做事成功而来的，强迫他做力所不能及的事情，只会打击他的自信心

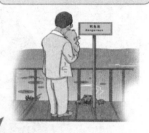

不要欺骗和恐吓孩子
欺骗和吓唬孩子会丧失父母在孩子心目中的权威性，以后的一切告诫，孩子就不会服从了

不要贿赂孩子
要让孩子从小知道权利与义务的关系，不尽义务不能享受权利

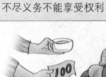
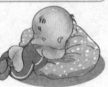

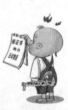

不要在小伙伴面前当众批评或嘲笑孩子
这会造成孩子怀恨和害羞的心理，大大损害孩子的自尊心

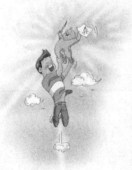

不要过分夸奖孩子
孩子做事取得了成绩，略表赞许即可，过分夸奖会使孩子形成自负、骄傲等不良心理

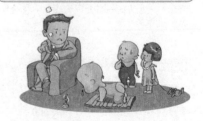

孩子多动，并不全是他的错

顽皮的孩子显得可爱，顽劣的孩子令人头疼，不知疲倦的孩子让家长束手无策，如果你有一个多动的孩子，千万别以为这都是孩子的错。

从中医角度分析，小儿为稚阴稚阳之体，脏腑娇嫩，形气未充，脏腑器官及体格发育尚未成熟，功能还不完善，与成人相比较，处于脏腑未壮、精气未充、经脉未盛、气血不足、神气怯弱的状态。小儿因为脏腑的形态结构及功能均未成熟，所以必然往成熟完善的方面发展，即显示出生机旺盛、迅速生长发育的现象，表现出来的就是爱动。

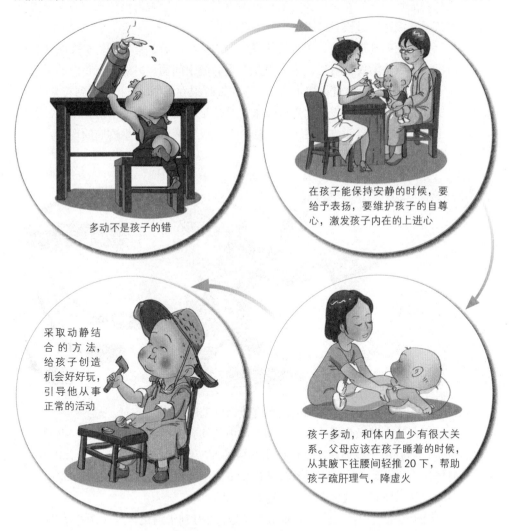

多动不是孩子的错

在孩子能保持安静的时候，要给予表扬，要维护孩子的自尊心，激发孩子内在的上进心

采取动静结合的方法，给孩子创造机会好好玩，引导他从事正常的活动

孩子多动，和体内血少有很大关系。父母应该在孩子睡着的时候，从其腋下往腰间轻推20下，帮助孩子疏肝理气，降虚火

父母一定要多给孩子吃补血的食物，多吃细碎、容易消化的流食以便其更快生血。孩子的血液足了，身体内部各脏器都吃饱了，就不会有燥火了。孩子内部平衡了，外部也就安静平稳了。

还有一个方法可治疗孩子多动，那就是用大蒜敷脚心：将一头大蒜剁碎后分两份敷在脚心处，然后用保鲜膜固定住，半小时后取下即可。

另外，细心的家长可能会注意到，孩子吃了某些食品后会变得特别亢奋，难以入睡，尤其是吃了巧克力、可乐或其他甜食后，会精力充沛，情绪高昂，跳来蹦去，显得极度活跃。所以，调整孩子的饮食结构，也是改变孩子多动的有效方法。

孩子吃饭速度太快并不是好事

爱玩是小孩的天性，因为急着出去玩，许多孩子把吃饭不当回事，每次吃饭的时候，总是狼吞虎咽地吃完就跑出去，家长也不当回事，甚至觉得孩子吃饭快说明胃口好，其实孩子吃饭速度过快对健康是十分不利的。

如果孩子吃饭的速度过快，很容易使胃肠内的食物倒流，也就是胃里面的食物反流到食道里，导致胃酸腐蚀食道，进而引发严重的健康问题。另外，在我们的唾液中有一种淀粉酶，它能对食物进行初步消化，而吃饭时狼吞虎咽，食物得不到充分咀嚼，就导致大块食物和唾液进入胃里，胃还没来得及分泌出足够的胃液来消化食物，可是食物既然来了，只有硬着头皮接受了，这样就会造成胃疲劳，发生疼痛的现象，时间久了小小年纪也会得胃病。

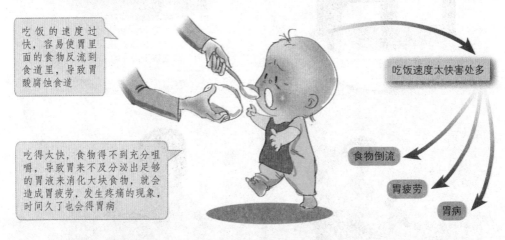

吃饭的速度过快，容易使胃里面的食物反流到食道里，导致胃酸腐蚀食道

吃得太快，食物得不到充分咀嚼，导致胃来不及分泌出足够的胃液来消化大块食物，就会造成胃疲劳，发生疼痛的现象，时间久了也会得胃病

吃饭速度太快害处多

食物倒流

胃疲劳

胃病

明白了狼吞虎咽的害处，那细嚼慢咽有什么好处呢？

首先，可以让小胖墩变瘦。这是因为人体内的饮食中枢可以在吃饱后"提醒"人们停止进食，但是由于我们在吃饱后作出相应的反应需要一定时间，在狼吞虎咽时，我们的身体还来不及反应，这就导致过度进食；而细嚼慢咽为饮食中枢发出吃饱信号提供了时间，从而使我们减少进食量，达到减肥的目的。

其次，细嚼慢咽可以使食物被咀嚼得更充分，更有利于消化。当食物进入胃部后，就使其在胃里的消化时间减少，这样可以减少消化系统疾病的发生。

最后，细嚼慢咽有助于面部肌肉和骨骼的运动，这种运动可以对大脑产生震动，增加大脑的活力。

所以，为了身体的全面健康，家长应该让孩子在吃饭时养成细嚼慢咽的好习惯。

放手让孩子去"搞破坏"

许多小孩都是父母眼中的"破坏王"，电动汽车的零件散落在屋子里，桌上的电话线被拔掉了线，影碟机再也不能打开……父母总是要以一种"时刻准备着"的精神状态去面对随时可能出现的破坏场面。其实，与其这样紧张不安地等待破坏场面的出现，不如主动为孩子提供动手的条件，让他们在探索和尝试中找到创造的感觉。

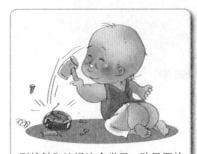

刚接触和认识这个世界，孩子要检查所有自己还弄不明白的东西，对于这些东西，他们会摸一摸、闻一闻甚至是摔一摔，看看它们会产生什么样的反应，于是就有了父母眼中的"破坏性"行为

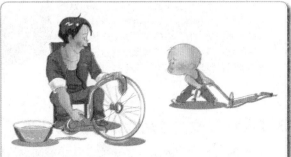

如果孩子正处在这个年龄段，父母可以把一些贵重的、危险的物品收藏好，然后给孩子一些安全的家用物品或是耐摔的玩具。也可以让孩子自己当"修理工"，当你在修理家中物品时，可以让孩子参与进来，找没有危险性的动手部分教孩子如何操作

父母要慢慢引导孩子，让他明白什么东西可以碰，什么东西不可以碰。比如他可以玩一个小皮球、甚至可以拆卸电动小汽车来看它的内部结构，但是不能把电视机当作玩具，不能把影碟机扔进水桶里。总之，对于孩子的"破坏性"行为，父母该做的不是惩罚，而是鼓励，以利于孩子求知欲和创造力的发展。

有时候孩子在发脾气时会故意摔东西，对于这种行为，父母要坚决制止，并且要及时弄清孩子发脾气的原因，疏导他的情绪，耐心地给他讲道理，使他的情绪稳定下来。

别让孩子抱着毛绒玩具睡觉

有一些孩子喜欢抱着毛绒玩具睡觉，但是家长可能并不知道，在孩子怀里的毛绒玩具其实是一个"隐形杀手"，它正悄悄地危害着孩子的健康。

白天时，小孩通常喜欢把毛绒玩具随意堆放，这就使它们沾染上很多细菌和寄生虫，相对于其他玩具来说，毛绒玩具消毒更困难，并且极容易再度沾染病菌，小孩睡着后，身体自然放松，抵抗力变得低下，如果抱着这样的脏玩具睡觉，细菌就会非常容易进入体内，从而引发各种疾病。毛绒玩具还会脱落很多细毛屑，如果被小孩吸入气管里，时间长了就会引起气管的过敏，导致哮喘病的发作。

睡觉的时候，小孩常常不自觉地把头埋进毛绒玩具里，这样很容易造成窒息，导致大脑低氧，对身体和大脑都很不利。

另外，有些家长贪图便宜，爱在路边摊购买毛绒玩具，这类便宜玩具里面的填充物很可能是不干净的棉花,这些棉花上面有大量的细菌和病毒,很容易感染接触毛绒玩具的人,因此家长一定要到正规的商店寻找所爱的毛绒玩具。

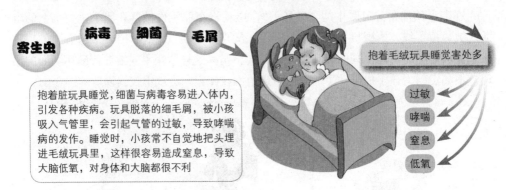

抱着脏玩具睡觉,细菌与病毒容易进入体内,引发各种疾病。玩具脱落的细毛屑,被小孩吸入气管里,会引起气管的过敏,导致哮喘病的发作。睡觉时,小孩常不自觉地把头埋进毛绒玩具里,这样很容易造成窒息,导致大脑低氧,对身体和大脑都很不利

宠物虽然可爱,也别让孩子乱摸乱抱

现在的小孩大多数是独生子女,从小就缺少玩伴,所以父母会买来一些小宠物陪伴他们。但是,医学研究发现,宠物身上隐藏着很多可怕的细菌,如果处理不好就会对孩子的健康带来隐患。

以小猫为例,小猫的身上大约有18种病原体会给人带来疾病,小狗还能通过肠寄生虫、跳蚤、螨虫等传播疾病给人

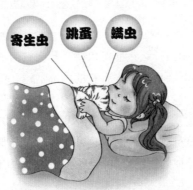

有些孩子喜欢抱着宠物睡觉,宠物身上的细菌会在这时趁机侵入孩子的体内,危害孩子的健康

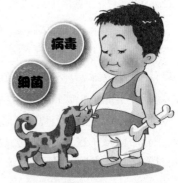

许多宠物喜欢亲昵地在小主人身上舔来舔去,如果碰到孩子身上破损的皮肤,细菌和病毒就会进入孩子的身体,引发多种疾病

所以,为了身体的健康,最好不要养宠物,如果家里已经养了宠物,就要注意宠物的卫生,经常给宠物做清洁和防疫注射。在睡觉时不要和小宠物共枕而眠,不要和小宠物亲嘴、贴脸,也不得和小宠物在一块儿吃东西,与宠物玩耍后要洗手、洗澡,清除身上的宠物毛屑。

父母还应该知道,"狂犬病"是一种危险的传染性疾病,它并不是像我们平时所想的那样只有狗的身上才携带,在猫、鼠等肉食动物的身上也会有。被这些动物咬了容易得"狂犬病",即使是被抓伤,也容易感染,因此孩子一旦被宠物抓伤,父母应尽快带他们去医院打预防针。

第十四章

女性呵护细节

——女人，别让细节毁了健康

女人不补容易老

作为一个女人，不应该只注重外表的化妆，更重要的是注重改变你的体质和不健康的生活方式。

常言道："不补容易老。"现代女性由于身兼家庭、工作两方面的重任，长期紧张劳作，忽略了自身的调养，导致容颜逐渐衰老、皮肤干涩枯黄。所以，我建议女性朋友们要根据自己的身体情况有针对性地进补。

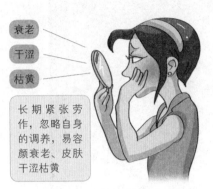

衰老
干涩
枯黄

长期紧张劳作，忽略自身的调养，易容颜衰老、皮肤干涩枯黄

虚胖的女性

虚胖的女性应控制脂肪及热量的摄入，饮食宜清淡，少吃盐和味精等调料，做菜多采用少油的烹调方式，如清蒸、清炖、凉拌等

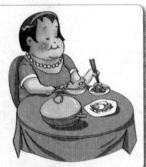

肢寒怕冷的女性

有些女性尤其是更年期妇女，每逢冬季特别怕冷，医学上称为"冷感症"。这类女性应多吃羊肉、牛肉、狗肉、鸡肉、鹌鹑、大蒜、辣椒、生姜、香菜、洋葱、桂圆、栗子等温热的食物

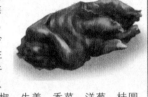

经常熬夜的女性

经常熬夜的女性应多吃富含蛋白质的食物、易消化的流质食物和碳水化合物，如豆浆、菜汤、甜点之类。这样既能满足白天睡眠时的热能和体液代谢之需，又不会因进食脂肪、蛋白质过多，出现饱胀现象而影响睡眠

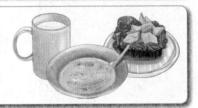

容易眼睛疲劳的女性

各种动物肝脏含有丰富的维生素A，经常食用有益于保护眼睛，但血脂及胆固醇偏高的女性应少食或不食。富含胡萝卜素的蔬菜也应多吃，每周吃3根胡萝卜，可保持体内维生素A的日常含量。此外，红薯、橘子、柚子、柿子维生素A含量也较高。乳、蛋类食品，如牛奶，鸡蛋、鸭蛋、鸽蛋等的蛋黄维生素A含量比较丰富。枸杞子富含丰富的胡萝卜素，是补眼佳品，冬令以浸泡代茶饮用为宜

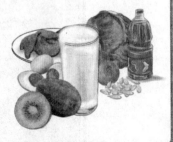

压力大内分泌失调的女性

压力大及内分泌失调的女性，应调整机体的阴阳气血平衡来恢复健康，这是调整女性机能早衰的有效手段。进补可选用人参、当归、川芎、黄芪等中药，亦可选乌鸡白凤丸、阿胶补血浆等中成药。平时注意营养均衡，多食猪心、母鸡肉、海参、鱼、虾、红枣、猕猴桃、红薯、菠菜、洋葱及豆制品等食物

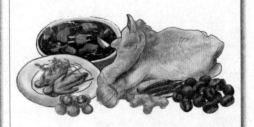

滥用维生素 E 养颜不可取

许多人为延缓衰老，美颜护肤，每天都服用维生素 E 丸。殊不知这样做弊多利少。

临床上，普通成人使用维生素 E 的日常用量，口服是每天 1 ~ 3 次，每次 10 ~ 100 毫克。如超过剂量使用，会导致很多不良反应。早期过量，会使人体免疫功能下降，部分人会出现头晕目眩、视力模糊、口角炎，女性可能发生闭经；晚期过量，则可能导致激素代谢紊乱，诱发肌肉无力、妇女乳房肥大，甚至导致乳腺癌。另外，部分人在使用一些含有维生素 E 的美容产品，如防皱霜、美容霜、面膜时，会出现红肿、丘疹等接触性皮炎症状，一旦出现上述症状，要立即停止使用。

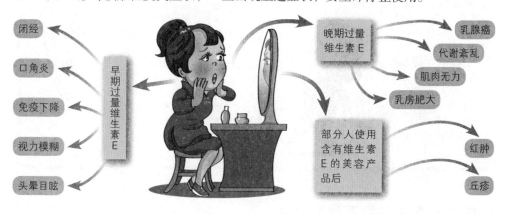

日常"四要"，让女人平稳度过更年期

多数女性能够平稳地度过更年期，但也会有少数女性更年期会遇到更多的身心困扰，因此一定要好好调理。

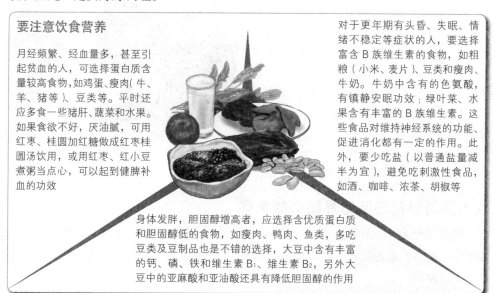

要注意饮食营养

月经频繁、经血量多，甚至引起贫血的人，可选择蛋白质含量较高食物，如鸡蛋、瘦肉（牛、羊、猪等）、豆类等。平时还应多食一些猪肝、蔬菜和水果。如果食欲不好，厌油腻，可用红枣、桂圆加白糖做成红枣桂圆汤饮用，或用红枣、红小豆煮粥当点心，可以起到健脾补血的功效

对于更年期有头昏、失眠、情绪不稳定等症状的人，要选择富含 B 族维生素的食物，如粗粮（小米、麦片）、豆类和瘦肉、牛奶。牛奶中含有的色氨酸，有镇静安眠功效；绿叶菜、水果含有丰富的 B 族维生素。这些食品对维持神经系统的功能、促进消化都有一定的作用。此外，要少吃盐（以普通盐量减半为宜），避免吃刺激性食品，如酒、咖啡、浓茶、胡椒等

身体发胖，胆固醇增高者，应选择含优质蛋白质和胆固醇低的食物，如瘦肉、鸭肉、鱼类，多吃豆类及豆制品也是不错的选择，大豆中含有丰富的钙、磷、铁和维生素 B_1、维生素 B_2，另外大豆中的亚麻酸和亚油酸还具有降低胆固醇的作用

要注意修饰打扮

良好的仪表、举止、风度会让人信心倍增，充满信心。更年期妇女适当修饰打扮，会让你尽显成熟之美

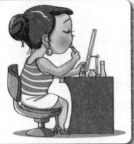

要保持乐观、愉快的情绪

积极投入到生活和工作中去，保持良好的情绪。良好的情绪，可以提高和协调大脑皮层和神经系统的兴奋性，使人精神饱满、精力充沛、食欲增强。这对提高抗病能力、促进健康、适应更年期的变化大有裨益

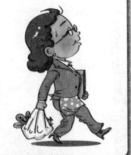

要加强身体锻炼

在这里向你推荐几种活动项目。一是跳绳。人在跳绳时，全身都进行活动，大脑也须充分不停地运动，手握绳头不断地旋转会刺激拇指的穴位对大脑发生作用，进而更增加脑细胞的活力，提高思维和想象能力。二是长跑。长跑能产生大量的儿茶酚胺物质，儿茶酚胺能加强大脑皮质的兴奋，提高人对刺激的敏感性，使人精神愉快，自我感觉良好，食欲增加。因为患精神抑郁的更年期妇女的儿茶酚胺的分泌量很低，所以建议这部分人用长跑来直接治疗精神抑郁。在控制神经衰弱方面，跑步比药物更为优越

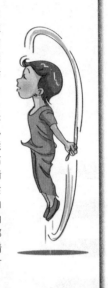

女性久坐不动易患不孕不育症

据临床统计，育龄妇女 10% 左右患有不孕不育症，尤其是在办公室工作的女性，久坐不动导致"卵巢低氧"；缺少锻炼使病毒侵袭致妇科炎症增多；营养不平衡和肥胖成了现代女性不孕增多的原因。

现代办公室女性，上班时间多是处于坐的状态，平常又缺乏锻炼，导致气血循环障碍，痛经严重；气滞血瘀导致淋巴或血行性的栓塞，使输卵管不通；因久坐及体质上的关系，形成子宫内膜异位症，这些都是不孕的原因。

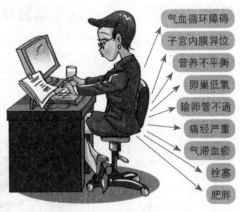

气血循环障碍
子宫内膜异位
营养不平衡
卵巢低氧
输卵管不通
痛经严重
气滞血瘀
栓塞
肥胖

久坐不动导致妇科炎症增多，易患不孕不育症

女人要给自己的阴道最贴心的关怀

阴道是女人身体上很重要的一个器官，它是女性的性交器官及月经血排出与胎儿娩出的通道，关系着女人一生的幸福。所以，女人要给自己的阴道最贴心的关怀，保证它的健康。

1. 注意保暖

女人的阴道及宫颈疾病都是受寒导致的，特别是下半身的寒凉会直接导致女性宫寒，不仅造成手脚冰凉、痛经，还会引起性欲淡薄。而宫寒造成的瘀血，也会导致白带增多，阴道内卫生环境恶化，

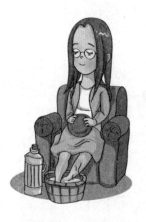

从而引发盆腔炎、子宫内膜异位症等。另外，中医还常说"暖宫孕子"，很多女人的不孕症就是宫寒造成的，只要子宫、盆腔气血通了，炎症消除了，自然就能怀上宝宝

2. 适度的性生活

适度的性生活能适当滋润阴道，缓解阴道干涩，促进阴部血液循环，可以看作是给私处最好的SPA

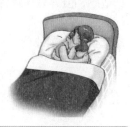

3. 不要久坐

下半身缺乏运动会导致盆腔瘀血，对心脏和血管也没有好处，还会导致女性乳房下垂。坚持锻炼，加强腰腹肌力量对保持身材、预防盆腔炎等各种妇科病都有很大作用，还可以提升性生活质量

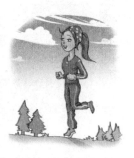

4. 保持下半身血液循环畅通

紧身的塑身衣和太紧的牛仔裤会让下半身的血液循环不畅，也不利于女性私处的干爽和透气，而私处湿气太大，容易导致霉菌性阴道炎。因此女性着装不应只求美观，还要以舒适、透气、卫生为主要准则

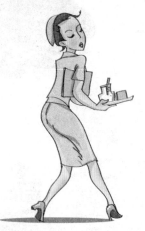

5. 健康饮食

女人在饮食上要当个"杂食动物"。每天4种以上水果和蔬菜，每星期吃两次鱼，另外在早餐时摄取各类谷物和奶制品，适当补充纤维素、叶酸、维生素C和维生素E

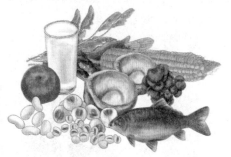

　　此外，流产对女性伤害很大，容易给盆腔炎、不孕、子宫内膜异位症等制造发病机会，还容易扰乱免疫系统，造成反复流产，因此在还不打算要宝宝的时候，请做好性生活的防护工作。

外阴的正确清洗

　　女性由于其特殊的解剖、生理特点，具有白带、月经、排尿时尿液浸湿外阴等现象，加上会阴、肛门处皮肤皱褶多，极易藏纳污垢，使得大多数女性养成了每天晚上清洗会阴的良好卫生习惯。可是，许多女性清洗方法不符合卫生要求。她们洗会阴与洗脚所用的盆、水、毛巾不分，或清洗与擦干各部位的顺序不正确，这样虽有暂时的

舒适感，但容易导致各部位交叉感染。

正确清洗原则

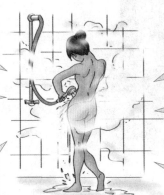

健康女性洁阴，只需清除外阴部皮肤表面积聚的汗液、皮脂、阴道排液、尿和粪渍即可，没必要大动干戈

洗脚与洗外阴所用的盆、水、毛巾要分开，不能混用

平时清洗所用液体以清水为好。正常情况下不要进行阴道内清洗。患病时，在医生指导下，使用相应的酸性或碱性液清洗

阴部皮肤有尿、便残液存留，需要经常清洁去污，但并不是洗得越勤越好。过度的清洁会破坏坏皮肤表面上的保护膜，使其变得干燥不适，乃至瘙痒

卫生纸根本擦不净肛部残留物，便后水洗是彻底清除粪便残留的有效方式

不要在阴部喷香水，否则会污染阴部

女性要注意保护自己的卵巢

卵巢有着无限的智慧和能量，但是它是个极怕寒冷的地带，所以我们要重视卵巢的保暖。有一个很好的日常温暖卵巢的方法，就是经常用温热的装有红豆的面袋或手随时从腰部后面到骨盆方向，传送给卵巢温暖。

其他呵护卵巢的方法：

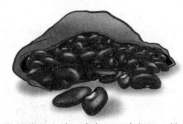

做豆袋的方法：准备 500 克红豆；放入面口袋中；把装有豆的面口袋放入微波炉中，调到中间温度，转动 3~4 分钟即可

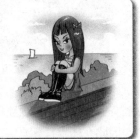

避免穿长筒袜、紧身衣等紧紧包在身上的衣服。下面的内衣要穿得温暖些。长时间站着或坐着也容易引起骨盆瘀血，要多走动

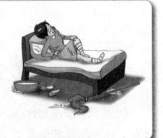

避免过劳。对于脑和卵巢而言，充足的营养和睡眠是最好的礼物。给自己更多的时间休息，才能自然恢复荷尔蒙周期

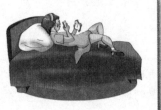

请清理一下身心上的不快或者有负担的人际关系，认识自己的愤怒情感，坦诚地表现出来。要做到内心的要求和情感表现一致，表里如一

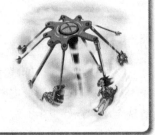

对于给自己带来的愉悦、快感、生机，不要畏惧、舍不得或有负罪感。你有追求愉悦的权利

第十五章

男性保健细节

——男人要透过细节看健康

男子还是不留胡须好

一些男子喜欢留小胡子或鬓角胡，认为它显示了男性的阳刚之美。但从卫生保健的角度看，留胡子有很多的害处。

医学家研究发现，胡子有异乎寻常的吸附力。人一呼一吸之间，空气中的酚、苯、甲苯、氨等几十种有毒物质便会沉积其中，而后又随着呼吸吸入肺部。如果把空气中的有毒物质的含量用单位来表示，即使在污染指数少于一个单位的清洁空气中，上唇留胡子的人，所吸入空气的污染指数也能达到约 4.2 个单位；下巴留胡子的人吸入空气的污染指数为 1.9 单位；上唇和下巴都留有胡子的人吸入空气的污染指数高达 6.1 单位。因此，从保健的角度看，还是不留胡子的好。

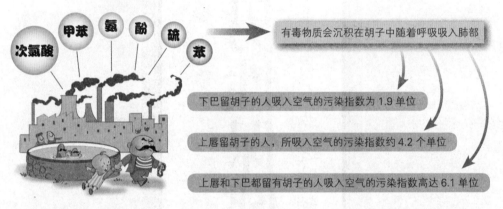

有毒物质会沉积在胡子中随着呼吸吸入肺部

下巴留胡子的人吸入空气的污染指数为 1.9 单位

上唇留胡子的人，所吸入空气的污染指数约 4.2 个单位

上唇和下巴都留有胡子的人吸入空气的污染指数高达 6.1 单位

男人走猫步有利于肾脏健康

猫步不是时装模特的专利，研究证明，男人走猫步可以收到强肾的效果。

模特在 T 型台上的猫步，特点是双脚脚掌呈 "1" 字形走在一条线上。走猫步能增强体质，缓解心理压力，由于姿势上形成了一定幅度的扭胯，对人体会阴部能起到一定程度的挤压和按摩的作用。

人体会阴部有个会阴穴，中医认为，会阴穴属任脉，是任、督二脉的交会之点。按压此穴不仅有利于泌尿系统的保健，还有利于整个机体的祛病强身。

男性每天抽出一定时间走走猫步，能补肾填精，增强性功能。

此外，每天做做收腹提肛运动也是提高性功能的好方法之一，对耻骨尾骨肌的锻炼非常有效，同时还可以减少盆腔的充血。

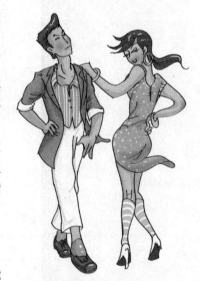

走猫步能增强体质，缓解心理压力，起到一定程度的挤压和按摩的作用，有强肾的效果

男人吃猪肾真的补肾吗

有的男人补肾的办法就是吃猪肾。不可否认，某些需要补肾的人，吃猪肾确实可以达到补肾作用。

肾气虚时可食羊肾、猪肾、火腿、鸡肝、泥鳅、豇豆、白豆、小核桃肉、栗子、莲子、肉桂等

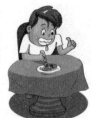

肾虚的种类不同，食补的方法、补品也不同，如肾精虚时需补紫河车、海参、鹿肉、鱼鳔、蜂乳、花粉、猪髓、羊肾、羊骨、黄牛肉、鸡肉、黑芝麻、菟丝子等

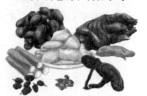

肾阴虚时需补燕窝、灵芝草、银耳、羊乳、猪髓、猪脑、猪皮、猪蹄、乌骨鸡、鸽肉、龟肉、鳖肉、蚌肉、泥螺、黑豆、黑芝麻、樱桃、桑葚、山药、何首乌、枸杞子等

补肾方法

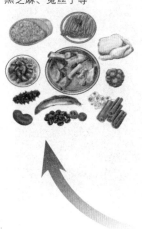

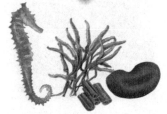

肾阳虚时需补鹿肾、虾、虫草、羊肉、狗肉、麻雀肉、刀豆、韭菜、肉桂、海狗肾、海马等

不是所有的肾虚都是能用吃动物的肾脏来补的，应在排除器质性疾病或在治疗原发病基础上，请中医协助判断虚证的部位、性质，确定补养方法，并选择补品，切不可盲目乱补。

想健康就不要硬熬

身体疲劳时不可硬熬

疲劳是身体需要恢复体力和精力的正常反应，同时，也是人们所具有的一种自动控制信号和警告。如果不按警告立即采取休息措施，那么人体就会积劳成疾，百病缠身。所以，男人如果自我感觉有周身乏力、肌肉酸痛、头昏眼花、思维迟钝、精神不振、心悸、心跳、呼吸加快等症状，就不要再硬熬下去

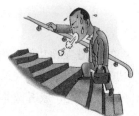

身体患病时不可硬熬

男人的大脑、心脏、肝肾等重要器官生理功能都在不知不觉中衰退，细胞的免疫力、再生能力和机体的内分泌功能也在下降。头痛发热、咳嗽、乏力、腰酸、腿痛、便血等不适症状不重视，听之任之，强忍下去，终将拖延耽误，酿成重症

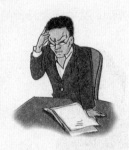

想大便时不可硬熬

大便硬憋，可造成习惯性便秘、痔疮、肛裂、脱肛，除此之外还可诱发肠癌。憋尿引起下腹胀痛难忍，甚至引起尿路感染和肾炎的发生，对健康十分有害。因此，要养成定期大便和有了尿意就立即小便的良好习惯

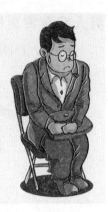

口渴时不可硬熬

水是人体最需要的物质之一，男人必须养成定时饮水的习惯，每天饮水以 6 ~ 8 杯为宜。渴是人体缺水的信号，表示体内细胞处于脱水状态，如果置之不理，就会影响健康

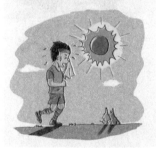

起居上不可硬熬

每当晚上感到头昏思睡时，不要硬撑，不可饮用浓咖啡、浓茶去刺激提神，以免发生神经衰弱、高血压、冠心病等

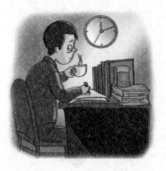

肚子饿时不可硬熬

不要随便推迟进餐时间，否则可能引起胃肠性收缩，出现腹痛、严重低血糖、手脚酸软发抖、头昏眼花，甚至昏迷、休克。经常饥饿不进食，易引起溃疡病、胃炎、消化不良等

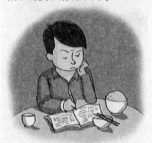

男性日常可吃牡蛎进补

牡蛎，又名蚝。它既是食物，也可入药。牡蛎含有丰富的锌元素及铁、磷、钙、优质蛋白质、糖类等多种营养素。其味咸，性微寒，主要有以下功效：

（1）壮骨。牡蛎中钙含量接近牛奶，铁含量为牛奶的 21 倍，食用后有助于骨骼生长。尤其对老年男性非常有利，不但养骨、健齿，还有益智作用。

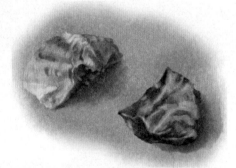

《本草纲目》记载：牡蛎肉 " 多食之，能细活皮肤，补肾壮阳，并能治虚，解丹毒 "

（2）增强性功能。男子常食牡蛎可提高性功能及精子质量。牡蛎可以和山药、芡实、莲子、猪肉一起煮，能治疗肾亏。牡蛎和甲鱼一起炖，或者做韭菜炒牡蛎肉，放一点牛肉或羊肉，达到蛋白互补的效果。

男人要让自己有颗"年轻"的心

随着年龄的增加,心脏也开始老化,那么男人怎样才能拥有一颗"年轻"的心呢?

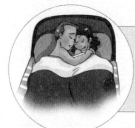

规律房事:性行为和慢跑一样都是不错的运动。每周有 3 ~ 4 次性行为的男人 10 年后发生重大心脏病或中风的风险可以减半

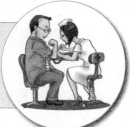

定期献血:男人年过 40 岁,由于体力活动的减少和生活水平的提高,体内脂肪容易积存,许多人的血脂长期处于较高水平。定期献血可以降低血液的黏稠度,从而减轻动脉硬化的隐患。中年男子每年献血 550 毫升,患心脏病的风险将减低 86%

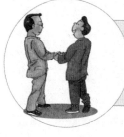

多交几个朋友:朋友多意味着从社会上获得的支持也多。这种支持对于减轻在工作和生活中的心理压力十分有效。压力在很多时候就是心脏病的诱因,与那些没有朋友帮助必须独立支撑的人比较,朋友多的男人患心脏病的机会仅是前者的一半

多用大脑:善于思考的人可以减少动脉内脂肪的积聚,从而降低动脉硬化症的发生风险。动脉内壁的脂肪积聚是心脏病发生和突发的一个主要原因

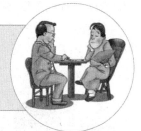

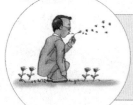

经常下蹲:因为重力影响,下肢血液流回心脏缺少动力,只能缓缓流淌。如果经常下蹲,把双腿肌肉力量锻炼加大,就相当于为整个身体的血液循环加了一股动力。这样远离心脏部位的血流加快了,不仅为心脏减轻了负担,还可以增强心脏功能

清晨睡醒时吸烟不可取

有的人在清晨刚睡醒时神志还有些模糊，于是就经常抽上一支使自己迅速清醒。这种做法是不可取的。

人体在睡眠状态时代谢处于较低水平，刚睡醒时，代谢水平还未恢复，呼吸频率较慢、幅度较小，体内积滞的二氧化碳较多，血液中氧的含量相应较低。如果此时吸烟，不但会妨碍人体对氧气的吸入，而且还不利于二氧化碳的排出，容易导致气闷、头晕、乏力、心悸、头痛等不适。

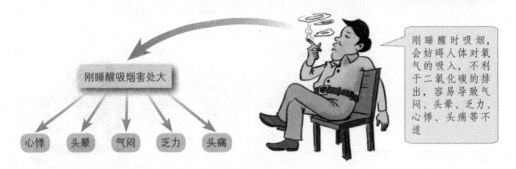

刚睡醒吸烟害处大 → 心悸 头晕 气闷 乏力 头痛

刚睡醒时吸烟，会妨碍人体对氧气的吸入，不利于二氧化碳的排出，容易导致气闷、头晕、乏力、心悸、头痛等不适

男性应避免久坐

调查显示，近年来，男性无菌性前列腺炎的发病人群有年轻化的趋势，这种病本来是中青年男性的多发疾病，但是目前很多还在上中学的青少年也时有出现。专家提示，这与紧张的学习压力和久坐有直接关系。

因为男性在保持坐姿的过程中，前列腺部位受到压迫，容易造成充血，如果坐的时间过长，充血不易及时消散，就会导致局部代谢产物堆积，前列腺管阻塞，腺液排泄不畅，从而引起慢性前列腺炎和无菌性前列腺炎的发生。

前列腺是男性身体中的重要腺体，它分泌的前列腺素和前列腺液是人体所必需的。因此，必须关注前列腺健康，男性要尽量避免久坐。

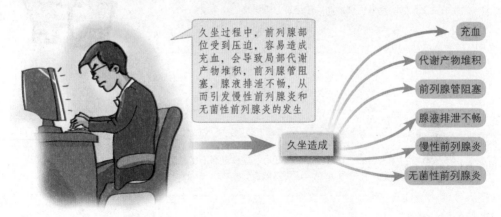

久坐过程中，前列腺部位受到压迫，容易造成充血，会导致局部代谢产物堆积，前列腺管阻塞，腺液排泄不畅，从而引发慢性前列腺炎和无菌性前列腺炎的发生

久坐造成 → 充血、代谢产物堆积、前列腺管阻塞、腺液排泄不畅、慢性前列腺炎、无菌性前列腺炎

老年人保养细节

——送给老年人的健康箴言

第十六章

老年人常染发，健康受威胁

为了保持美观，很多出现白发的中老年人，常用染发剂染黑头发。然而，近年来，医学研究发现，经常用染发剂染黑头发，对健康是有威胁的。

这是因为，常用的氧化型染发剂中含二十多种化学成分，其中有9种能使头发细胞产生突变活性，促使细胞增生，进而诱发癌变。而且这种染发剂若连续使用10年，只要人的皮肤吸收1%，就会诱发癌症。

此外，有些染发剂还会引起皮炎，因为大多数的染发剂都是采用化学合成剂制成的，这些化学合成剂中，应用最广泛的就是氧化染料对苯二胺。有人用过它后可能会过敏，出现头皮痒、皮屑多等现象，这实际上就是皮炎的先兆。如果再重复使用，就会引起皮炎发作，出现头皮潮红、水肿等。

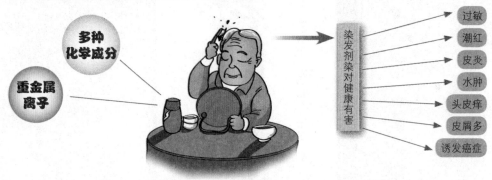

挑选老年用品应以需要为原则

老年人用东西应以适合老年人的需要为原则，那么，如何为老年人挑选手杖等老年用品呢？

手杖

为老人挑选手杖时，要让老人穿鞋站立，手臂肘关节屈曲150°，手背朝上，脚的小趾前外侧15厘米处至手掌之间的距离就是手杖的长度。测定时，老人要穿常穿的鞋子站立。手杖长度合适有利于老人保持平衡，更好地支持体重，增强肌力。最好让老人拿着手杖反复试，根据自身的要求增减长度

鞋

老年人喜欢穿平底鞋，认为穿平底鞋轻便、舒适、安全，实际上这种观点是不科学的。老年人的鞋后跟高度以1～2.5厘米为宜，过高过低都不利于老年人的健康。鞋跟过低会增加后足跟负重，导致足底韧带和骨组织的退化，从而引起足跟痛、头昏和头痛等不适症状。老年人的鞋跟不宜低于1厘米

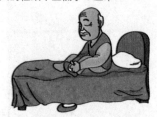

枕头

枕头高度以10～15厘米为宜。长期使用过高的枕头，颈部被固定在前屈位，就会使患有颈椎病的老人病情加重。而枕头过低，流入头部的血液偏多，血管充血，颈部肌肉也不能放松，早晨起床后，老人会觉得头部胀痛，颈酸，眼皮有水肿

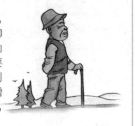

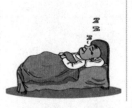

老年人不宜过多食用蛋白粉

儿子孝敬父亲，让父亲天天吃营养品补充蛋白质，谁知反而使父亲患上了肾病。专家提醒，补充蛋白质应适量，过多摄入蛋白质会伤肾，主要是和它单一的成分和结构有直接关系。

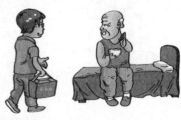

长期服用蛋白质粉会加重肾脏的排泄负担，导致肾功能损害

人吃进体内的植物蛋白质经过代谢变化，最后大部分成为含氮废物，由肾脏排出体外。像蛋白质粉这样的保健品中所含的蛋白质量很高，在体内要经过肝脏分解，再合成人体自身组织成分，其代谢产物又要经过肾脏从尿液中排出。消化、吸收等胃肠功能正常的人群，只要健康饮食，无须补充蛋白质。

消化、吸收功能不良的人群，可以适当地补充蛋白质。但老年人的肾脏排泄功能有所下降，长期服用蛋白质粉就会加重肾脏的排泄负担，导致肾功能损害。所以，对于有慢性肾功能损害的病人，长期大量服用蛋白质粉会加重肾脏病进展。单纯吃蛋白粉还不如多吃豆腐、瘦肉等食物来补充蛋白质。注意营养搭配、平衡膳食，才是最健康的。

膳食"十不贪"，长寿就这么简单

老年人身体器官日渐衰老，器官的功能也日渐弱化，对营养的消化吸收大不如青壮年人群。这就需要老年人在选择食物时尽量选择清淡、易消化的食物，尤其是改善饮食结构，为身体吸收营养创造一个好的条件。在老年人饮食中，应注意"十不贪"。

不贪肉
老年人过多食用肉类会引起营养平衡失调和新陈代谢紊乱，易患高胆固醇血症和高脂血症，不利于心脑血管病的防治

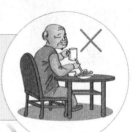

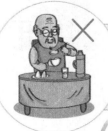

不贪精
精细米面中的维生素和膳食纤维的含量较少，营养不及粗米粗面，因此老年人应适当多吃些粗粮

不贪硬
老年人的胃肠消化、吸收功能较弱，如果贪吃坚硬的或未熟烂的食物，时间长了易患消化不良病或胃病

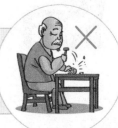

不贪快

老年人往往牙齿脱落不全，饮食贪快易造成咀嚼不烂，从而增加胃的负担，引起消化不良或胃部不适。同时，饮食太快还会增加发生鱼刺或肉骨头鲠喉等意外事故的危险

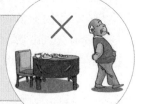

不贪饱

老年人饮食应七八分饱，如果长期贪多求饱，既会增加胃肠的负担，又会诱发或加重心脑血管疾病，甚至发生猝死

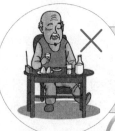

不贪酒

老年人长期贪杯饮酒会使心肌变性，失去正常的弹性，还会加重心脏的负担，损害肝脏，引起血压升高等

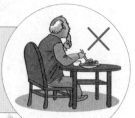

不贪咸

老年人摄入过多的钠盐，容易引发高血压、中风、心脏病及肾脏疾病等。因此，老年人的日常饮食应清淡一些，且要少吃咸菜

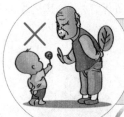

不贪甜

老年人经常食用过多的甜食，可造成机体的代谢功能紊乱，引起肥胖症、糖尿病、瘙痒症、脱发等，不利于身心健康

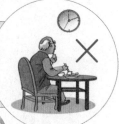

不贪迟

老年人的三餐进食时间宜早不宜迟，这样有利于食物的消化和饭后休息，可以避免积食或发生低血糖

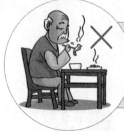

不贪热

老年人的饮食宜温不宜烫。过烫的饮食易烫伤口腔、食管和胃黏膜，时间长了还易引发食管癌和胃癌

老年人的饮食遵循"十不贪"，才能让食物的营养尽快并全面地被吸收，补充体内流失的营养，延缓衰老，健康长寿。

老年人饮茶过浓，伤身体

由于茶有提神醒脑、促进消化、助益健康的作用，许多人，尤其是老年人，都喜欢喝茶。然而，饮茶如果过浓，就会伤害身体。

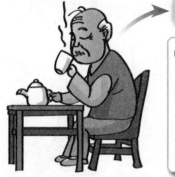

老年人经常性地大量饮用浓茶容易出现下列身体不适状态：

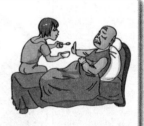

（1）造成胃液稀释，不能正常消化。一个人每天正常分泌胃液1.5～2.5升，这些胃液能够对一个人每天所摄取的食物进行合理消化。但大量饮用浓茶会稀释胃液，降低胃液的浓度，使胃液不能正常消化食物，从而产生消化不良、腹胀、腹痛等症，有的甚至还会引起十二指肠溃疡

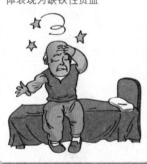

（2）阻碍人体对铁的吸收。茶叶中含有鞣酸，红茶约含5%，绿茶约含10%。当人体大量饮用浓茶后，鞣酸与铁质的结合就会更加活跃，给人体对铁的吸收带来障碍和影响，使人体表现为缺铁性贫血

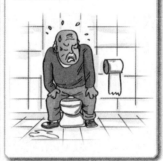

（3）易产生便秘症。茶叶中的鞣酸不但能与铁质结合，还能与食物中的蛋白质结合生成一种块状的，不易消化吸收的鞣酸蛋白，导致便秘症的产生。对于患有便秘症的老年人就会使便秘更加严重

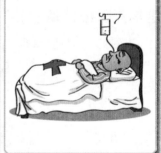

（4）导致血压升高和心力衰竭。浓茶中的咖啡因，能致使人体心跳加快，从而使血压升高；同时，浓茶液大量进入血管，能加重心脏负担，使人产生胸闷、心悸等不适症状，加重心力衰竭程度

凡事有度。饮淡茶可以养生，饮浓茶则有损健康。为了延年益寿安度晚年，老年人饮茶应弃"浓"择"淡"。

热敷法助老年人耳聪目明脑健

在中医里，有一种外部治疗方法叫热敷，它可以使局部肌肉松弛，血管扩张，起到消炎、消肿的作用，还对因寒湿聚集、气滞血瘀引起的疼痛等有较好治疗效果，老年人常对头部进行热敷，还能起到防病保健的效果。

热敷的方法是，把毛巾放入到水温在60～70℃的热水中浸泡一会儿，然后轻轻绞去水，把毛巾放在需要热敷的部位。

老年人在进行热敷时，应该主要对眼睛、耳朵、小脑这三个部位进行重点热敷。

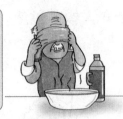

眼睛。将毛巾放入稍烫手的热水中，浸透折叠。然后将其放在合闭的双眼上，双手在毛巾上轻柔地揉眼，毛巾稍冷后，用热水重浸再热敷摩揉。每次做时保持呼吸自然，心情放松，每次可做 3 ～ 5 遍，每天做 1 ～ 2 次。能起到消除疲乏、保护视力的作用，对预防老花眼、近视也有效果

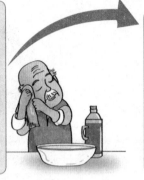

耳朵。用热水浸透过的毛巾掩盖在耳上，先掩左耳或右耳均可。每次交替重复做 3 ～ 5 遍，每天做 1 ～ 2 次，可以增加耳部的气血流量，预防耳部疾病及老年人常见的耳聋

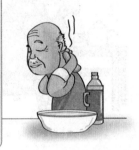

小脑。将热毛巾放于小脑上（枕骨左右两侧，俗称"后脑勺"），两侧同时热敷或左右交替热敷均可，每次做 4 ～ 8 遍，每天做 1 ～ 2 次。能起到健脑作用，提高反应力和思维能力，对老年人常见的头晕、高血压等有一定防治效果

　　老年人应该注意的是，热敷法必须长期进行（少则 3 个月，多则 1 年），才能取得令人满意的效果。

老年人保健，从"头"做起

　　人到老年，皮脂腺萎缩，尤其是头部和外界环境接触最多，因而不少疾病都是从"头"而生的。所以，老年人养生应从"头"做起。

1. 头发
"发，血之梢也"，经常梳头有益于促进头部血液循环，增加头发的营养。此外，老年人平时一星期洗一次头就可以了

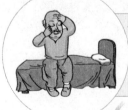

2. 面部
经常用双手按摩面部，可促进血液循环，增加机体的抵抗力。最好每天早中晚各以双手按摩面部一次，这样持之以恒，可以减少面部皱纹的产生

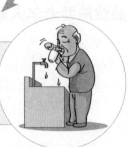

3. 口腔
老年人应每天早晚各刷牙一次，每天上下叩齿 15 次左右

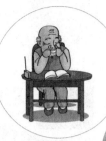

4. 鼻部
每天用双手大拇指按摩鼻翼，一天两次，每次 50 下左右，坚持不懈，可防感冒或减轻感冒症状

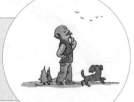

5. 眼部
经常将眼球向左右上下转动，坚持眨眼，可使视力衰退延缓。在室外可以凝视远处，有目的地观察某一景物

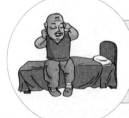

6. 耳部
内外层，轻轻揉捏，久而久之，可保持听力，并增加防冻能力

先醒心后醒眼的老年保健之道

老年人很容易得脑溢血、心脏病，其中一个重要原因是起得过猛，对此中医提出先醒心后醒眼的保健方法，即早上醒来的时候不要急着睁眼起床，先闭眼躺上一两分钟，待心完全醒来后再起床。因为早上人醒来时，心还处于混沌状态，还没有完全清醒过来，这时候猛然间起床，就会诱发脑溢血、心脏病。

明朝养生学家冷谦在《修龄要旨》中也说："平明睡觉，先醒心，后醒眼，两手搓热，熨眼数遍，以睛左旋、右转各九遍，闭住少顷，忽大睁开，却除风火。"

此外，心脑血管病的高发人群——老年人还要注意做到三个半小时，即早上起来运动半小时，打打太极拳，散散步，或者进行其他运动，要因人而异，运动适量；中午睡半小时，这是人生物钟的需要，中午睡上半小时，下午上班时精力就特别充沛；晚上 6 至 7 时慢步行走半小时，老年人晚上睡得香，可减少心肌梗死、高血压发病率。

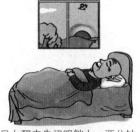

早上醒来先闭眼躺上一两分钟，待心完全醒来后再起床

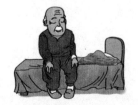

早上醒来不要急着睁开眼睛，先养养神、醒醒心，然后转眼九遍，这时候再把眼睛突然睁开

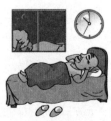

老年人更是需要补充睡眠，因为老人晚上睡得早，早上起得早，中午非常需要休息

闲时搓搓摩摩，益寿又延年

老年人在每天的不同时间段用双手在自己身上的某些部位按摩一下，可以促进血液循环，改善消化功能，提高抗病能力，从而益寿延年。

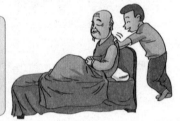

每天临睡前按摩双耳 3 分钟，然后再按摩颈部、眼眶和整个发根部 3 分钟，最后用双手搓摩面部 3 分钟，可以改善脑部血液循环，增强脑供氧量，治疗头闷胀痛，也可以起到催眠的作用

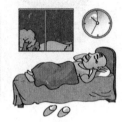

早晨起来后，在家人的帮助下做 5 分钟的胸背按摩，可以起到促进肺叶张力的作用，还可以增强抗御外邪的能力而少患感冒。搓摩时应该由上至下，必要时可沿脊柱行至椎尾，以增强效果

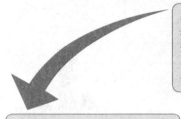

每天饭后用右掌心紧贴腹部，从右下腹开始，绕脐作顺时针按摩，同时摒弃杂念，意留丹田，使元气回转，每次按摩 3 分钟，可以促进消化功能，预防和治疗便秘

在任意时间段自行搓摩手足，先分别用左右手互相搓摩肩、肘、腕和指尖，再顺大腿至膝、踝、脚心和脚趾，四肢各 20 次。由于手足上经穴较多，经常按摩可促进气血流通，增强脏腑机能，而且还有助于减肥

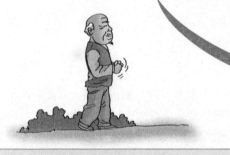

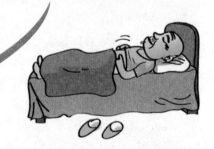

老年人度夏季不妨"以热攻热"

中老年人如果无心脑血管疾病、体质较好者，不妨用"以热攻热"的办法度夏，效果不错。具体方法如下：

洗热水澡

夏天洗热水澡虽然会出很多汗，但热水会使毛细血管扩张，有利于人体的散热。老年人 1～2 天可沐浴一次，最好不要泡浴，体质较差的可以坐在椅子上洗浴。水温控制在 40℃左右，每次 10～15 分钟即可。少用或不用香皂，可用带润肤成分的沐浴露来清洁皮肤。最好用柔软的毛巾擦拭胸背部

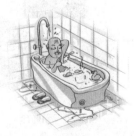

热水泡脚

热水泡脚、按摩足部等良性刺激，对于神经系统功能失调引起的头昏头痛、失眠，消化系统的腹泻、腹胀、食欲低下等病症，以及泌尿生殖系统的尿频、尿痛、遗精、痛经等疾病，能起到良好的治疗作用

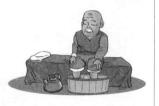

热茶降温

盛夏每天喝 2 ~ 3 杯（约2000毫升）、温度为 40 ~ 50℃的热茶（最好是绿茶），不仅能够刺激皮肤毛细血管扩张，促进散热，还能帮助食物的消化吸收。此外，茶可利尿，排尿也可带走一部分热量，使人感到凉爽

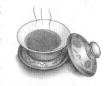

耐热锻炼

每天抽出 1 小时左右的时间进行跑步、打拳、跳健身舞、散步等体育锻炼，每次锻炼都要达到出汗的目的，以提高机体的散热功能。但要注意，锻炼不可过分，尤其当气温高于 28℃、湿度大于 75% 时，为避免中暑，应减少运动量

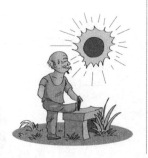

三餐加热

在夏季，吃面条是许多人的最爱。但应注意，面条煮熟后最好不要过凉水；面汤温度要适宜，过热会烫伤食道

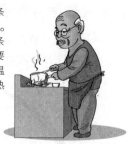

能让双腿年轻起来的小运动

俗话说，人老腿先老，可见养护好双腿对防老抗衰是多么的重要。下面介绍几种小运动让你的腿年轻起来。

扭膝

两足平行靠拢，屈膝微向下蹲，双手放在膝盖上，顺时针扭动数 10 次，然后再逆时针扭动。此法能疏通血脉，治下肢乏力、膝关节疼痛等症

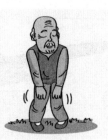

揉腿肚

以两手掌紧扶小腿，旋转揉动，每次揉动20 ~ 30次，两腿交换揉动6次。此法可以疏通血脉、加强腿的力量，防止腿脚酸痛和乏力

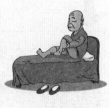

甩腿

手扶树或扶墙先向前甩动小腿，使脚尖向前向上翘起，然后向后甩动，将脚尖用力向后，脚面绷直，腿亦伸直，两条腿轮换甩动，以每次甩80 ~ 100下为宜。可防半身不遂、下肢萎缩、小腿抽筋等症

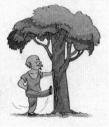

按摩腿

用双手紧抱一侧大腿根，稍用力从大腿根向下按摩直至足踝，再从足踝往回按摩至大腿根。用同样的方法再按摩另一条腿，重复10 ~ 20遍

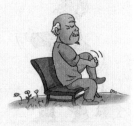

蹬腿

晚上入睡前，可平躺在床上，双手紧抱后脑勺，由缓到急进行蹬腿运动，每次可做3分钟，然后再换另一条腿，反复8次。这样可使腿部血液畅通，尽快入眠

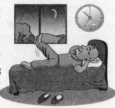

搓脚

将两手手掌搓热，然后搓两脚各100次。经常搓脚，可起到滋肾水、降虚火、疏肝明目等作用，还可防治高血压、眩晕、耳鸣、失眠、足部萎缩酸疼、麻木水肿等

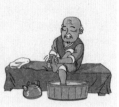

老年人最适合安步当车

　　研究发现，适当散步能够起到延年益寿的作用，而且相对于比较剧烈的其他运动而言，散步这种比较舒缓的运动非常适合老年人。

有冠心病、高血压、脑溢血后遗症和呼吸系统疾病的老年人，散步的速度最好为每分钟60～90步，散步时间应为每次20～40分钟

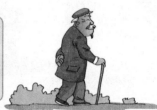

患有肠胃功能紊乱、消化不良等胃肠疾病的老人可用摩腹散步法健身，即步行时两手旋转按摩腹部，每分钟30～50步，每走一步按摩一周，正转和反转交替进行，每次散步时间3～5分钟。散步健身不是一朝一夕的事情，但只要常年坚持，效果自然明显。建议老年人可以在晨起或每日晚餐半小时以后去散步，从缓步前行中享受运动的快乐

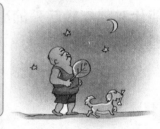

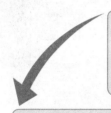

患有肩周炎、上下肢关节炎、慢性气管炎、轻度肺气肿等疾病的老年人可进行摆臂散步，走路时两臂前后做较大幅度的摆动。每分钟行走60～90步

身体健康的老人和有慢性关节炎、胃肠疾病、高血压病恢复期的患者，其散步的速度以每分钟90～120步为宜，每次30～60分钟

有轻微老年痴呆症、神经疾病患者适合反臂背向散步法，即行走时把两手的手背放在两侧后腰部，缓步倒走50步，然后再向前走100步。这样一倒一前反复走5～10次

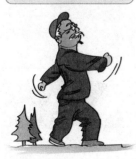

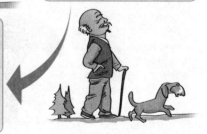

八卦掌，让老年疾病远离你

大多数老年人由于缺乏锻炼，常被头晕失眠、血脂升高、腰酸腿疼等疾病缠身，从而使衰老加速。

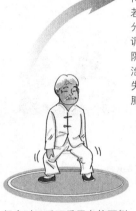

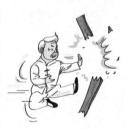

八卦掌是我国古代流传下来的保健武术，若每天锻炼 20 ~ 30 分钟，则可疏通经络，调和气血，保持人体阴阳平衡之功，可防治低血压、偏头痛、失眠、闪腰、腰腿疼、肥胖症等常见疾病

初练时，可在地上画一个直径约一米的圆圈，人站于圈外边缘，脊椎伸直，腰部自然下沉，如向右（左），先跨出左（右）脚，在距右（左）脚尖前 10 ~ 20 厘米处落脚，接着跨出右（左）脚

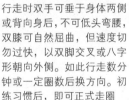

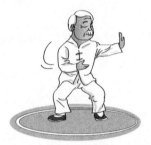

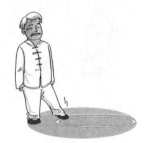

行走时双手可垂于身体两侧或背向身后，不可低头弯腰，双膝可自然屈曲，但速度切勿过快，以双脚交叉或八字形朝向外侧。如此行走数分钟或一定圈数后换方向。初练习惯后，即可正式走圈

设想地面有一个一米左右的圆圈，走圈时双臂向两侧自然伸直。待向左、右方向各走完 10 ~ 20 圈后，换"八卦掌"之法，即抬起双臂，一掌在上，高度不超过头顶，但横向可超出面部，一掌位于上腹部，双掌心皆向外（即身体的左右侧）。走 10 ~ 20 圈后，同时换手换方向。当"平伸"和"八卦掌"手姿感到累后，可采用自然下垂或背向身后的方法进行练习

老年人养生要学会几个"忘记"

只有适当地忘记一些东西，才能让更多精彩走进生活。老年人养生要学会"忘记"。

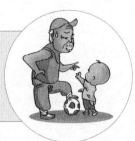

1. 忘龄
人的生理年龄是客观的，但心理年龄不同，它反映了人的精神状态。有的人刚过花甲之年，就不断暗示自己老了。这种消极的心理是健康长寿的大敌。"人不思老，老将不至"是有道理的

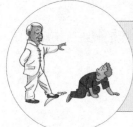

2. 忘仇

忘掉怨恨就可以心平气和，对长寿大有裨益。若千方百计琢磨报复的方法、时机，会使自己不得安宁

3. 忘悲

如亲人遇到天灾人祸或死亡，应想开一些，尽快从悲伤中解脱出来

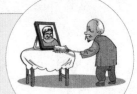

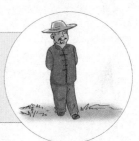

4. 忘怒

愤怒可使血压升高、心跳加快，若失控，甚至会导致突发脑血管破裂而死

5. 忘忧

忘记忧愁，可减少病痛缠身，多愁善感难免使疾病抬头。现代医学认为，忧愁是抑郁症的主要根源。多愁善感会使人产生多种疾病，最终让病魔夺去生命

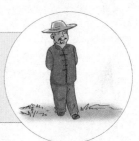

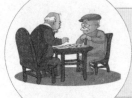

6. 忘悔

总去想追悔莫及的事情，时间一长，只能伤心伤神，不利于健康长寿

7. 忘病

忘掉疾病，减轻精神压力。人总想着身上的病，毫无益处。因为精神专注于病，会使免疫力下降，从而使疾病加重。忘病不是要忽视疾病，放弃治疗，而是从容应对，泰然处之

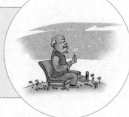

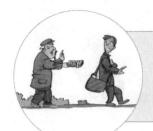

8. 忘利

忘掉名利，活得更加潇洒。老年人只有淡泊名利，知足常乐，做个乐天派，才能健康长寿

老年人怀揣"八心"益健康

面对生活中的浮沉和起落，老年人只要怀揣以下"八心"，就可以调节自己的情绪，轻松享受悠闲的老年生活。

1. 童心
"常藏童心，常怀童趣"，实为养生保健之道。与孙子辈逗玩，歌声笑语伴你身边，会使你变得年轻。他们左一声爷爷奶奶，右一声外公外婆，喊得你比喝蜜糖还要甜

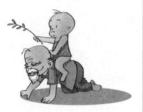

2. 信心
对生活有十足的信心，什么难事都能克服，什么关口都能渡过。这种信心能产生强大的生命力，也是老人生活中强大的精神支柱

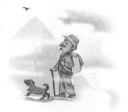

3. 爱心
夫妻之间要以爱心相伴。夫妻和睦，温馨浪漫，有益健康

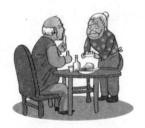

4. 开心
笑是一种治病良方，养生益寿之道。"一笑失百忧。"所以，笑口常开，青春常在

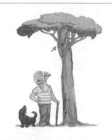

5. 宽心
能化心头的冰霜，驱散忧愁与烦恼。心平气和，不动肝火，也不纠缠于待遇、鸡虫之争。宽容能将生活中的酸甜苦辣转化为五彩的乐曲

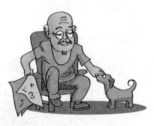

6. 善心
与人为善，助人为乐。念人之功，谅人之短，扬人之长，补己之短，融洽人际关系，但是需要注意的是，社会上也常有一些不法分子利用老年人的善心行骗，因此要提高警惕，加强对骗子的防范能力

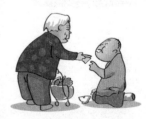

7. 进取心

进取心是长寿的要素，是一种良好的心态。有进取心的人心情坦然，各器官功能正常。对知识学而不厌，对工作乐此不疲，脑子越用越灵，能延缓大脑衰老

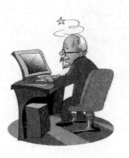

8. 静心

"静则神藏，躁则神亡。"宁静平和可节约脑体能量，消除肌体疲劳，达到祛病健身的目的。

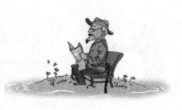

老年人要尽量保持心理平衡

人到老年，难免用老眼光看问题，因此许多问题都看不惯，导致生闷气、发牢骚，生气恼怒对老年人的健康伤害极大，那么，老年人该如何保持心理平衡呢？

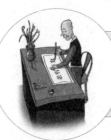

1. 目标

有些老年人不服老，给自己树立了远大的目标。要注意不要苛求自己，要把目标和要求定在自己能力范围内。同时，树立长寿的信心很重要

2. 奉献

人老了，如果身体允许，可以帮子女做些力所能及的事情，从中收获乐趣与满足

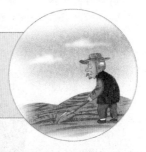

3. 期望

对子女、对他人期望不要过高，否则，期望会变成失望，带来不必要的痛苦。对子女要"因势利导"，不要什么事都管，要时刻牢记"知足常乐，能忍自安"

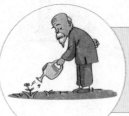

4. 沟通

遇烦恼要向家人以及亲朋好友倾诉，以沟通信息，敞开心扉，取得帮助

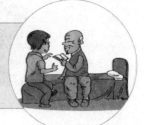

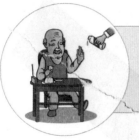

5. 自控

平衡心理关键在于自控能力。遇事一定要冷静，即使是面对不顺心的事，也要保持冷静，三思而后行。生活经验证明，不生气、不上火是保持心理平衡的最佳法宝

经常练"腿劲"，老来也健康

　　乾隆皇帝年过古稀依然身体健康，其保健的秘密就在于经常练"腿劲"，下面就介绍几种常用的能增强"腿劲"的方法：

1. 搓揉腿肚

以双手掌紧夹一侧小腿肚，边转动边搓揉，每侧揉动 20 次左右，然后以同样的方法揉动另一条腿。此方法能增强腿力

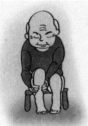

2. 扭膝

两足平行靠拢，屈膝微向下蹲，双手放在膝盖上，膝部前后左右呈圆圈转动，先向左转，后向右转，各 20 次左右，可治下肢乏力、膝关节疼痛等病症

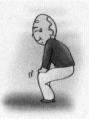

3. 扳足

取坐位，两腿伸直，低头，身体向前弯，以两手扳足趾和足踝关节各 20 ~ 30 次。能起到锻炼脚力的作用，防止腿足软弱无力

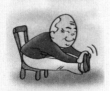

4. 击下肢

两手掌根轻轻叩击两下肢外侧、前侧、内侧及后侧，反复做 3 遍可以起到活血、通经络的效果

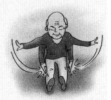

5. 甩腿

一手扶桌椅或墙，先向前甩动小腿，使脚尖向上跷起，然后向后甩动，使脚尖用力向后，脚面绷直，腿亦尽量伸直。在甩腿时，上身正直，两腿交换各甩数十次。这种方法可预防半身不遂、下肢萎缩无力及麻木、小腿抽筋等病症

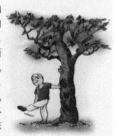

6. 高抬脚

每天将双脚跷起 2 ~ 3 次，高于手或心脏，因为这样可使脚、腿部血液循环旺盛。下肢血液流肺和心脏的速度加快，得到充分循环，头就能得到充足而新鲜的血液和氧，同时对脚部穴位、反射区也是一个良性刺激

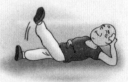